新しい酵素標的・増感放射線療法

KORTUCの基礎と臨床

監修 山下 孝　編著 小川恭弘

篠原出版新社

序　文

山下　孝

　前高知大学放射線科教授 小川恭弘氏が，永年にわたり，ほぼ独力で開発してきた放射線増感剤を用いた癌放射線治療法である"KORTUC"が 1 冊の本として，発刊されることになりました．感慨深いことであります．本来なら「小川式増感法」とでも名付けるべきかもしれないこの治療法を世に問う時期に来たわけです．

　すでにこの治療法は，高知大学だけでなく，同大学と関連する大学，この治療法に興味を持った病院などで試験的に臨床研究を行って，興味ある結果を示しつつあります．この治療法を世に問うという意味で価値があると同時に，ますますの発展を期待されるからです．どのような種類の癌がこの治療法の対象になるかが興味あることですが，治療法として，過酸化水素水を数回にわたり，癌局所に注入する必要のあることから，ある程度治療部位は限定されます．例えば，胃癌とか肺癌などは対象となりにくく，体表に出てくる乳癌や頭頸部の癌は治療対象になりやすいでしょう．また，癌病状の進行度から考えますと，すでに乳癌の早期症例に手術をしない方法として試みられている一方，治療方法がなくなった膵臓や頭頸部の進行再発癌などにも試みられています．この方法をすべての癌へ適応することは難しいかもしれませんが，多くの癌患者の福音となることでしょう．

　さて，この治療法は小川恭弘氏が細胞の放射線感受性を調べる研究のために癌細胞培養を用いた研究から始まっています．細胞レベルの仕事から始まって，この治療法にたどり着いているので，永い研究の歴史があります．基礎的な研究がしっかりしていて，今までの放射線生物学の発展の延長線上に乗っています．一方，現在の放射線治療学の発展を見ると，生物学の進歩により実施された「時間線量関係改善の研究」や「温熱療法との併用」などの治療法は残念ながら余り良い結果を生みませんでしたが，この KORTUC は生物学の発展により，放射線治療学を進歩させるかもしれない興味ある手法なのです．

　この治療法の特徴は，放射線治療の基礎分野の一つである放射線生物学の分野において，永きにわたって課題であった，癌組織にあると言われる「低酸素圧細胞」への有効な治療法として登場したことです．癌組織の中に放射線に効きやすい部分と効きにくい部分があり，その差は細胞周囲の組織中の酸素濃度により決まり，正常酸素圧細胞に比べて低酸素圧細胞は放射線感受性が低く，放射線治療後に残存，再発する要因と考えられています．低酸素圧細胞に対する放射線治療法として，高圧酸素下照射療法，Carbogen（95%酸素＋5%炭酸ガス）吸入下照射療法，低酸素圧細胞増感剤併用などは臨床研究まで行われましたが，いずれも臨床的効果が少なく，研究段階で終わっています．KORTUC はこの低酸素圧細胞攻略への新たなる挑戦と言えます．この問題が解決すると，今まで，放射線治療で治りにくかった癌種がこれまで以上に放射線治療により治るようになる可能性があるわけです．また，一方，最近の画像診断の進歩により，癌組織の中で，低酸素圧細胞集団を画像化できるところまで進んでいますので，放射線に効きにくい低酸素圧細胞部分に過酸化水素を注入して感受性を高めて治療することも夢ではありません．

　最後に，この治療法はまだまだ生まれたばかりのよちよち歩きであり，これから大きく育てる必要があることを述べたいと思います．この本が世に問うことは「ここまで臨床の場で効果が示せているので，より広まって標準治療になる道を歩めるかどうか」ということであります．癌の治療方法として臨床で広く利用される治療法は「十分な効果があり，副作用が少なく，かつ治療方法が簡便」であることです．後に続く人たちがこの治療法を歴史に残る治療法にするかどうかが問われています．「KORTUC で，癌の放射線治療の歴史を作る」気持ちをもって前に進んでもらいたいものです．

執筆者一覧

青山信隆	（高知大学医学部放射線医学講座）
市川美佳	（日本動物高度医療センター腫瘍科）
猪俣泰典	（島根大学医学部放射線医学講座（放射線腫瘍学）教授）
岩佐　瞳	（高知大学医学部放射線医学講座）
大橋絵美	（日本動物高度医療センター）
小川恭弘	（兵庫県立加古川医療センター院長，高知大学名誉教授，神戸大学客員教授）
小幡史郎	（長崎県島原病院放射線科診療部長）
柏原賢一	（東京放射線クリニック院長）
片岡優子	（高知県立幡多けんみん病院放射線科）
勝村桃子	（日本動物高度医療センター）
刈谷真爾	（もみのき病院放射線科）
久保田　敬	（愛宕病院放射線科）
新保大樹	（大阪医科大学放射線医学教室）
菅井匡人	（日本動物高度医療センター）
田所導子	（高知大学医学部放射線医学講座）
玉置幸久	（島根大学医学部放射線医学講座（放射線腫瘍学）講師）
田村泰治	（高知大学医学部放射線医学講座学内講師）
都築　明	（高知大学医学部附属病院放射線部）
德廣志保	（高知大学医学部附属病院放射線部）
冨永牧子	（日本動物高度医療センター）
夏堀雅宏	（北里大学獣医学部獣医放射線学教室教授）
西岡明人	（高知大学医学部放射線医学講座病院教授）
濱田典彦	（高知大学医学部放射線医学講座病院准教授）
林　直弥	（高知大学医学部附属病院放射線部）
坂大智洋	（日本動物高度医療センター）
稗田洋子	（島根大学医学部放射線医学講座（放射線腫瘍学））
福原　昇	（相模原協同病院放射線科（治療）部長）
堀内　大	（日本動物高度医療センター）
増永慎一郎	（京都大学原子炉実験所放射線生命科学研究部門粒子線生物学研究分野教授）
宮武加苗	（高知大学医学部放射線医学講座）
八百川　心	（高知大学医学部附属病院放射線部）
山下　孝	（日本アイソトープ協会常務理事，がん研有明病院理事，東京慈恵会医科大学客員教授，東京放射線クリニック理事長）
山下傑夫	（日本動物高度医療センター腫瘍科）
山西伴明	（高知大学医学部放射線医学講座）

五十音順

CONTENTS

序文 .... 山下　孝　iii

第1章　酵素標的・増感放射線療法 KORTUC の基礎

1　酵素標的・増感放射線療法 KORTUC の開発の経緯 .... 小川恭弘　3

2　治療抵抗性腫瘍細胞の放射線増感 .... 増永慎一郎　12

3　過酸化水素による放射線増感の実験的検討（*in vitro*） .... 刈谷真爾　25

4　KORTUC の実験的検討（*in vivo*）と長期間作用型 New KORTUC の開発
　　　　　　　　　　　　　　　　　　　　　　　　　　　　　　　　　　............... 德廣志保　32

第2章　高知大学における酵素標的・増感放射線療法 KORTUC の臨床

1　I, II 期乳癌に対する KORTUC を用いた非手術乳房温存療法 .... 小川恭弘　45

2　局所進行乳癌に対する KORTUC を用いた化学・放射線療法 .... 小川恭弘　55

3　再発性乳癌に対する新しい酵素標的・増感放射線治療（KORTUC II）

　　　　　　　　　　..................... 青山信隆・小川恭弘・久保田　敬・岩佐　瞳・宮武加苗・
　　　　　　　　　　　　　　　　田所導子・山西伴明・田村泰治・濱田典彦・西岡明人　61

4　マンモグラフィによる増感放射線療法 KORTUC II 後の腫瘤，石灰化の臨床的
　　消失時期の検討 .... 都築　明　67

5　乳癌に対する KORTUC 治療後の MRI 上の変化 .... 八百川心　78

6　乳癌に対する KOTUC 治療における増感剤局注時の酸素分布の超音波所見
　　　　　　　　　　.............................. 久保田　敬・青山信隆・岩佐　瞳・小川恭弘　86

7　乳癌に対する KORTUC 治療における増感剤局注後の酸素分布の CT 所見
　　　　　　　　　　　　　　　　　　　　　　　　　　　　　　　　　　............... 林　直弥　92

8　局所進行膵臓癌に対する開創増感照射（KORTUC-IOR）... 西岡明人・刈谷真爾・片岡優子・宮武加苗・
　　　　　　　　　　　　　　　　　　　　　　田所導子・濱田典彦・久保田　敬・小川恭弘　98

CONTENTS

第3章　各施設における酵素標的・増感放射線療法 KORTUC の現状

1 東京放射線クリニックにおける KORTUC 治療の現状 ……………………………… 柏原賢一　107

2 長崎県島原病院における KORTUC の現状 …………………………………………… 小幡史郎　121

3 大阪医科大学における KORTUC 治療の現状 ………………………… 新保大樹・猪俣泰典　139

4 犬の鼻腔内腫瘍に対する酵素標的・増感放射線療法 KORTUC の応用例
　　　　………………………………… 夏堀雅宏・菅井国人・大橋絵美・坂大智洋・勝村桃子・
　　　　　　　　　　　　　冨永牧子・堀内　大・山下傑夫・市川美佳・小川恭弘　154

第4章　酵素標的・増感放射線療法 KORTUC の今後の展開に向けて

1 KORTUC が拓く新しい世界－歴史的経緯をふまえて－
　　　　………………………………………………………… 猪俣泰典・玉置幸久・稗田洋子　163

2 酵素標的・増感放射線療法 KORTUC の今後の展開に向けての方策
　　　　………………………………………………………………………… 福原　昇・小川恭弘　169

3 酵素標的・増感放射線療法 KORTUC の展望 ………………………………………… 小川恭弘　177

索引 …………………………………………………………………………………………………… 183

第1章
酵素標的・増感放射線療法 KORTUCの基礎

第1章 酵素標的・増感放射線療法 KORTUC の基礎

1 酵素標的・増感放射線療法 KORTUC の開発の経緯

小川 恭弘

1. エックス線・電子線感受性増強のメカニズム―「ペルオキシダーゼブロック」がモデル―

　酵素標的・増感放射線療法 KORTUC を，どのようにして思いついたのかを振り返ってみると，筆者が約30年以上も前から行っていた「凍結癌組織の免疫組織染色」にそのルーツがある．

　切除直後の新鮮な癌組織を液体窒素中に保存して，クライオスタットを用いて数μm厚の薄い連続切片を作成するというのが免疫組織染色の準備作業であり，これに続いて薄い過酸化水素（約0.3w/v%）にスライドグラスを浸して，癌組織のペルオキシダーゼを失活させる「ペルオキシダーゼブロック」という操作が必要である．これをきっちりとしないと，結果的に癌組織は茶褐色の斑点だらけに染まり，その免疫組織染色自体が失敗に終わることとなる．癌組織には，本来，放射線や化学療法などの酸化ストレスに対する防衛能として，多量の抗酸化酵素ペルオキシダーゼが含まれていることは，従来から指摘されており，実際，放射線抵抗性の癌や高分化の癌でとくに多く含まれていることは，新鮮な癌組織の免疫組織染色に携わるものには，広く知られている事実である．ところが，この抗酸化酵素ペルオキシダーゼは癌組織のホルマリン固定により，ほぼ失活するため，新鮮な癌組織の免疫組織染色を行う研究者以外には，あまり知られていない．このことが，癌治療におけるペルオキシダーゼの重要性が認識されなかった大きな原因であるものと思われる．

　この免疫組織染色における「ペルオキシダーゼブロック」において，薄い過酸化水素に浸したスライドグラス上の薄切癌組織切片の表面に，数分後には微細な気泡が多数出現する（図1）．

　これはまさに，酸素の泡であり，抗酸化酵素であるペルオキシダーゼによって，過酸化水素が分解さ

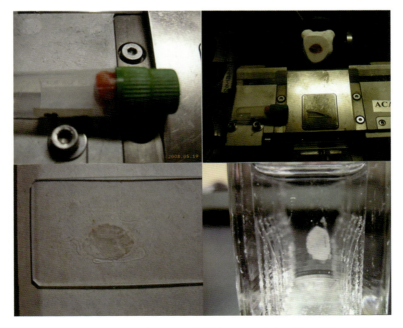

図1 効果のメカニズムは，内因性ペルオキシダーゼブロック

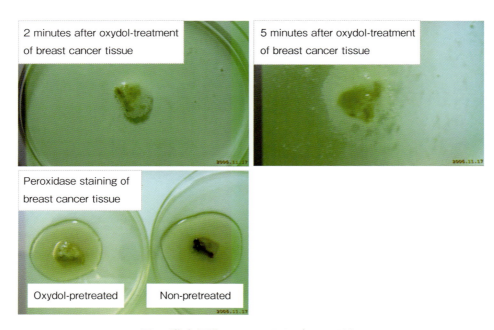

図2 乳癌組織のペルオキシダーゼ活性

れて生じたものであり，この時に，ペルオキシダーゼも失活することとなる．

実際に，新鮮な乳癌組織に過酸化水素を滴下すると微細な酸素の泡が発生し（図2上段），乳癌組織は，ペルオキシダーゼ染色で茶褐色に染まり（図2下段右），過酸化水素を滴下した乳癌組織ではペルオキシダーゼ染色では染色されず（図2下段左），ペルオキシダーゼが失活していることがわかる．

また，末梢血リンパ球はペルオキダーゼ活性を持たないため，放射線によって発生したラジカルはその活性酸素種としての最後の形である過酸化水素となり，これを水と酸素に分解できないため，過量の過酸化水素が細胞内に蓄積し，過酸化水素はリソソームに取り込まれ，フェントン反応によって，ヒドロキシルラジカルを産生し，リソソームの膜の透過性が亢進してリソソーム内のカスパーゼが細胞質に流入し，リソソーム由来のアポトーシスが惹起される（図3）．

以上のメカニズムによりリンパ球は放射線に弱いということになり，これは「未分化な細胞ほど，また細胞分裂が活発な細胞ほど放射線感受性が高い」という有名なBergonié-Tribondeauの法則にあてはまらない．なお，末梢血のリンパ球は，終末細胞であり，未分化ではなく，細胞分裂もしないので放射線感受性が低いはずであるが，抗酸化酵素ペルオキシダーゼを欠くため，放射線高感受性となっている．一方，骨髄細胞は細胞分裂が活発で未分化な細胞も多いため放射線に弱く，これはBergonié-Tribondeauの法則に一致している．このため末梢血リンパ球も骨髄も放射線高感受性となり，結果的にヒトを含めて哺乳動物・脊椎動物は放射線に弱いこととなっている．

2. エックス線抵抗性の骨肉腫細胞株Hs-OS-1細胞

今から約10年以上も前，著者が所属していた高知大学医学部放射線医学講座の隣の教室である整形外科学の高橋先生（現 愛媛大学地域医療センター准教授）と共同研究を行っていた．CCDカメラ付きの蛍光顕微鏡での細胞解析は，解剖学の小林先生に行っていただいた．その中で「軟骨細胞に20Gyの放射線を照射しても活性酸素はあまり検出できず，照射した軟骨細胞にも著明な変化を認めないが，末梢血リンパ球に5Gy照射すると著明な活性酸素産生を認め，リンパ球はすぐにアポトーシスを起こし，丸い細胞が金平糖のようになる」ことを明らかにしたりしていた．あるとき，高橋先生が高知大学で樹立された骨肉腫細胞株HS-Os-1を持っているとのことで，これを使って放射線抵抗性のメカニズムを研究したいと思い，早速その提供を受けた．この細胞株は10歳くらいの女児の肩にできた肉腫から確立されたものであり，種々の抗癌剤や放射線治療にもほとんど反応せず，この患者さんは数カ月のうちにこの

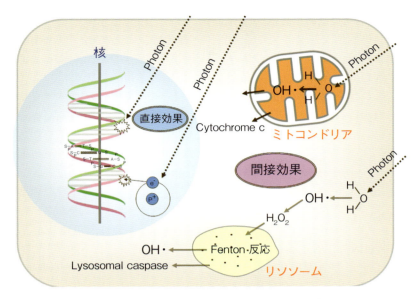

図3　リンパ球の放射線高感受性のメカニズム

「リンパ球の放射線高感受性のメカニズム」を模倣するのがKORTUCの原理

世を去られた．骨肉腫は代表的な放射線抵抗性腫瘍の一つとしてよく知られているが，通常低酸素状態ではエックス線・電子線の効果の3分の2を占めるラジカル反応が酸素によって固定されず，その効果は3分の1にまで低下することは従来からよく知られている．しかし，腫瘍細胞株に関しては，CO_2 インキュベータで，よい状態で培養されている浮遊細胞がそれほど低酸素状態になるとは考え難い．実際，この骨肉腫細胞株HS-Os-1にリニアックのエックス線で20Gyの1回照射を行っても細胞内での活性酸素種（ROS）の産生は，ほとんど認められない．これは軟骨細胞に対する照射でも同様であるが，細胞内の水の放射線分解により，活性酸素種は確実に産生されているはずであるのに，それが検出されないということはなにかこれを消去している物質があるということになる．骨肉腫細胞株HS-Os-1や軟骨細胞とは異なって，ヒト末梢血リンパ球では5Gyの照射直後から多量のROSの産生を認め，直後から種々のアポトーシス関連遺伝子変化をきたし，ミトコンドリアの膜電位変化～チトクロームCの細胞質への放出を起こし，前述のリソソーム由来の変化とともにアポトーシスをきたす（図3）．

また，Hall先生のRadiation Biologyの最新のテキストでも各種腫瘍における低酸素腫瘍細胞の比率と放射線感受性は明らかな相関関係は認めず，むしろ大きな隔たりがあることが指摘されており，したがって，やはり低酸素状態以外に何か放射線感受性を低下させている大きなファクターが存在するはずである．そこで前述した免疫組織染色の前処置である「ペルオキシダーゼブロック」のことを思い出し，早速骨肉腫細胞株HS-Os-1にペルオキシダーゼ染色を行ってみたところ，はたして細胞全体が濃い茶褐色に染まり，多量の抗酸化酵素ペルオキシダーゼの存在が確認できた．これに対して免疫組織染色の前処置と同様に考え，低濃度の過酸化水素を培養液に加えることによってペルオキシダーゼを不活性化（すると同時に過酸化水素が分解され酸素が発生）し，リンパ球と同様にペルオキシダーゼがない状態にすることにより，この細胞株に放射線誘発アポトーシスを容易に起こさせることが可能となった．これは，まさしく放射線抵抗性の腫瘍細胞を簡単に放射線感受性に変換できることを示した大きな発見であるということができる．この時点で「過酸化水素は，強力な放射線増感剤である」ということで，特許の申請を行おうと考え，知り合いの製薬会社の方に相談したが，「約3％の過酸化水素であるオキシドール（過酸化水素水）は，100ml 入りのプラボトルで140円程度と安価なため，増感剤としての開発費用を回収できない」とのことで，特許の申請は見送ることとなった．

なお，これに続いて薄い過酸化水素の存在下に放射線照射を行うことにより，ミトコンドリア～リソソーム誘発アポトーシスを惹起することを示した．

以上の経緯により，「比較的大きな腫瘍の低LET放射線抵抗性は低酸素状態と抗酸化酵素の存在によ

る」という結論を得て，免疫組織染色の前処置の「ペルオキシダーゼブロック」の状態を患者さんの放射線治療時の癌組織に再現すれば，リニアックのエックス線・電子線の効果を理想的に発揮させることができるとの確信に至り，それから以後は過酸化水素を患者さんの癌組織にどのように用いればいいのかを模索することとなった．

3. 過酸化水素を人体の腫瘍組織に注射する？

過酸化水素をヒトの腫瘍組織に注射するとなると，この約3％水溶液はオキシドール（過酸化水素水）であり，「深い傷に使用するのは酸素塞栓が起きるおそれあり禁忌」と記載されていることから，これをこのまま注射するのは「もってのほかである」ということになる．どうすれば過酸化水素をヒトの腫瘍組織に対して使用できるか，といろいろ考えているうちに数年の歳月が流れた．

2005年になって，右下腿に発生した悪性黒色腫の術後再発で腫瘍は手拳大にまで大きくなった患者さんが皮膚科からの紹介で受診された．すでに腫瘍は皮膚表面に露出し，出血を伴っている状態で，通常のエックス線・電子線治療では効かないのは明らかな状態であった．

電子線治療の場合には，皮膚（病巣）表面には，十分な線量があたらないというビルドアップ現象があり，これを補正するために通常，皮膚（病巣）表面に，電子線のエネルギーに応じた適切な厚さの水ガーゼボーラスを用いて照射を行うことが一般に行われてきた．

しかし，皮膚表面に露出した癌病巣に滅菌蒸留水や滅菌生理的食塩水ではなく普通の水を用いることは感染のリスクがあり，とても勧められない．したがって水のかわりに外皮用の消毒薬であるオキシドール（過酸化水素水）を用いることは理に適ったことと思われる．そこで表面に露出した進行・再発悪性腫瘍に対しては，オキシドールを浸したガーゼを水ボーラスのかわりに用いることとした．これによりこの新しい酵素標的・増感放射線療法の最初の形であるKORTUC Iが誕生した．

4. KORTUC Iとは何か？

KORTUC Iは「表面に露出した局所進行がんに対して過酸化水素の放射線増感作用を利用した放射線治療」として本学医学部倫理委員会の承認を得た（平成18年4月24日）．この方法では表面に露出した局所進行悪性腫瘍に対して，過酸化水素（オキシドール）を浸したガーゼをボーラスとして，毎回の放射線治療時に腫瘍表面を被覆して使用し，数分間軽くマッサージを行うものである．ちなみにKORTUC とは Kochi Oxydol-Radiation Therapy for Unresectable Carcinomas の略であり，これによる著明な局所効果（放射線増感効果）についてはすでに報告した．KORTUC Iとして，いずれも再発・局所進行の悪性黒色腫（左下腿部），悪性線維性組織球腫（MFH，右下腹部），外陰部パジェット病の各1例に施行し，いずれも著効を得た．

この治療に伴う明らかな有害事象は，軽度の皮膚・粘膜炎以外には，認めなかった．さらに出血を伴う局所進行皮膚扁平上皮癌（右鼠径部），再発・局所進行頸部皮膚癌の各1例についても有効であった．

KORTUC Iでは照射野の皮膚炎は通常と比べてやや強い傾向があるので，放射線治療期間の途中から患者さんに皮膚科を受診していただき，皮膚科的な対応を受けていただくのが望ましい．

5. 動物実験での安全性の確認 —局注用の放射線増感剤としての完成へ—

つづいて，マウスを用いた実験的検討により過酸化水素のマウス移植腫瘍に対する腫瘍内局注による安全性を確認した．8週齢雌のC3H/Heマウス（体重約20グラム）の右下腿に移植したSCC VII腫瘍に対して，約0.5％の過酸化水素・リン酸緩衝液（PBS）を0.25ml局注したところ，マウスは暴れ，激しい疼痛を感じていることが確認された．

したがって注射局所の疼痛を緩和させるとともに過酸化水素を一定時間滞留させ，腫瘍局所の酸素分圧を保持させることを目的として，過酸化水素に注射可能な種々の物質を混和してマウスの腫瘍局所に注射した．これらの物質としてはゼラチンやリポソーム，グリセオール，ヒアルロン酸などを用いた．この結果過酸化水素にヒアルロン酸ナトリウムを混和するのが最も好ましいことが判明した．

表　局注用の放射線増感剤

- 過酸化水素の患部への刺激を軽減し
- 注入しても安全で
- 過酸化水素の分解を遅延・抑制させ，腫瘍組織に滞留，酸素分圧を保持させるために
- 0.5% 過酸化水素を含有する 0.83% ヒアルロン酸ナトリウム
- 約 3～6ml を週 2 回，放射線治療の直前に
- 超音波／ＣＴガイド下に注入，適宜，キシロカインを使用
- 局注は，放治開始後，第 2～3 週目から開始（約 20Gy 時）
- 乳癌では，腫瘍組織の CD44 陽性細胞を免疫染色

6. KORTUC Ⅱ の完成

これらに基づいて KORTUC Ⅱ として「低濃度の過酸化水素とヒアルロン酸を含有する放射線増感剤の腫瘍内局注による増感・放射線療法／化学療法—皮膚や骨・軟部組織，乳房などの局所進行がんおよび転移リンパ節に対して」として高知大学医学部倫理委員会の承認を得た（平成 18 年 10 月 4 日）．こ

れは表面に露出していない腫瘍に対しては，過酸化水素を腫瘍内に注入する必要があるためである．したがって，過酸化水素の患部への刺激・疼痛を軽減し，人体に注射しても安全で，かつ過酸化水素の分解を遅延・抑制させて腫瘍局所に一定時間，滞留させ酸素分圧を保持して，放射線増感効果を有効に発揮できるように工夫した局注用の放射線増感剤を新しく開発した（表）．この新しい酵素標的・増感放射線療法の概念を図 4 に示す．

この増感剤は，0.5％過酸化水素を含む 0.83％ヒアルロン酸ナトリウムであり，なお，ヒアルロン酸は過酸化水素により，その分子が切断され粘ちょう度が低下するため，用時に無菌的に混和して使用する．準備は簡単であり，高知大学では附属病院薬剤部でオキシドールを無菌的に 0.6ml ずつ小分けのバイアル入りにして戴いており，このバイアルに，アルツディスポの関節注射用のシリンジ（1％のヒアルロン酸ナトリウム 2.5ml 入り，あるいは後発品としてはアダント ディスポ関節注 25mg）に付けた 23 ゲージの注射針を刺入して，オキシドールをシリンジ内に吸引する．オキシドール 0.6ml 入りのバイアルからは，通常注射針のデッドスペースなどのため約 0.5ml のオキシドールが吸引できる．小分けのバイアル入りのオキシドールが入手できない場合には，健栄製薬などの日本薬局方のオキシドール 100ml 入

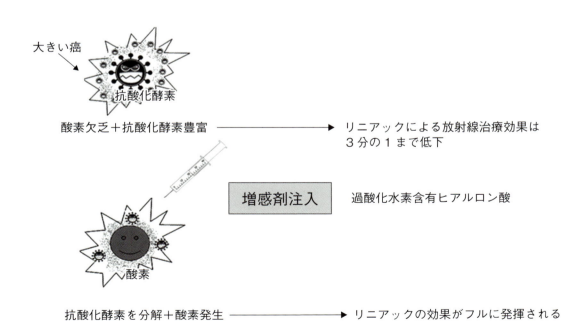

図 4　新しい酵素標的・増感放射線療法 KORTUC の概要

りのプラスチックボトルから，清潔環境下に準備してもいいものと思われる．

なお，腫瘍への注射にあたっては0.1%のキシロカインを0.5ml程度，ヒアルロン酸にオキシドールを吸引したシリンジにさらに吸引して使用すると，多くの場合疼痛はかなり改善される．ただし，キシロカインの使用にあたっては，キシロカインアレルギーの有無について患者さんへの十分な問診が必要である．

また，増感剤の注射の開始時期についてはおおむね予定される放射線治療の総線量の3分の1への到達時点（たとえば総線量60Gyの予定であれば20Gy照射時）としている．これは腫瘍内への薬剤の局注によって腫瘍内圧の上昇により，腫瘍周囲の微小循環系への腫瘍細胞の流入が増加することが想定されるためであり，仮にも元気な腫瘍細胞の微小循環系への流入は避けたいためである．20Gy程度の照射を受けておれば腫瘍細胞はかなりダメージを受けているものと思われ，細胞の生存率も低下し，また，腫瘍細胞の抗原性の増強をも期待することができる．

次に注射する増感剤の量については，対象となる腫瘍の大きさに応じて増減が必要であり，たとえば直径が約3cm未満の腫瘍であれば，上記のごとく準備した増感剤を1本，3cm以上5cm未満であれば2本，それ以上であれば3本というのが一応の目安となる．ただし直径10cm以上の巨大腫瘍に対しては，たとえ増感剤を5本注射したとしても均一な分布は得られないことが多い．増感剤の注射にあたっては画像ガイドが必要であり，超音波ガイドで十分なことが多い．体の深部の腫瘍に対しては，超音波ガイドでは全体が観察できないことも多く，このような場合には最初からCTガイドを検討すべきであり，少なくとも，増感剤の注射数時間後までにはCTを撮像して酸素分布を確認する必要がある．しかし増感剤の注射ごとの毎回のCT検査は，過剰な放射線被曝の懸念があることから，注射2回目ないし3回目を主体に確認することが望まれる．

また，この増感剤の注射にあたって最も留意すべき点は，大きな血管内への増感剤の直接の注入を避けるということであり，これは増感剤の過酸化水素が血管内の白血球や赤血球のペルオキシダーゼによって急速に分解し，酸素が発生して，酸素塞栓をきたすおそれがあるからである．まずは癌病巣の周辺を含めてパワードプラ超音波で血管の存在を確認して，頸動脈などの大血管は避けて増感剤を注射する必要がある．

7. KORTUCのマスコミへの報道関係

2007年12月13日には高知新聞朝刊の1面で「高知大チーム がん治療に放射線増感剤，安全で劇的効果，腫瘍内注射 世界初開発」と大きく紹介され，翌日14日の同新聞社説には「医学部の世界的快挙だ 高知大チーム」と記載された．さらに，同年12月28日の朝刊の「くらし」面にて「安全，安価 がん対策の柱に，世界初 局所注用の放射線増感剤を開発，阻害するもとを断つ，という発想」と紹介された．

2008年2月には高知放送ラジオにて，「新しい増感放射線療法」として放送された．

また，週刊誌「週刊大衆」の2008年4月14日号に「放射線治療に画期的発明，増感剤でリスク減少，効果増大」とKORTUCの記事が掲載された．

2008年4月17日のNHK高知の「まるごと情報市」にて，KORTUCが詳しく報道された．

2008年4月30日の早朝には，NHKの全国ニュース「おはよう日本」で2回にわたってKORTUCが報道された．

2008年5月5日には，NHK四国のニュースでKORTUCが紹介された．

2008年6月6日と同年6月9日には，NHK高知の報道番組「とさ金」にて，KORTUCが詳しく紹介され，コメンテーターとして出演された京都大学の小野公二教授から「KORTUCの発想は，コロンブスの卵だ」との評価をいただいた．

2008年9月5日には，NHKの全国放送「ゆうどきネットワーク」にて，KORTUCが詳しく紹介された．

また，日経メディカルの2008年12月号にKORTUCの記事が掲載された．

さらに，日経メディカルオンラインの2008年12月18日号に，KORTUCの記事が掲載された．

月刊誌「がん治療最前線」の2009年2月号にKORTUCの記事が「特報」として掲載された．

2009年7月31日には，毎日新聞の四国版「シリーズ 地域医療を考える」欄に，「乳がん切らずに治したい，放射線の効き目100％に，KORTUC考案」の記事が掲載された．

2009年7月7日には毎日新聞の高知版，支局長からの手紙欄に「研究費100分の1から」としてKORTUCが紹介された．

2009年8月23日には，同支局長からの手紙欄に

「がん乗り越えた小説家」として，局所進行乳がんでみずから KORTUC 治療を受けた時代小説作家の藤原緋沙子氏の体験談が掲載された．

2010年6月6日には，讀賣新聞の高知欄に「患部に過酸化水素 効果3倍」として KORTUC の記事が掲載された．

2011年1月には，月刊誌「THEMIS テーミス」にがん撲滅新情報⑥として「増感剤注入療法」で「乳がん・すい臓がん・皮膚がん・肝臓がん撲滅へ，治療費は安く副作用なし，高知大学発の KORTUC は安価で重粒子線並みの効果を発揮する」として KORTUC の記事が掲載された．

2011年10月27日には，週刊紙「Medical Tribune」に「－酵素標的・増感放射線療法 KORTUC －良好に乳房温存」の記事が掲載された．

2012年4月20日付けで，がん治療の専門誌である「癌の臨床」の第57巻の第6号に，特集として「酵素標的・増感放射線療法 KORTUC の基礎と臨床」が掲載された．

2012年11月16日付けで，月刊誌「がんサポート」に「放射線の最強パワーを生み出す増感放射線療法の実力」として4ページにわたって KORTUC が紹介された．

8. KORTUC に関する英文文献

1) Nishioka A, Ogawa Y, Miyatake K, Tadokoro M, Nogami M, Hamada N, Kubota K, Kariya S, Kohsaki T, Saibara T, Okabayashi T, Hanazaki K : Safety and efficacy of image-guided enzyme-targeting radiosensitization and intraoperative radiotherapy for locally advanced unresectable pancreatic cancer. *Oncol Lett* **8** : 404-408, 2014

2) Aoyama N, Ogawa Y, Kubota K, Ohgi K, Kataoka Y, Miyatake K, Tadokoro M, Yamanishi T, Ohnishi T, Hamada N, Kariya S, Tamura T, Nogami M, Nishioka A, Onogawa M and Miyagawa M : Therapeutic response to a new enzyme-targeting radiosensitization treatment (KORTUC-SC) for patients with chemotherapy-resistant supraclavicular lymph node metastasis. *J Cancer Res Ther* **1** (9) : 215-219, 2013

3) Tsuzuki A, Ogawa Y, Kubota K, Tokuhiro S, Akima R, Yaogawa S, Itoh K, Yamada Y, Sasaki T, Onogawa M, Yamanishi T, Kariya S, Nogami M, Nishioka A, Miyamura M : Evaluation of changes in tumor shadows and microcalcifications on mammography following KORTUC II, a new radiosensitization treatment without any surgical procedure for elderly patients with stage I and II breast cancer. *Cancers* **3** : 3496-3505, 2011

4) Ogawa Y, Kubota K, Ue H, Tadokoro M, Matsui R, Yamanishi T, Hamada N, Kariya S, Nishioka A, Nakajima H, Tarutani M, Sano S : Safety and effectiveness of a new enzyme-targeting radiosensitization treatment (KORTUC II) for intratumoral injection for low-LET radioresistant tumors. *Int J Oncol* **39** (3) : 553-560, 2011

5) Miyatake K, Kubota K, Ogawa Y, Hamada N, Murata Y, Nishioka A : Non-surgical care for locally advanced breast cancer : radiologically assessed therapeutic outcome of a new enzyme-targeting radiosensitization treatment, Kochi Oxydol-Radiation Therapy for Unresectable Carcinomas, Type II (KORTUC II) with systemic chemotherapy. *Oncol Rep* **24** (5) : 1161-1168, 2010

6) Hitomi J, Kubota K, Ogawa Y, Hamada N, Murata Y, Nishioka A : Non-surgical therapy and radiologic assessment of stage I breast cancer treatment with novel enzyme-targeting radiosensitization : Kochi Oxydol-Radiation Therapy for Unresectable Carcinomas, type II (KORTUC II). *Exp Ther Med* **1** (5) : 769-775, 2010

7) Tokuhiro S, Ogawa Y, Tsuzuki A, Akima R, Ue H, Kariya S, Nishioka A : Development of a new enzyme-targeting radiosensitizer (KORTUC) containing hydrogen peroxide for intratumoral injection for patients with low linear energy transfer (LET) radioresistant neoplasms. *Oncol Lett* **1** : 1025-1028, 2010

8) Kariya S, Sawada K, Kobayashi T, Karashima T, Shuin T, Nishioka A, Ogawa Y : Combination treatment of hydrogen peroxide and X-rays induces apoptosis in human prostate cancer PC-3 cells. *Int J Radiat Oncol Biol Phys* **75** (2) : 449-454, 2009

9) Ogawa Y, Kubota K, Ue H, Kataoka Y, Tadokoro M, Miyatake K, Tsuzuki K, Yamanishi T, Itoh S, Hitomi J, Hamada N, Kariya S, Fukumoto M, Nishioka A, Inomata T : Phase I study of a new radiosensitizer containing hydrogen peroxide and sodium hyaluronate for topical tumor injection : a new enzyme-targeting radiosensitization treatment, Kochi Oxydol-Radiation Therapy for Unresectable Carcinomas, Type II (KORTUC II). *Int J Oncol* **34** (3) : 609-618, 2009

10) Ogawa Y, Ue H, Tsuzuki K, Tadokoro M, Miyatake K, Sasaki T, Yokota N, Hamada N, Kariya S, Hitomi J, Nishioka A, Nakajima K, Ikeda M, Sano S, Inomata T : New radiosensitization treatment (KORTUC I) using hydrogen peroxide solution-soaked gauze bolus for unresectable and superficially exposed neoplasms. *Oncol Rep* **19** (6) : 1389-1394, 2008

11) Ogawa Y, Takahashi T, Kobayashi T, Kariya S, Nishioka A, Hamasato S, Moriki T, Seguchi H, Yoshida S, Sonobe H : Immunocytochemical characteristics of human osteosarcoma cell line HS-Os-1 : possible implication in apoptotic resisitance against irradiation. *Int J Mol Med* **14** (3) : 397-403, 2004

12) Ogawa Y, Kobayashi T, Nishioka A, Kariya S, Ohnishi T, Hamasato S, Seguchi H, Yoshida S : Reactive oxygen species-producing site in radiation and

hydrogen peroxide-induced apoptosis of human peripheral T cells: involvement of lysosomal membrane destabilization. *Int J Mol Med* **13**(5): 655-660, 2004

13) Ogawa Y, Takahashi T, Kobayashi T, Kariya S, Nishioka A, Ohnishi T, Saibara T, Hamasato S, Tani T, Seguchi H, Yoshida S, Sonobe H: Apoptotic-resistance of the human osteosarcoma cell line HS-Os-1 to irradiation is converted to apoptotic-susceptibility by hydrogen peroxide: a potent role of hydrogen peroxide as a new radiosensitizer. *Int J Mol Med* **12**(6): 845-850, 2003

14) Ogawa Y, Takahashi T, Kobayashi T, Kariya S, Nishioka A, Mizobuchi H, Noguchi M, Hamasato S, Tani T, Seguchi H, Yoshida S, Sonobe H: Mechanism of apoptotic resistance of human osteosarcoma cell line, HS-Os-1, against irradiation. *Int J Mol Med* **12**(4): 453-458, 2003

9. KORTUCに関する和文文献

1) 新保大樹, 吉川信彦, 吉岡裕人, 田中義和, 吉田 謙, 上杉康夫, 鳴海善文, 猪俣泰典: 切除不能巨大局所進行乳癌に対し新しい酵素標的・増感放射線治療KORTUCが著効した3例. 臨床放射線 58: 1881-1886, 2014

2) 小川恭弘, 山西伴明, 青山信隆, 野上宗伸, 久保田 敬: 今月の症例 肝細胞癌の左鎖骨上窩リンパ節転移. 臨床放射線 58: 885-888, 2014

3) 西岡明人, 刈谷真爾, 片岡優子, 宮武加苗, 田所導子, 濱田典彦, 久保田 敬, 小川恭弘: 腹部悪性腫瘍に対する酵素標的・術中増感放射線療法(KORTUC-IORT)の検討. 臨床放射線 58: 299-303, 2013

4) 小川恭弘, 久保田 敬, 青山信隆, 仰木健太, 片岡優子, 田所導子, 山西伴明, 田村泰治, 刈谷真爾, 西岡明人, 弘井 誠, 小野川雅英, 宮村充彦: 酵素標的かつCD44分子標的・増感放射線療法KORTUC IIによる非手術乳房温存治療. 乳癌の臨床 27: 774-775, 2012

5) 小川恭弘, 久保田 敬, 田所導子, 青山信隆, 仰木健太, 山西伴明, 大西剛直, 田村泰治, 野上宗伸, 刈谷真爾, 濱田典彦, 西岡明人, 小野川雅英, 宮村充彦, 弘井 誠: 酵素標的・超音波ガイド下での増感放射線療法KORTUC IIによる非手術でのI, II期乳癌乳房温存治療. 癌の臨床 57: 279-294, 2011

6) 西岡明人, 濱田典彦, 刈谷真爾, 小川恭弘: 進行膵癌に対する酵素標的・術中増感放射線療法(KORTUC-IORT)の安全性と有用性. 癌の臨床 57: 295-299, 2011

7) 増永慎一郎, 小川恭弘: 放射線治療効果の修飾因子について. 癌の臨床 57: 265-270, 2011

8) 刈谷真爾, 徳廣志保, 明間 陵, 西岡明人, 小川恭弘: 過酸化水素の放射線誘発細胞死増強効果についての基礎的研究. 癌の臨床 57: 271-277, 2011

9) 柏原賢一, 本田 力, 山下 孝: 進行再発癌に対するKORTUC II併用放射線治療のI/II相試験(クリニックにて). 癌の臨床 57: 301-306, 2011

10) 猪俣泰典, 新保大樹, 吉川信彦, 高橋正嗣, 上杉康夫: KORTUCが開く新しい世界-歴史的経緯をふまえて-. 癌の臨床 57: 307-312, 2011

11) 夏堀雅宏, 菅井匡人, 大橋絵美, 坂大智洋, 勝村桃子, 冨永牧子, 堀内 大, 山下傑夫, 市川美佳, 小川博之, 小川恭弘: 犬の鼻腔内腫瘍に対する酵素増感放射線療法(KORTUC)の応用例. 癌の臨床 57: 313-320, 2011

12) 小川恭弘, 久保田 敬, 岩佐 瞳, 田所導子, 鈴木裕介, 青山信隆, 山西伴明, 大西剛直, 野上宗伸, 刈谷真爾, 濱田典彦, 西岡明人, 宮村充彦, 弘井 誠: I, II期乳癌に対する化学・増感放射線療法KORTUC IIによる非手術での乳房温存療法. 癌の臨床 57: 85-95, 2011

13) 八百川 心, 小川恭弘, 都築 明, 森尾一夫, 安並洋光, 森田一郎, 山田陽子, 加地史武, 高須水城, 下司博之, 村田和子, 久保田 敬: 乳癌に対する増感放射線療法KORTUC IIを用いた非手術乳房温存療法の治療効果のMRIによる評価. 臨床放射線 55: 895-900, 2010

14) 都築 明, 小川恭弘, 久保田 敬, 濱田典彦, 西岡明人, 明間 陵, 徳廣志保, 八百川 心, 佐々木俊一, 山田陽子, 伊東賢二, 下司博之: 高齢者乳癌に対する増感放射線療法KORTUC IIによるマンモグラフィ所見の変化. 臨床放射線 55: 886-894, 2010

15) 小川恭弘, 久保田 敬, 宮村充彦: 転移のみられる乳がんへの対応, 局所再発へのアプローチ その方法は? 放射線による新しい治療法―増感放射線療法KORTUC. 臨床腫瘍プラクティス 6: 420-424, 2010

16) 小川恭弘: 放射線治療機器の進歩を, がん患者のニーズ増大と臨床的効果から考える. 新医療: 36-39, 2009

17) 明間 陵, 都築和宏, 徳廣志保, 植 博信, 小川恭弘: 過酸化水素腫瘍内局注による放射線増感効果のマウス移植腫瘍を用いた実験的検討, ヒアルロン酸添加の有用性について. 臨床放射線 54: 1683-1688, 2009

18) 小川恭弘, 久保田 敬, 宮武加苗, 田所導子, 都築和宏, 植 博信, 山西伴明, 伊藤悟志, 刈谷真爾, 濱田典彦, 西岡明人, 麻 海龍: 新しい酵素標的・増感放射線療法KORTUCの臨床応用の現状と将来展望. 臨床放射線 54: 1251-1263, 2009

19) 小川恭弘, 久保田 敬, 植 博信, 山西伴明, 西岡明人: 過酸化水素を用いた新しい酵素標的・増感放射線療法KORTUCの臨床応用の現状と展開. 映像情報メディカル 41: 1214-1221, 2009

20) 小川恭弘, 久保田 敬, 植 博信, 宮武加苗, 田所導子, 都築和宏, 伊藤悟志, 刈谷真爾, 濱田典彦, 西岡明人: 新しい酵素標的・増感放射線療法KORTUC. *Rad Fun* **7**(9): 105-107, 2009

21) 小川恭弘, 久保田 敬: 新しい酵素標的・増感放射線療法KORTUC. *Urology View* **7**(6): 90-96, 2009

22) 刈谷真爾, 小林俊博, 植 博信, 都築和宏, 西岡明人, 小川恭弘: 過酸化水素による放射線増感作用の基礎的検討. 癌の臨床 55: 273-277, 2009

23) 小川恭弘, 久保田 敬, 植 博信, 宮武加苗, 田所導子, 都築和宏, 伊藤悟志, 刈谷真爾, 濱田典彦, 西岡明人: 新開発の放射線増感剤(過酸化水素含有ヒアルロン酸ナトリウム)による著明な臨床効果. 癌の臨床 55: 255-271, 2009

24) 徳廣志保, 都築和宏, 明間 陵, 植 博信, 小川恭弘: 過酸化水素局注によるマウス腫瘍組織の酸素分圧上昇

と種々の支持体添加による酸素分圧保持効果の検討. 臨床放射線 53：1858-1861, 2008
25) 小川恭弘, 久保田　敬, 宮武加苗, 田所導子, 都築和宏, 植　博信, 刈谷真爾, 濱田典彦, 福本光孝, 西岡明人, 横田典和, 麻　海龍：高齢者／手術拒否乳癌患者に対して酵素標的・増感放射線療法 KORTUC II を用いた非手術での乳房温存療法. 臨床放射線 53：1133-1140, 2008

10. KORTUC に関する受賞

1. 小川恭弘：国際癌治療増感研究協会協会賞, 2013 年 6 月
2. 小川恭弘：高知大学研究功績者賞, 2014 年 2 月

第1章 酵素標的・増感放射線療法 KORTUC の基礎

2 治療抵抗性腫瘍細胞の放射線増感

増永 慎一郎

はじめに

放射線治療において癌細胞のみに放射線を照射することが可能ならば，その投与線量の上限は基本的になく，癌細胞が死滅するまで投与線量を増加すればよい．

たとえば，最近のIMRT（強度変調放射線治療）法を採用した前立腺癌の定位放射線照射では，腫瘍のみに正確に限局した照射が可能になり，投与線量を今までの約60Gyから80Gy以上に増量（ドーズエスカレーション；Dose escalation）することによりその治療成績は，90％以上の好成績が得られるようになっている．さらに前立腺癌の治療では小線源刺入により腫瘍に限局照射することにより治療成績をさらに上げる試みも行われている．

しかし現実には限局した状態で存在する孤立腫瘍でも，癌細胞のみに放射線を照射することは不可能であり，どうしても近傍の正常組織が照射され，その有害事象を考慮することが重要になる．すなわち，放射線治療の原理は「腫瘍の局所制御を可能とし，一方，正常組織の副作用の発現は受容するが，それが可能な限り小さくなるような適正線量を腫瘍に与える」ことである．その結果，今までの放射線治療では分割照射で合計約60Gyの線量しか投与できず，その線量で制御できる腫瘍に対する放射線治療のみが好成績を上げていたといえる．

現時点の放射線治療では，正常組織の有害事象の発生について，放射線治療医の経験による定性的な予測のもとに放射線治療が施行されている．今後，放射線治療技術の進歩に応じて，正常組織の耐容線量に関しての放射線生物学的研究が進み，治療対象である標的腫瘍の近傍に存在する正常組織の有害事象を前もって定量的に予測できるならば，将来の放射線治療がより正確な治療法になると期待できる．一方，物理学的手段を駆使した粒子線治療および，温熱療法は良好な治療成績を出し始めてはいるが，さらに解決しなければならない問題も残している．

1. 物理学的因子からの解析

1. 標的組織の体積因子

治療するべき腫瘍体積によってその放射線治療成績が大きく変化する．大きな腫瘍では，腫瘍細胞の数も多く，その制御にはより多くの線量が必要になり，近傍の正常組織の合併症の発生頻度も高くなる．

表1に正常組織の耐容線量を示す[1]．照射体積の大小により耐容線量が大きく変わる臓器と変わらない臓器がある．組織学的にみて，各臓器は単なる細胞の集団でなく，細胞小集団を構成している臓器がいくつかみられる．現在，正常組織の機能集団単位には2種類が存在していると考えられている．一つは直列臓器（Serial organ）であり，機能小単位が連続して直線的に並んだ臓器で，腸管および脊髄が考えられている．もう一つは並列臓器（Parallel organ）であり，機能小単位が並列して存在しており，その代表例が腎臓の腎小体や肝臓の肝小葉があげられる．直列臓器では局所に高線量を照射されると線量に応じて症状を惹起される確率が増加するが，低線量なら照射範囲が広くても症状が起こることはない（図1）．並列臓器では局所に高線量を照射されても症状を惹起することはない．しかし比較的低線量でも照射範囲が広いと，放射線感受性が高い臓器では照射範囲の広さに応じて症状が起こる確率が増加する．

現在の放射線治療では，標的体積をできる限り均等に照射することが原則であり，放射線治療計画における計画標的体積は投与線量（標的基準線量）の95％から107％の線量域で囲まなければならないことが勧告されている．しかし実際の臨床例ではこの線量域で囲めない場合も生じる．IMRTは，本来いろんな形状の標的体積を均等に照射する技術として導入されたが，最近はIMRT技術を駆使し標的体積内を腫瘍細胞密度に応じて不均等照射する試みも検討されている．このような標的体積内不均等照射の経験はいまだ少なく，その治療結果は未定である．また標的体積内不均等照射における治療効果の放射

線生物学的解析法は，現在のところは確立されていない．

2. 照射の時間的因子（分割法）

正常組織への分割照射の影響に関しては，図2に示す様に，いずれの臓器においても早期反応曲線は水平に近く，晩期反応曲線は垂直に近い傾向にある．皮膚の早期・晩期反応を抜き出してみる（図2）．早期反応の場合，分割線量6Gyから2Gyの間で等効果総線量が50Gyから65Gyに位置するが，晩期反応では分割線量6Gyから2.5Gyの間に等効果総線量が25Gyから80Gyに位置する．したがって早期反応は総線量の高低に大きく左右され，晩期反応は分割線量の高低に大きく左右されることがわかる．

表1　正常組織の耐性（Emami B らより）

臓器	症例	$TD_{5/5}$（Gy）と体積			$TD_{50/5}$（Gy）と体積		
		1/3	2/3	1	1/3	2/3	1
腎	腎症	50	30	23		40	28
膀胱	膀胱症状	NA	80	65	NA	85	80
関節炎	拘縮・関節運動制限	65	60	60	77	72	72
大腿骨頭	壊死			52			65
肋骨	病的骨折	50			65		
皮膚	壊死・潰瘍	10cm²：70	30cm²：60	100cm²：55			100cm²：70
	毛細血管拡張			100cm²：50			100cm²：65
脳	壊死・梗塞	60	50	45	75	65	60
脳幹	壊死・梗塞	60	53	50			65
脳神経叢	神経障害	62	61	60	77	76	75
脊髄	脊髄炎	5cm：50	10cm：50	20cm：47	5cm：70	10cm：70	
馬尾	神経障害	NV	NV	60	NV	NV	75
レンズ	白内障			10			18
網膜	全盲			45			65
耳（急性）	急性湿性中耳炎			30			40
耳（慢性）	慢性湿性中耳炎			55			65
唾液腺	口内乾燥症		32	32		46	46
喉頭	軟骨壊死	79	70	70	90	80	80
	喉頭浮腫		45	45			80
肺	肺臓炎	45	30	17.5	65	40	24.5
心	心膜炎	60	45	40	70	55	50
食道	狭窄・穿孔	60	58	55	72	70	68
胃	潰瘍・穿孔	60	55	50	70	67	65
小腸	閉塞・穿孔	50		40	60		55
大腸	閉塞・穿孔	55		45	65		55
直腸	重度直腸炎・狭窄			60			80
肝	肝不全	50	35	30	55	45	40

NV：no volume effect
$TD_{5/5}$：5年後に5％の確率で合併症が生じる線量（1回線量2Gyを基準）
$TD_{50/5}$：5年後に50％の確率で合併症が生じる線量（1回線量2Gyを基準）

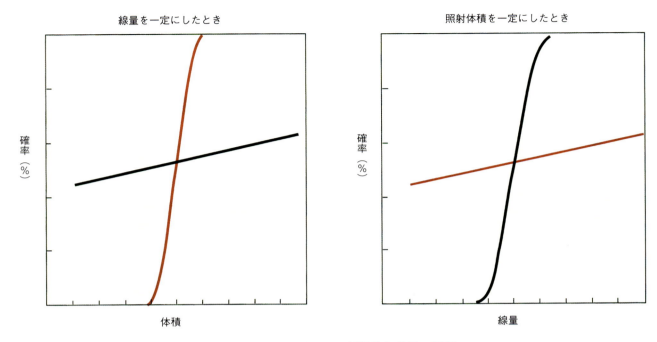

図1 正常組織に対する照射体積と線量の影響

直列臓器（黒線）では線量の影響が大きく，並列臓器（赤線）では照射体積の影響が大きい．

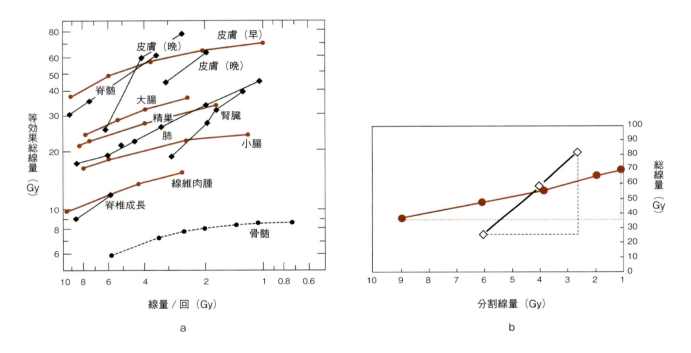

図2 分割照射と正常組織反応

a：縦軸はある効果を得るのに必要な総線量を，横軸は分割線量を log scale で目盛った両対数グラフ．赤線が早期反応を，黒線が晩期反応を示す．早期反応が横線に近く，晩期反応が縦線に近い傾向にある．
b：皮膚反応を抜き出し，通常のグラフで示したもの．

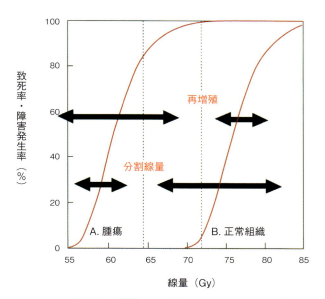

図3 再増殖と分割線量の治療可能比に及ぼす影響
縦軸を腫瘍の局所制御率，正常組織の晩期反応発生率，横軸を照射線量としたグラフ．短期間に照射を終了すると，腫瘍の再増殖を効率よく抑えることができ，治療可能比を高めることができる．分割線量を低くすると，正常組織の晩期反応の発生頻度を増加せずに治療可能比を高くできる．

なお，腫瘍効果は，正常組織の早期反応と同じ反応をすると考えられている．

1) 通常分割照射法

1回2Gyで週5回（週間線量10Gy）の照射法で，最も一般的な線量分割法である．長い経験より確立した照射方法であり，基準の分割法である．腫瘍の放射線感受性や正常組織の耐容線量などのデータもこの分割法から得られている．

2) 週6～7回照射法

照射期間が長くなると，病変腫瘍に引き起こした放射線照射による障害からの回復が照射期間中に起こり，制御率が低下するため，土曜・日曜にも照射する方法である．これにより総治療期間が短縮され，腫瘍の再増殖の影響が減る．この結果，治療可能比における腫瘍制御曲線は通常分割照射法に比し左方へ移動する．一方，正常組織の晩期障害は照射中の再増殖は小さいため，晩期反応の障害発生曲線への影響が小さい．この差により治療可能域が広がることになる（図3）．しかし，正常組織の早期反応が強くなる欠点がある．

3) 加速分割照射法（Accelerated fractionation）

分割線量を変えずに1日2回照射すると総治療期間は半分になり再増殖の影響が小さくなる．これにより週6～7回照射法以上に再増殖の影響が起こりにくくなり，さらに治療可能域が広がることになる．実際にはあまりに強い早期反応が出たので1.8Gy以下に減らしている．

4) 多分割照射法（Hyperfractionation）

分割線量を1.2Gy前後の低線量とするが，総治療期間が延長し再増殖の影響が出ないように1日に2回照射する方法である．分割線量を低くして総線量を増加させる．これにより分割線量の影響が大きく出る晩期反応の発生頻度を増加させずに，総線量の影響が大きい腫瘍の反応を強め効果的な抗腫瘍効果を得られることになる．治療可能比の腫瘍制御曲線の右方移動は小さく，晩期の障害発生曲線の右方移動は大きくなり治療可能域が広がることになる（図3）．

5) 加速多分割照射法（Accelerated hyperfractionation）

加速分割照射法の強い腫瘍制御力と多分割照射法の晩期反応を起こしにくい特長を生かすために，これらの分割線量の中間である1.5Gy程度を用いたものを加速多分割照射法と呼ぶ．

RTOG9003では1,113人のⅢ/Ⅳ期頭頸部癌を4つの分割法で照射し比較した．

①通常分割法（2Gy/日で70Gy）．
②多分割法（1.2Gy/回×2/日で81.6Gy）．
③加速多分割法＋休止期間（1.6Gy/回×2回/日で67.2Gy，2週間の休止あり）．
④同時追加照射法（1.8Gy/回＋最後の12日は1.8Gy/回×2回/日で72Gy）．

その結果は②と④は①に比し局所制御率は有意に高く，無病生存率も有意差はないが高かった．しかし，②，③，④は早期反応も強かった[2]．

6) CHART（Continuous Hyperfractionated Accelerated Radiation Therapy）

加速多分割照射法をさらに推し進めたものがCHARTで，分割線量1.5Gyを1日3回で土日曜の休止を入れずに54Gy/12日で終了する方法である．増殖の速いEGFRを過剰発現している腫瘍はより強い（aggressive）照射が推奨されており，これらの頭頸部癌に対するCHARTの効果を通常分割法と比較した．EGFRを過剰発現している腫瘍ではCHARTにより3年局所制御率に有意な差を示した[3]．しかし，全生存率や無遠隔転移生存率では差がなかった．

3. 高エネルギー放射線照射（粒子線治療）

まず，線エネルギー付与と高エネルギー放射線照射の特性について示す．

1) 線エネルギー付与（Linear energy transfer；LET）[4]

線エネルギー付与は，放射線による生物効果の評価に有用な物理指標である．LET は単位飛程当たりのエネルギー損失を表し，単位としては通常 keV/μm が用いられる．LET は高い順に原則的に以下の通りである．①核分裂生成物＞②低原子番号の原子核＞③α線＞④中性子線＞⑤低エネルギーの陽子線，電子線，X 線，γ線＞⑥高エネルギーの陽子線，電子線，X 線，γ線となる．

2）生物学的効果比（Relative Biological Effectiveness；RBE）[4]

放射線の種類が異なれば吸収線量が同じでも生物効果は同一ではない．異なる種類の放射線の生物効果を比較するために，基準放射線との比較より RBE が決められ，基準放射線としては主に 250kVX 線が用いられるが，コバルト 60 からのγ線が用いられることもある．

RBE ＝（ある生物効果を生じるのに必要な基準放射線の吸収線量）/（同じ生物効果を生じるのに必要な対象となる放射線の吸収線量）

RBE の値は，基準放射線と対象となる放射線が同じであっても，指標とする生物効果ならびにその強度によっても異なる値を示す．また，RBE の値は LET，線量，治療（照射）期間，線量率，分割回数によっても影響される．

3）酸素効果と酸素効果比（Oxygen enhancement ratio；OER）[5]

酸素効果は放射線照射による間接作用によるものであり，酸素の存在下では無酸素のときに比べ放射線の生物学的効果が大きくなる現象をいう．酸素効果比（OER）は酸素効果の大きさを表すために用いる指標である．

OER ＝（酸素のない条件下である生物効果を生じるのに必要な線量）/（酸素のある条件下で同じ生物効果を生じるのに必要な線量）

無酸素状態での低 LET 放射線の OER は 1 で，100％酸素下で約 3 となる．一般的な生物効果を指標とした場合，OER は 2.0～3.0 の値をとる．正常組織の酸素分圧は静脈血やリンパ流の酸素分圧（20～40mmHg）にほぼ等しいと考えられており，酸素濃度が約 0.5％（酸素分圧約 3mmHg）になると OER は 2 に低下する．高 LET 放射線では OER の値が小さく，低酸素細胞に対する効果が大きくなる．

4）LET，OER，RBE の関係[4]

RBE と OER は，LET の値によって異なる．一般的な生物効果においては，RBE は LET が 1keV/μm から高くなるにしたがって大きくなり 100～200keV/μm のところで最大となり，これより高い LET では RBE は逆に減少する．OER は LET が高くなると小さくなり，200keV/μm 付近で 1 となりそれ以上 LET が高くなっても 1 のままである．したがって，放射線治療の立場からの至適 LET は 100～200keV/μm となる．

5）粒子線治療[4]

中性子（Neutron），陽子（Proton），負パイイオン（Negative Pion，π^-），重イオン（炭素イオン，鉄イオンなど）などは低 LET 放射線とは異なる物理的特性と生物学的特性を持っている．

（1）物理的特性

①線量の集中性がよい（中性子線を除く）．

粒子線では，中性子線を除き飛程の最終直前で大きなエネルギー付与が起こり Bragg peak（負パイイオンではスター）を形成する．

②高 LET である（陽子線を除く）．

（2）生物学的特性

①放射線障害からの修復が少ない（陽子線を除く）．
DNA 2 本鎖切断の修復率が低く，細胞生存率曲線の肩が小さい．PLDR と SLDR は認められないか，あっても小さい．

②生物学的効果比（RBE）が大きい（陽子線を除く）．
Bragg peak（star）を有する重イオン線や負パイイオン線では peak の RBE が plateau より大きい．正常組織が plateau で照射され，腫瘍組織が peak で照射されると物理線量の peak/plateau 比以上の効果の差が得られる．なお，陽子線の RBE は 1.1 程度で X 線とほぼ等しい．

③酸素効果比（OER）が小さい（陽子線を除く）．
低酸素状態でも殺細胞効果が高く低酸素細胞に有効である．

④細胞周期依存性が少ない（陽子線を除く）．
放射線抵抗性の S 期後半にある細胞に対しても生物効果が大きい．

⑤分割照射による損傷の修復・晩期障害の軽減は起こりにくい（陽子線を除く）．
高 LET のため．LQ モデルにおけるα/β比が大きく細胞生存率曲線の肩が小さいために回復現象が起こりにくい．

高エネルギー陽子線は低 LET 放射線で，その RBE，OER は X 線，γ線，電子線とほぼ同じであり，生物学的効果における利点は認められない．しかし，その深部量曲線はブラッグピークの特徴を示し限局照射を追及する放射線治療の有力な放射線として期待されている．

高エネルギー重粒子線（炭素，ネオン粒子など）は高 LET 放射線であり，ブラッグピークを示しその

高LET放射線としての生物学的効果の利点も期待でき，その治療成績が注目されている．重粒子線治療システムは超大型であり，一般医療施設に設置できるシステムではなく，限られた施設である重粒子線治療施設の有効運用システムを確立しなければならない．

以前，速中性子線治療の臨床試験が頭頸部腫瘍などに対して行われた．速中性子線の深部量曲線は^{60}Co-γ線とほぼ同じであり物理学的利点を認められないが，高LET放射線としての生物学的利点が期待された．しかし，その有害事象の発生頻度は予想以上に高く，治療成績は期待されたほど上がらなかった．現在では速中性子線治療施設の多くは休止している．

パイ中間子線治療は，そのスター現象による深部量曲線の物理学的利点が存在し，RBE値も1.2～2.9程度で生物学的利点も期待され，臨床試験が行われた．しかし現在はカナダTRIUMFのみで研究が継続されてはいるが，臨床使用への期待は小さくなっている．その理由は，発生装置として大型加速器が必要であり，またパイ中間子は加速粒子ではなく2次的に発生される粒子であることより十分な治療出力が得られず，線量分布の限局性も悪いことが原因であった．

4. 温熱処理[6]

温熱処理（Hyperthermia，加温）を癌の治療に使おうとする試みは非常に古くから行われていた．しかし放射線生物学の一分野として温熱処理の研究が本格化してその作用機序が解析され始めたのは1970年代である．現在，温熱療法は加温技術の進歩とともに臨床応用も進み，外科療法，放射線療法，化学療法，免疫療法に次ぐ第5の癌治療法として期待されている．癌治療には温熱療法単独でも利用されているが，放射線治療や化学療法に温熱処理を併用した場合がより効果的である．

1) 温熱単独処理

温熱処理としては40～45℃の範囲の温度が一般的である．温度によって細胞の致死効果は異なり，高温は短い時間で，致死効果を発揮する．温熱処理によりDNAや膜などが損傷を受けることは知られているが，何が細胞致死の標的分子になっているかは今のところ明確でない．

温熱処理による細胞の致死効果は環境のpHの変化によって著しく変動し，温熱処理時のpHが低く，酸性側に偏ると細胞は加温に対して著しく感受性になる．また，低栄養状態の培養条件（培地，血清）で，細胞が増殖抑制されているプラトー期にも細胞の温熱感受性が高まる．こうした状態は腫瘍組織内の環境と似たものと考えられ，温熱が腫瘍細胞を選択的に殺す可能性があると期待されている．

細胞レベルの研究では，腫瘍細胞が正常細胞に比べて温熱により感受性であるというはっきりした証明はない．一方，組織レベルでは，腫瘍組織の方が正常組織よりもより温熱感受性である．この感受性の差は，温熱処理時における血管系の変化の違いに起因している．正常組織では温熱により血管拡張，血管透過性の上昇，血流量の増加がみられ，温度調節が速やかに行われる．それに比べて腫瘍の血管系は発達が悪く，温度変化に対し調節機構が働かず，血流は遅く，熱拡散が少ないために温熱処理のため温度が高くなりやすい．また，腫瘍内の血管は正常組織よりも温熱により傷害を受けやすく，このことが腫瘍をさらに低酸素，酸性状態にし，熱傷害を促し腫瘍細胞の損傷を高める．

2) 放射線増感効果

放射線感受性は温熱処理によって顕著な増感作用を受ける．この増感作用は温熱処理が放射線の照射前，照射中，照射後いずれであってもみられる．放射線増感効果は温熱処理による生存率曲線のDo値およびDq値の減少として現れる．その増感率は線量率，線質によって変わり，低線量率，低LETの方が増感の程度は大きい．

放射線感受性は細胞周期によって変動し，M期，G2期が感受性でS期は抵抗性である．それに対し，温熱に対する感受性は放射線抵抗性であるS期に感受性である．これは温熱と放射線の併用が有効とする根拠の1つとなる．

また，温熱処置には放射線照射後起こる回復を抑える働きがあり，分割照射間隔中に温熱処理をすると亜致死的障害からの回復現象（Sublethal damage recovery；SLDR）が阻害され，分割照射で現れる生存率曲線の肩が消失する．さらに，潜在的致死的障害からの回復現象（Potentially lethal damage recovery；PLDR）も温熱処理により抑えられる．これらは，放射線照射によるDNA鎖の切断の修復が阻害されることに基づいている．

3) 現状と問題点

表在性腫瘍では，放射線治療単独とくらべると温熱併用効果が明確に得られている．一方，深部腫瘍では併用効果の有意差が得られているが，主にその加温手技に問題を残し，有用な結果は明確には得られていない．これらの治療では，放射線照射が先行して行われている．また，食道癌などでは小線源治

療と温熱療法とを同時に施行可能な装置が開発され，良い結果を得ている．放射線治療後の再発腫瘍では，照射による腫瘍部位の瘢痕化で血流状態が悪く，再照射のみによって治癒させるのは困難であるが，温熱療法の併用が効果的であると期待される．

加温方法は，外部加温，腔内加温，組織内加温に分けられる．外部加温はさらに加温部位の深さにより表在加温と深部加温に分類される．もっとも完成度が高いのは表在加温であるが，深部加温では，深部腫瘍の選択的な加温技術のさらなる開発が必要である．腔内加温や組織内加温は侵襲的であるが，より確実，選択的な加温が可能である．

温熱療法による効果も有害事象もいずれも加温温度と加温時間に依存しており，経時的に加温部位の温度を測定しなければならない．現在は腫瘍内に温度センサーを刺し入れ測温が行われている．臨床的には，測温は非浸潤に，リアルタイムで，三次元的に行うことが望ましく，現在 NMR，XCT，超音波，マイクロ波を用いた手法が精力的に研究されているが，いまだ実用化されていない．

温熱療法は生物学的にも臨床的にも明確な根拠に基づいた魅力ある治療法であるが，いまだに日常の癌治療に広く普及していない．その主な原因は，表在性加温では明確な治療実績を出しているが，深部腫瘍のみを選択的に加温できる完成度の高い装置がなく，また病巣部や正常組織の全体の測温が十分にできない等の物理学的問題が未解決であることにある．さらに1回の加温治療に約1時間を要し，時間と入手を要する割にはその経済効率が悪いこともその原因と考えられる．

2. 化学的因子からの解析

1. 放射線防護剤

放射線防護剤は正常組織の有害事象を減弱させることによって，放射線治療効果をあげようとするために用いられる薬剤である．この際，腫瘍に対する防護作用が正常組織に対するよりも大きくならないことが重要である．

古くから知られている放射線防護剤は SH 基を持つ，SH 化合物である．これらの防護剤の作用機序は必ずしも明確にされていないが，SH 基は酸素と括抗し放射線照射によって生じたラジカル（遊離基）と反応し反応性の弱い物質に変化させ，放射線の効果を減じると考えられている．SH 化合物はこうした働きからラジカルスカベンジャー（Radical Scavenger）と呼ばれる．これらの防護剤は放射線の間接作用を修飾し酸素と競合するので酸素存在下でより効果は発揮されると考えられ，低酸素状態の腫瘍よりも正常組織で効果が大きいと期待される．しかし，薬剤が正常組織ばかりでなく腫瘍組織にも取り込まれ，その作用は両組織で差がなく，また毒性もかなり強く，効果の出るほどの薬量を投与できず，期待されるほどの治療効果が見込めないためにこれらの化合物は臨床的にはあまり用いられていない．

2. 放射線増感剤

放射線増感剤は，狭義ではその物質そのものには抗腫瘍効果がないが，放射線と併用した場合に放射線の抗腫瘍効果を増強する物質と考えられる[7]．しかしここでは単独で抗腫瘍効果を有する物質でも放射線と併用した場合に相乗効果があるものまで含めて考えたい．表2に過去から現在まで臨床使用された主な増感剤を示す．

放射線治療効果の修飾を考えた場合，腫瘍と正常組織との効果の選択性が重要である．ある薬剤を併用した場合，腫瘍に対して放射線効果を増感しても正常組織への効果も同程度に増加させては意味がないので留意する必要がある．この選択性が高いと考えられた薬剤がハロゲン化ピリミジンと低酸素細胞増感剤である[8]．

1）ハロゲン化ピリミジン

5-bromo-2'-deoxyuridine（BrdU）や 5-iodo-2'-deoxyuridine（IrdU）などのハロゲン化ピリミジンは，最初に増感効果が示された代謝拮抗剤である．細胞内で Thymidine kinase によりリン酸化され DNA 内へ thymidine 類似核酸として取り込まれる．このため DNA 鎖の脆弱性が引き起こされ，放射線による二重鎖切断数の増加や修復障害が認められる．腫瘍細胞の細胞周期が正常組織より短いという前提では腫瘍に選択的に増感効果が期待できる．効果は細胞への取り込み量と取り込む細胞数に依存する．肝で脱ハロゲン化されることが動物実験で認められたため，動脈内投与が行われることが多かった．動脈内投与の必要性から頭頸部腫瘍で臨床試験が行われたが，腫瘍だけでなく細胞周期の短い頭頸部粘膜や皮膚でも放射線作用が強く増感されたため有用性が証明できなかった．1980年代後半からは静脈内投与でも効果が期待できることが証明され脳腫瘍，骨軟部腫瘍などで試験された．その他の作用として紫外線に対する皮膚の反応も増感されるが，BrdU に比較して IrdU では少ない[9]．わが国でも BrdU はラジパッド（武田薬品）という商品名で「放射線療法

表2 臨床に応用された主な放射線増感剤

低酸素を標的とするもの
腫瘍酸素分圧の上昇を目的とする
高圧酸素
Carbogen gas（酸素95%・二酸化炭素5%）
ニコチナミド併用
エリスロポエチン，人工血液など
低酸素細胞増感剤
ニトロイミダゾール，ニトロトリアゾールなど
H_2O_2
低酸素細胞トキシン
Tirapazamine
その他　dinitrobenzamide mustards など

抗癌剤
代謝拮抗薬
Brdu，Irdu
5-FU，FUdR，HU
Gemcitabine
Fludarabine
プラチナ製剤
タキサン製剤
Etoposide
Temozolomide

分子標的
抗 EGFR
抗 HDAC
抗 VEGF

の放射線増感（脳，頭頸部癌）作用」を有する薬剤としてかつて薬価登録されていたが，現在は使用できない．

2）低酸素細胞をターゲットとするもの

1950年代に低酸素細胞の放射線抵抗性と高圧酸素療法の有用性が示唆されて以来，腫瘍に特異的に存在すると考えられる低酸素細胞を標的とした放射線感受性増感法が開発されてきた．これには高圧酸素療法，ARCON（Accelerated Radiotherapy with Carbogen and Nicotinamide）などの95%酸素＋5%二酸化炭素の吸入とニコチナミドの併用，ニトロトリアゾールに代表される低酸素細胞放射線増感剤などがある[10]．各国で行われた臨床試験を見ると有意差があったとするものもあるが，ほとんどの試験で有用性を証明することができなかった．わが国ではこれらは実臨床で使用されていない．

低酸素細胞増感剤には 5-ニトロイミダゾールである Nimorazole[11]，2-ニトロイミダゾールである Misonidazole，Etanidazole，PR-350[12]，3-ニトロトリアゾールである AK2123（Sanazol）[13] などがあげられる．これらは酸素類似作用を有することで低酸素細胞に対する放射線効果を増感する．知覚障害などの末梢神経障害が主な副作用である．

ニコチナミドは腫瘍内に存在する低酸素細胞の中，急性低酸素細胞の原因である腫瘍内での一過性血流障害を改善するといわれている．動物実験では低酸素細胞分画を減少させる[14]．

Overgaard らは全世界で行われた上記の高圧酸素療法，通常圧酸素療法，低酸素細胞放射線増感剤の臨床試験をレビューした結果，いずれの場合でもメタアナリーシスで有意な臨床効果が認められたと報告している[10]．すなわち，高圧酸素療法26試験，通常圧酸素（または酸素＋二酸化炭素）5試験，低酸素細胞増感剤54試験および高圧酸素＋低酸素細胞増感剤1試験の合計86ランダム化試験10,108症例を解析し全生存：オッズ比0.87，局所制御オッズ比0.77で，いずれも対低酸素細胞対策を行った場合が良好であった．これらの中で高圧酸素療法が最も有効（局所制御率オッズ比0.67）で，以下通常圧酸素療法（局所制御率：オッズ比0.79），低酸素細胞増感剤（局所制御率：オッズ比0.80）の順であったと述べている．高圧酸素療法は操作が煩雑でかつ爆発事故など危険を伴うためわが国では顧みられていない．低酸素細胞増感剤は Sanazol の臨床試験がわが国でも医師主導研究として一部の施設で行われている．

個々の臨床治験で有用性が証明できなかった理由として，臨床治験の方法が未熟で症例数が検出感度以下であったことや，患者選択に問題があったなどが考えられる．近年，放射線と抗癌剤との併用臨床試験でわずかな差が検出されていることを考えると，今後，上記の低酸素を標的とした増感剤も臨床で再検討の余地があるのではないかと考えられる．

低酸素を標的とする薬剤としては，低酸素状態で還元されることで細胞毒性を示す Tirapazamine[15] に代表される低酸素トキシンがシスプラチンとの併用や，5-FU シスプラチンと放射線との併用で臨床試験が行われている．有用とする報告と，有用でないとする報告が認められる．

そもそも，ヒトの体の約3分の2は水で構成されることから，リニアックのエックス線電子線についてもその3分の2は水に当たっていることは当然の

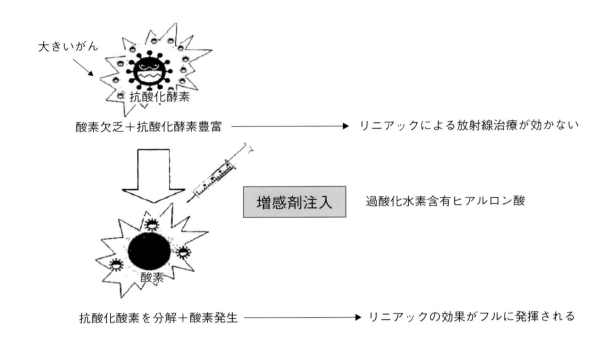

図4 新しい酵素標的・増感放射線療法 KORTUC の概要

ことである．したがって，リニアックの放射線効果のうちの3分の1のみがDNAに対する直接効果（作用）であり，他の3分の2は水の放射線分解によって発生したラジカル作用としての間接効果（作用）であるということになる．DNAのごく近傍に発生するラジカル数は，細胞内全体に発生するラジカル数と比べると桁違いに少ないことは容易に推察されるので，ミトコンドリアやリソソームに対するラジカル作用，すなわち，ミトコンドリアの膜電位変化やリソソーム内でのフェントン反応によるヒドロキシルラジカルの産生による，ミトコンドリア誘発ないしリソソーム誘発アポトーシスによる細胞死が，エックス線の間接効果として3分の2を占めると考える方が自然であると思える．ミトコンドリア誘発アポトーシスは，ミトコンドリア内に産生されたラジカルによりミトコンドリアの膜電位変化をきたしチトクロームCが細胞質に放出されアポトーシスを引き起こす[16]．フェントン反応ではリソソーム内にとりこまれた過酸化水素は二価の鉄を三価の鉄に変え，ヒドロキシルラジカルが産生され，これによりリソソーム膜の透過性は亢進し，リソソーム内の種々のカスパーゼは細胞質内に放出され，アポトーシスが引き起こされる．

腫瘍組織にラジカル反応を固定する酸素が欠乏していたり，あるいはラジカルの最終産物である過酸化水素を分解する抗酸化酵素ペルオキシダーゼ／カタラーゼが存在すれば，放射線の効果は3分の1にまで低下する．リニアックエックス線や電子線のような低LET放射線の効果を癌細胞や癌組織内の物質との相互作用を用いてフルに発揮させるためには，まずは，腫瘍組織においてラジカル反応を固定する酸素を発生させることが重要であり，いま1つは，生体と同様に癌細胞癌組織にも備わっている酸化ストレス防御システムをブロックすることが必要となる．この酸化ストレス防御システムの主体をなしているのが抗酸化酵素系であり，その中でもペルオキシダーゼ／カタラーゼが重要である．このペルオキシダーゼ／カタラーゼを失活させると同時に，酸素を発生することができる物質としては過酸化水素以外にはなく，投与法・剤形の工夫により種々の臓器・組織の悪性腫瘍に，適切な濃度・量の過酸化水素を分布させ，放射線増感効果を十分に引き起こさせるのが，KORTUC (Kochi Oxydol-Radiation Therapy for Unresectable Carcinomas) 療法である（図4）[17]．過酸化水素は生体において急速に分解・拡散することから，一定時間酸素分圧を保持させるためにヒアルロン酸が添加されている[18]．

3）抗癌剤

頭頸部癌，消化器癌，肺癌，子宮頸癌，脳腫瘍などの多くの疾患で化学放射線療法が標準治療として行われている．シスプラチンなどの白金製剤，5-FUなどの代謝拮抗剤[9]，タキサン類，エトポシドなどが用いられるが，これらは抗癌剤単独の効果に加えて放射線増感効果があることが知られている．化学療

法剤と放射線の相互作用はその薬剤の作用メカニズムに依存するが，放射線によるDNA損傷の増強，DNA修復の阻害，細胞周期をG2/M期に同調するなどの作用を通じて相乗効果を示す．食道癌，頭頸部癌では5-FUが標準治療として放射線および白金製剤と併用される．さらに5-FUの合剤であるUFT, TS-1などが5-FUに代わって用いられている．代謝拮抗剤は先に示したハロゲン化ピリミジンを含めてDNA二重鎖切断の増加，DNA修復の阻害などを介して放射線増感作用を示す[9]．

4) 分子標的治療薬

現在，分子標的治療薬の開発が盛んに行われ，種々の疾患でその有用性が示されている．放射線治療の分野でも併用の可能性が注目されている[19]．放射線感受性に影響する分子標的としてはp53などの転写因子，DNA修復に関与する分子，EGFRなどのGrowth Factor Receptor, Rasなどのシグナル伝達系タンパク，アポトーシスに関与する分子，その他として分子シャペロンであるHsp90, HDACなどが研究されている．この中でEGFR familyを標的とした治療法が最も進んでおり，EGFRに対するモノクローナル抗体であるCetuximabは臨床試験で放射線増感効果が証明されている[19]．この分野は近年の発展がめざましく，今後，放射線との相互作用をターゲットとした薬剤の開発が期待される．

5) BRM（表3）

BRM（Biological Response Modifier）は，腫瘍に対する宿主の生物的反応を変化させることにより癌に対する治療効果を期待し得る薬物あるいは試みと定義される．BRMを用いた治療はBRM療法と呼ばれるが最近ではバイオセラピー（Biotherapy）の名称が一般的になりつつある．

BRMは，バイオテクノロジーや遺伝子組替えの技術の進歩に伴い量産されるようになり，研究は非常に盛んである．しかし，現在のところ他の治療法にくらべてなお微力である．宿主の免疫監視機構をくぐり抜けて増殖してきた癌に対して，BRM単独で完治させるほどの抗腫瘍効果を期待するのは無理がある．放射線や抗癌剤など従来の治療方法および他のBRMと組み合せて，集学的治療の一環に組み入れるのが有効であろうと考えられる．放射線治療との併用は盛んに基礎研究が行われたが臨床応用に関する報告はいまだ数少なく，これからの課題である．

表3 主なBRMの分類

インターフェロンとインターフェロン誘発剤	インターフェロン（α，β，γ）
	poly IC-LC，ウィルス
分化誘導物質	DMSO（Dimethylsulfoxide），vitamin
免疫賦活剤	BCG, Bestatin, C. Parvum, Cimetidine, Glucan, Krestin, Letinan, muramyldipeptide, mixied bacterial vaccines
	Prostaglandin 抑制因子（aspirin, indomethacin）
	Picibanil（OK-432），PSK
胸腺因子	サイモシン第5分画，サイモシンα分画
リンフォカインとサイトカイン	CSF（colony stimulating factor）
	IL-1（lymphocyte activation factor）
	MAF（macrophage activation factor）
	maturation factors, lymphotoxin
	IL-2（T cell growth factor），IL-3，IL-12
	BCGF（B cell growth factor）
	TNF（tumor necrosis factor）
モノクローナル抗体	抗T細胞，抗サプレッサーT細胞，抗腫瘍抗体，セツキシマブ
抗原	抗腫瘍関連抗原，がん抗原ペプチド，丸山ワクチン
エフェクター細胞	マクロファージ，T細胞株，NK細胞，LAK細胞，DC
その他	骨髄移植，血漿交換法，細胞のウィルス感染

3. 放射線感受性に影響する因子[20]

　放射線治療の効果に影響する因子としては，1) 病巣側においては，腫瘍細胞レベルで，内的放射線感受性，増殖能細胞（癌幹細胞），細胞周期などの細胞動態，修復能などが，組織レベルでは，酸素分圧（腫瘍血管分布），間質反応などの微小環境が，2) 治療装置側においては，放射線の線質，照射の分割様式（線量率，時間線量分布），空間線量分布などが，3) 臨床側のものとしては，前治療の有無の諸因子への影響，併用治療（抗癌剤，増感剤）の有無がある．

　細胞分裂から細胞分裂までの 1 サイクルを細胞周期と呼び，G1 期（M（分裂期）期と S 期（DNA 合成期）の間），S 期，G2 期（S 期と M 期の間），M 期の 4 つの時期に分けられる．分裂を一時的に止めた細胞や分裂をしない細胞は G1 期のある時期で止まっており，その時期を G0 期と呼ぶ．一般に G2 期後半～M 期で最も放射線高感受性で，S 期後半～G2 期前半で最も放射線抵抗性であり，この期間の放射線抵抗性の原因は，相同組換えによる放射線誘導 DNA 2 本鎖切断の修復が生じるためと考えられている．

　放射線により細胞に惹き起こされる損傷には，1) 致死損傷（Lethal Damage）：不可逆性で細胞を死に導く，2) 亜致死損傷（Sublethal Damage）：正常な環境下では数時間以内に修復される損傷で，もし修復前に次の亜致死損傷が加えられると致死損傷となる，3) 潜在致死損傷（Potentially Lethal Damage），致死損傷だが放射線照射後の環境によっては修復される損傷，の 3 種あるが，分割回数を増やしたり，線量率を低下させる（線量率効果）と，2) の亜致死損傷からの回復が認められ放射線の照射効果が低下する．HeLa 細胞を含む一部の細胞では，ある線量率域（HeLa 細胞では 0.37Gy/h）では高線量率に比べ生物効果が逆に大きくなる現象が観察される．この現象を逆線量率効果と呼び，放射線感受性の高い G2 期に細胞が集積するためと考えられている．それより高い線量率では放射線抵抗性の S 期に細胞が集積し，それより低い線量率では G2 期で細胞周期が止まらないため放射線感受性は低下する．

　放射線照射の間接効果によって生じたラジカルを化学固定する酸素は，強力な化学増感剤であり，低酸素状態では常酸素状態より放射線抵抗性となる．通常の細胞では，無酸素状態から酸素分圧の上昇とともに急速に感受性が増大し，30mmHg でプラトーに達し，2.5～3.0 倍となる．直接効果による DNA 2 本鎖切断が支配的な，低線量領域や粒子線のような高エネルギー付与（LET）放射線照射では酸素効果は小さい．

　荷電粒子は軌跡にそってエネルギーを付与する．電子は低 LET 放射線であり，陽子の LET は少しばかり高く，速中性子ではさらに高くなり，重荷電粒子は LET が最も高い．LET は粒子の速度が小さくなるとともに増加するので，ある放射線の LET は平均値で表示される．LET が大きくなれば相対的生物効果（RBE）も大きくなるが，粒子の軌跡にそって過密な電離が起こり，細胞死にとって過剰な損傷が起きるため（overkill），$100keV/\mu m$ 付近でピークに達した後，再び低下する．LET が大きくなると感受性は細胞周期にあまり依存しなくなり，直接作用による DNA 2 本鎖切断が支配的で，酸素効果も低下し，分割照射による損傷の回復が起こりにくいために，晩発障害型組織でも分割照射による耐容線量の増加や潜在致死損傷の回復による晩発障害の低減を期待し難い．

　しかしながら，本質的に腫瘍の放射線感受性に最も影響するのは腫瘍細胞の内的放射線感受性とされている．

　放射線照射によって（無限）増殖能を失った細胞が "細胞死" とされるが，神経細胞などのように分化によってそれ以上分裂しない正常細胞には適用されない．細胞死には，Apoptosis, Autophagy, Necrosis, Senescence, Mitotic catastrophe が知られており，従来からの照射後数回分裂後に生じる増殖死（分裂死）と 1 回も分裂を経ずに生じる間期死の分け方では，Mitotic catastrophe 以外の Apoptosis, Autophagy, Necrosis, Senescence を，いずれの死でも認められる．

4. 治療抵抗性休止期腫瘍細胞の放射線増感

1. はじめに

　癌治療研究において用いられた実験動物腫瘍に比べ，ヒトの固形腫瘍には細胞分裂を一時停止した休止期（Q）細胞が多く含まれており，これが人癌の特徴の一つとされる．しかし，増殖期（P）細胞に比べ Q 細胞は一般に癌治療抵抗性で，照射後の再発は，十分に制御され得なかった Q 細胞の再増殖も大きな原因の一つであろうと考えられてきた．他方，腫瘍内の不均一で乏しい血管分布が原因となり，Q 細胞の多くは低栄養と低酸素分圧下に置かれ，生存はし

ているが細胞分裂を停止した状態に陥っている．したがって，薬剤を投与しても不均一で乏しい血管分布が原因で，Q細胞には十分量の薬剤が到達しにくく，化学療法後の再発の原因にも，Q細胞への不十分な薬剤分布が挙げられる．通常の放射線やDNAに作用点を持つ抗癌剤は，Q細胞よりもP細胞により強く作用し，治療後もQ細胞が残存することが多く，癌治療における重要課題の一つには，こうした腫瘍内Q細胞を効果的に破壊する方法を開発することにある．従来 in vitro での停滞期培養細胞やスフェロイドを用いた研究が行われてきたが，in vivo に関しては，我々の研究を除くと国内外とも，まったくと言って良いほどなされていない．

2. 休止期腫瘍細胞の反応を選択的に検出するための手法[21]

担腫瘍マウスに5-Bromo-2'-deoxyuridine(BrdU)を溶解した生理食塩水を断続的に10回腹腔内投与，または数日間持続的に皮下に投与し，腫瘍内P腫瘍細胞のすべてをBrdUで標識後，さまざまなDNA損傷処置を施行する．その後腫瘍を切離細切トリプシン処理し単腫瘍細胞浮遊液を得，細胞質分裂阻害剤のサイトカラシン-Bを含む培養液とともに2〜3日間培養後，トリプシン処理によって再度単腫瘍細胞浮遊液を得，DNA損傷処置時に休止（Q）期であったBrdUで標識されていない細胞集団の小核出現頻度をBrdUに対する免疫蛍光染色法で決定した．BrdUによる腫瘍内P細胞の標識を行わなかったマウスに移植された腫瘍から得た単腫瘍細胞浮遊液を用いると全腫瘍（P＋Q）細胞の小核出現頻度が得られ，これとは別に従来の in vivo-in vitro assay 法によって（P＋Q）細胞の細胞生存率も決定した．この（P＋Q）細胞の小核出現頻度と細胞生存率との関係式を得，Q腫瘍細胞の小核出現頻度をこの関係式に適応し，Q腫瘍細胞の細胞生存率を決定した[22]．なお，小核出現頻度の代わりにアポトーシス出現頻度を用いても，この手法は適応可能である[22]．

3. 放射線照射に対する休止期腫瘍細胞の挙動について[21]

p53-wild type のマウス移植腫瘍内Q細胞の低線エネルギー付与（LET）放射線に対する挙動を調べた結果，放射線感受性が全腫瘍（P＋Q）細胞に比べ有意に低く（2〜2.5倍抵抗性），潜在的致死的損傷よりの回復（PLDR）がP＋Q細胞よりも大きく，低酸素細胞分画もP＋Q細胞よりも有意に大きく，コロニー形成能はP細胞に比べ低く，正常に制御されず攣縮を起こす腫瘍血管が原因で生じる急性低酸素ではなく，腫瘍血管から遠くに存在することによって生じる慢性低酸素が大きいことが明らかになった[1]．他方，p53-mutated type のマウス移植腫瘍は，p53-wild type 腫瘍に比べて，低酸素細胞分画および慢性低酸素細胞分画が大きいことも明らかになった[22]．一方，このQ腫瘍細胞分画を抗 Pimonidazole 抗体を用いた低酸素領域の標識法を用いてさらに詳しく解析すると，抗体で標識されないQ腫瘍細胞領域は，Q腫瘍細胞領域全体よりさらに放射線照射後からの回復能が高く，いわゆる癌幹細胞との類似性も示唆された．他方，以上の各特性は，腫瘍細胞の p53 status に関わりなく認められ，変異型より野生型に顕著にみられることも明らかになっている．

4. 治療抵抗性休止期腫瘍細胞の放射線増感の試み[22,23,24]

以上の所見より，放射線治療抵抗性のQ腫瘍細胞の制御は局所腫瘍全体としての制御に大きく寄与し得ると考えられ，様々な処置を放射線照射に併用したり，高線エネルギー付与（LET）放射線を用いた照射などQ腫瘍細胞の増感を試みた．その結果，低LET放射線を用いた放射線治療時では，低酸素細胞毒の Tirapazamine を連続的に投与し（元来 Tirapazamine が殺細胞効果を発揮する慢性低酸素分画のみならず，連続的投与によって急性低酸素分画に対しても殺細胞効果を示す），Tirapazamine の腫瘍内分布量を増加させると考えられる低温度温熱処置を併用させると，Q腫瘍細胞を最も効率よく増感することが可能であることが明らかになった．特に，放射線の照射線量率を減弱させた場合，高線量率照射に比べQ腫瘍細胞の感受性は，腫瘍内の全腫瘍細胞（P＋Q）細胞より顕著に低下するが，低温度温熱処置を併用した Tirapazamine の連続投与で，p53 status に無関係に，非常に効率的に感受性を上げることが可能であった（(P＋Q) 腫瘍細胞もQ腫瘍細胞も約1.5倍程度，増感可能であった）．他方，速中性子線ビーム照射や加速炭素イオン線ビーム照射などの高LET放射線を用いた粒子線治療でも非常に効率よく（P＋Q）腫瘍細胞およびQ腫瘍細胞を増感することができることも明らかになった（約3.0〜3.5倍程度，および，約4.3〜5.0倍程度，増感可能であった）．

上述のように，低LET放射線を用いた放射線治療時には，低温度温熱処置を併用させつつ，連続的に低酸素細胞毒の Tirapazamine を投与することにより，癌治療抵抗性休止期腫瘍細胞分画に対する殺細

胞効果を効率よく向上させることができる．他方，高LET放射線を用いた粒子線治療を用いれば，その殺細胞効果をさらに効率よく向上させることができる．いまだにKORTUC処置による癌治療抵抗性休止期腫瘍細胞分画に対する増感率は検出されてはいないが，間接作用を十分に引き出すことを目標とするKORTUC処置の場合，低酸素腫瘍細胞に対する増感率＝3.0が上限と考えられるので，高LET放射線を用いた粒子線治療による増感率を上回る可能性は低いとも考えられる．

■文　献

1) Emami B, Lyman J, Brown A, et al : Tolerance of normal tissue to therapeutic irradiation. *Int J Radiat Oncol Biol Phys* **21** : 109-122, 1991
2) Fu KK, Pajak TF, Trotti A, et al : A Radiation Therapy Oncology Group (RTOG) phase III randomized study to compare hyperfractionation and two variants of accelerated fractionation to standard fractionation radiotherapy for head and neck squamous cell carcinomas : first report of RTOG9003. *Int J Radiat Oncol Biol Phys* **48** : 7-16, 2000
3) Bentzen SM, Atasoy BM, Daley FM, et al : Epidermal growth factor receptor expression in pretreatment biopsies from head and neck squamous carcinoma as a predictive factor for a benefit from accelerarted radiation therapy in a randomized controlled trial. *J Clin Oncol* **23** : 5560-5567, 2005
4) Hall EJ, Giaccia AJ : Linear energy transfer and relative biological effectiveness, Radiobiology for the Radiologist, 7th ed, (Hall EJ, Giaccia AJ ed), Lippincott Williams & Wilkins, Philadelphia, 104-113, 2012
5) Hall EJ, Giaccia AJ : Oxygen effect and reoxygenation, Radiobiology for the Radiologist, 7th ed, (Hall EJ, Giaccia AJ ed), Lippincott Williams & Wilkins, Philadelphia, 86-103, 2012
6) Hall EJ, Giaccia AJ : Hyperthermia, Radiobiology for the Radiologist, 7th ed, (Hall EJ, Giaccia AJ ed), Lippincott Williams & Wilkins, Philadelphia, 490-511, 2012
7) Joiner M, van der Kogel : Glossary of Terms in Radiation Biology, Basic Clinical Radiobiology (4th ed), Hodder Arnold, London, 353-359, 2009
8) Hall EJ, Giaccia AJ : The biology and exploitation of tumor hypoxia, Radiobiology for the Radiologist, 7th ed, (Hall EJ, Giaccia AJ ed), Lippincott Williams & Wilkins, Philadelphia, 432-447, 2012
9) Shewach DS, Lawrence TS : Antimetabolite radiosensitizers. *J Clin Oncol* **25** : 4043-4050, 2007
10) Overgaard J : Hypoxic radiosensitization : adored and ignored. *J Clin Oncol* **25** : 4066-4074, 2007
11) Overgaard J, Hansen HS, Overgaard M, et al : A randomized double-blind phase III study of nimorazole as a hypoxic radiosensitizer of primary radiotherapy in supraglottic larynx and pharynx carcinoma. Results of the Danish Head and Neck Cancer Study (DAHANCA) Protocol 5-85. *Radiother Oncol* **46** : 135-146, 1998
12) Oya N, Shibamoto Y, Sasai K, et al : Optical isomers of a new 2 nitroimidazole nucleoside analog (PR-350 series) radiosensitization efficiency and toxicity. *Int J Radiat Oncol Biol Phys* **33** : 119-127, 1995
13) Dobrowsky W, Huigol NG, Jayatilake RS, et al : AK-2123 (Sanazol) as a radiation sensitizer in the treatment of stage III cervical cancer: results of an IAEA multicentre randomised trial. *Radiother Oncol* **82** : 24-29, 2007
14) Chaplin DJ, Horsman MR, Aoki DS : Nicotinamide, Fluosol DA and Carbogen : a strategy to reoxygenate acute and chronically hypoxic cells in vivo. *Br J Cancer* **63** : 109-113, 1991
15) Zeman EM, Brown JM, Lemmon MJ, et al : SR-4233 : a new bioreductive agent with high selective toxicity for hypoxic mammalian cells. *Int J Radiat Oncol Biol Phys* **12** : 1239-1242, 1986
16) Ogawa Y, Nishioka A, Kobayashi T, et al : Radiation-induced apoptosis of human peripheral T cells : analyses wilh cDNA expression arrays and mitochondrial membrane potential assay. *Int J Mol Med* **7** : 603-607, 2001
17) Ogawa Y, Ue H, Tsuzuki K, et al : New radiosensitization treatment (KORTUC I) using hydrogen peroxide solution-soaked gauze bolus for unresectable and superficially exposed neoplasm. *Oncol Rep* **19** : 1389-1394, 2008
18) 横廣志保, 都築和宏, 明間　陵・他：過酸化水素局注によるマウス腫瘍組織の酸素分圧上昇と種々の支持体添加による酸素分圧保持効果の検討. 臨床放射線 **53**：1133-1140, 2008
19) Tofilon PJ, Camphausen K : Molecular targets for tumor radiosensitization. *Chem Rev* **109** : 2974-2988, 2009
20) Hall EJ, Giaccia AJ : Time, dose, and fractionation in radiotherapy. In Radiobiology for the Radiologist, 7th ed. (Hall EJ & Giaccia AJ ed.) Lippincott Williams & Wilkins, Philadelphia, 391-411, 2012
21) 増永慎一郎, 菓子野元郎, 鈴木　実・他：放射線障害からの回復と腫瘍内の低酸素状況との関連性分析に基づく放射線増感の可能性について－休止期腫瘍細胞に対する効果からの分析－. 癌の臨床 **55**：225-229, 2009
22) Masunaga S, Ono K : Significance of the response of quiescent cell populations within solid tumors in cancer therapy. *J Radiat Res* **43** : 11-25, 2002
23) 増永慎一郎, 小野公二：固形腫瘍細胞特に放射線抵抗性休止期細胞の増感から見たTirapazamineの意義－腫瘍内低酸素領域の利用－. 癌の臨床 **52**：15-19, 2006
24) 増永慎一郎, 松本孔貴, 平山亮一・他：通常放射線照射および中性子捕捉療法後の局所腫瘍効果と肺転移抑制効果における腫瘍内酸素状況修飾処置併用の意義. 癌の臨床 **59**：149-153, 2013

第1章 酵素標的・増感放射線療法 KORTUC の基礎

3 過酸化水素による放射線増感の実験的検討（*in vitro*）

刈谷真爾

はじめに

過酸化水素は種々の細胞機能の調節因子として知られている．過酸化水素はスーパーオキサイドの自然不均化やスーパーオキサイドディスムターゼの一つであるカタラーゼの働きによって発生する．加えて，いくつかの細胞系では様々な血管内皮細胞増殖因子や内皮成長因子といった成長因子に反応して内因性に過酸化水素を合成できる[1]．過酸化水素は潜在的な活性酸素種（ROS）ではあるが，他の ROS に比べて生物活性が低く，それゆえに細胞膜を容易に通過でき，細胞や組織の内外に自由に拡散できることから，細胞間・細胞内の情報伝達物質ともなり得る[2〜5]．したがって，内因性過酸化水素はアポトーシスに連結したプロテインキナーゼ・カスケードを刺激するセカンドメッセンジャーとしての働きを有するし，細胞周期の調節管理にも関わり得る．

内因性過酸化水素はいくつかの異なる経路でのアポトーシスを誘導することも報告されている．そのうちの一つは過酸化水素がホスファチジルイノシトール－3 キナーゼ/Akt の活性を引き起こすもので，このホスファチジルイノシトール－3 キナーゼ/Akt はアポトーシス促進 Bcl-2 ファミリーの一員である BaX のリン酸化を調節する役割を担っている[6〜11]．もう一つのよく知られた経路は DNA が関与するものである．DNA は過酸化水素の毒性に極めて敏感であり，過酸化水素によって損傷を受けた DNA はその修復が遅延し，アポトーシスやネクローシスを来たす原因となることが報告されている[12,13]．さらに，ある種の細胞では過酸化水素は細胞内のリソソームを破裂させることによりアポトーシスを誘導することも分かっている[14]．さらにわれわれの研究では，過酸化水素がある種の癌細胞株で放射線誘発細胞死を増強することもわかってきた[15]．本稿では，これまでのわれわれの研究で明らかになったことと，今後の課題について述べる．

1. *in vitro* での過酸化水素による放射線誘発アポトーシスの増強効果

PC-3 ヒト前立腺癌細胞株に X 線 10Gy を照射し，48 時間後の細胞を観察してもアポトーシスはほとんど起きない．また，0.1mM の過酸化水素を単独投与しても，同様にほとんどアポトーシスは誘導されない．ところが 0.1mM の過酸化水素を投与した直後に X 線 10Gy を照射すると約 3 割の細胞がアポトーシスを起こし，過酸化水素が放射線誘発アポトーシスを増強することが確認できた（図1）．

2. 過酸化水素による放射線誘発アポトーシスの増強機構

過酸化水素が放射線アポトーシスを増強する際に細胞内でどのような現象が起こっているかを確認するために，PC-3 ヒト前立腺癌細胞株に過酸化水素 0.1mM を投与し，その直後に X 線 10Gy を照射し 4 時間後のリソソームとミトコンドリアの形態変化，さらに細胞質内のチトクローム C の濃度を調べた．

リソソームはある種の細胞では過酸化水素の標的細胞内小器官であり，過酸化水素によって破壊されたリソソームから放出した酵素がミトコンドリアを断片化し，そのことによってミトコンドリア内のチトクローム C が細胞質内に放出され，カスパーゼが活性化しアポトーシスを誘導するといわれている．過酸化水素投与と X 線照射後の PC-3 ヒト前立腺癌細胞内のリソソームとミトコンドリアを免疫学的蛍光顕微鏡で観察すると，リソソームは破裂し（図2），ミトコンドリアは断片化を来していた（図3）．また ELISA にて細胞質内のチトクローム C の濃度を測定すると，有意にその濃度が上昇していた（図4）．

次に，リソソームが今回のアポトーシスの経路に関与しているかどうかを確認するために X 線照射の

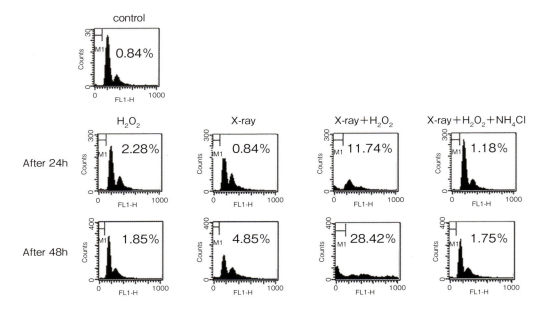

図1 X線照射および過酸化水素投与後24時間及び48時間後のフローサイトメトリーを用いたアポトーシスの解析

X線照射直前に過酸化水素を投与しておくとアポトーシスの誘発が増強された．一方，事前に塩化アンモニウムを投与しておくとアポトーシスの誘発はほとんど抑制された．

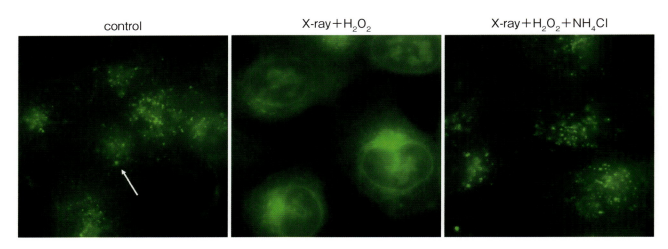

図2 X線照射および過酸化水素投与後のリソソームの変化

X線照射および過酸化水素投与後には正常のリソソーム（矢印で示されている粒状物）が全く見られなくなっている．一方，事前に塩化アンモニウムを投与しておくと，リソソームは正常の形態を保っている．

4時間前に塩化アンモニウム10mMを投与した．塩化アンモニウムはリソソーム内のpHをアルカリ性に傾けることにより，リソソーム内の蛋白質分解酵素による鉄含有金属蛋白質の変性を抑制する働きを持っている．実際，塩化アンモニウムを投与した上で過酸化水素を投与しX線照射を行った4時間後に免疫学的蛍光顕微鏡で確認したところ，リソソームの形態は正常に保たれていた（図2）．さらにミトコンドリアの形態も正常に保たれており（図3），放射線誘発アポトーシスはほぼ完全に抑制された（図1）．また細胞質内のチトクロームCの濃度上昇もみられなかった（図4）．これらのことから，このアポトー

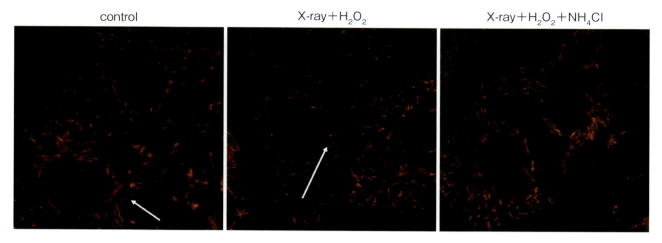

図3 X線照射および過酸化水素投与後のミトコンドリアの変化

X線照射および過酸化水素投与後にはミトコンドリア（正常時には左図の矢印で示されるような紡錘状を呈している）が断片化し粒状形を呈している（中図の矢印）．一方，事前に塩化アンモニウムを投与しておくと，ミトコンドリアは正常の形態を保っている．

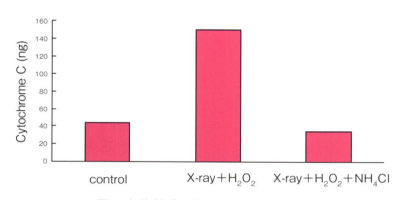

図4 細胞質ゾル内のチトクロームC

X線照射および過酸化水素投与後には細胞質ゾル内のチトクロームCが増加した．一方，事前に塩化アンモニウムを投与しておくとチトクロームCの増加はみられなかった．

シスもまずリソソームの破裂が起こり，次いでミトコンドリアの断片化とそれに伴うチトクロームCの放出が起こっていることが分かった．さらに細胞内のROSの発生をみてみると，X線照射1時間後と4時間後の両方で強いROSの発生が観察された．細胞の約80％は水成分からなるので，細胞にX線を照射すると細胞内の水分子のイオン化が起こり，次のように強い反応力を持つヒドロキシルラジカル（・OH）が発生する．

$$H_2O \rightarrow H_2O^+ + e^-$$
$$H_2O^+ + H_2O \rightarrow H_3O^+ + \cdot OH^{16)}$$

しかし，X線照射後に発生するヒドロキシルラジカルは約10^{-9}秒という短時間で消滅することから，X線照射後1時間および4時間で観察されたROSはヒドロキシルラジカルではないことがわかる．またX線照射直前に投与された過酸化水素も，一部は酸性下にあるリソソーム内で二価の鉄化合物を触媒としてヒドロキシルラジカルに変わるし（フェントン反応），その他は細胞内に存在するカタラーゼによって水と酸素に分解されたり，グルタチオンペルオキシダーゼとの反応で酸化されたグルタチオンと水とに変わる．したがって，これらの時間帯に観察されたROSは持続的に細胞内で発生したものと考えられる．一方，事前に過酸化アンモニウムを投与し

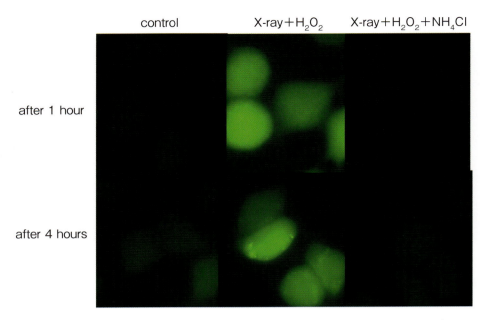

図5 X線照射および過酸化水素投与後1時間および4時間のROSの発生
X線照射および過酸化水素投与後にはROSの発生がみられた．一方，事前に塩化アンモニウムを投与しておくとROSの発生はみられなかった．

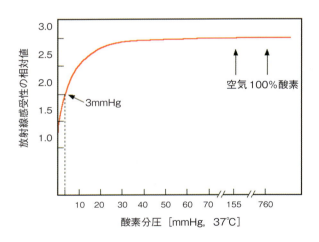

図6 酸素分圧と放射線感受性の関係（「放射線・アイソトープ 講義と実習」日本アイソトープ協会編，1992より引用）

ておくとROSの発生も全くみられなかった（図5）．このことから，このROSの発生は断片化したミトコンドリアから発生したものと推測される（ミトコンドリアはROSの生産源であり，ミトコンドリアが酸素を使ってATPを精製する際に酸素の一部がROSに変わる）．そしてこの発生したROSが別の細胞のリソソームやミトコンドリアを傷害することにより連鎖的にアポトーシスが誘導されているのではない

かと考えている．

3. 低酸素下での過酸化水素による放射線誘発アポトーシスの増強効果

低酸素状態にある癌細胞はX線のような低LET (linear energy transfer) 放射線に対して抵抗性であり，このことがしばしば放射線治療による癌の制御を困難にしている（図6）．過酸化水素は生体中のカタラーゼによって分解されるが，この時に酸素が発生する．したがって，低酸素状態にある癌細胞に過酸化水素を投与することで，低酸素状態からの脱却が可能となるかもしれない．そこでわれわれは酸素分圧が7.6mmHg下の条件で培養しているPC-3ヒト前立腺癌細胞株の培養液中に過酸化水素0.1mMを投与し，その後X線10Gyを細胞に照射して，低酸素状態においても過酸化水素がX線誘発アポトーシスを増強するかどうかを確認した．その結果，低酸素状態においても強いアポトーシス増強効果を有した（図7）．

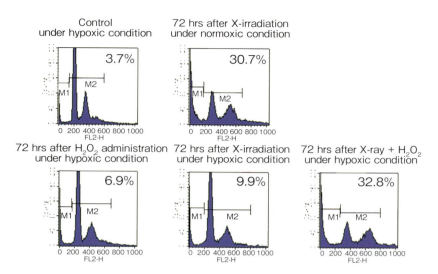

図7 低酸素下でのX線照射および過酸化水素投与72時間後のフローサイトメトリーを用いたアポトーシスの解析
低酸素下においても過酸化水素はX線誘発アポトーシスを増強した．

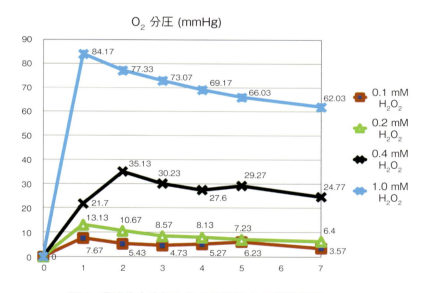

図8 過酸化水素投与後の培養液中の酸素分圧

4. 酸素効果

つづいて酸素分圧7.6mmHg下での培養液中の酸素分圧の経時的変化を測定した．少なくとも過酸化水素の濃度が1mMまでは，過酸化水素の濃度が高くなるにつれて酸素分圧も高くなっており，0.4mMの過酸化水素を投与した5分後には約30mMの上昇が観察できた（図8）．これは低酸素状態にある癌細胞の放射線感受性をほぼ正常にまで回復するに十分な酸素分圧の上昇である（図6）．

しかしながら，今回アポトーシスの増強効果をみるための実験で使用した過酸化水素の濃度は0.1mMであり，この濃度での酸素分圧の上昇は約5mmHg程度であって放射線感受性の増強にはさほど寄与しないことから，今回の低酸素下における過酸化水素の放射線誘発アポトーシスには他の要因が関与して

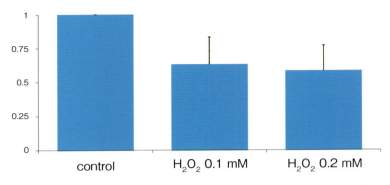

図9 過酸化水素投与後のPC-3細胞内のペルオキシダーゼ活性

いると思われる．

5. グルタチオンペルオキシダーゼ活性

生物に対する放射線の影響は，放射線の持つエネルギーが生体分子を直接に電離もしくは励起し障害を引き起こす直接作用と，放射線が生体内の水分子を電離あるいは励起し，その結果生じたヒドロキシルラジカル（OH・）などのフリーラジカルが生体分子に障害を引き起こす間接作用とからなる．X線のような低LET放射線によって引き起こされる，生物学的損傷のおおよそ2/3が間接作用によるものである[16]．この時発生するヒドロキシルラジカルは生体内に存在するラジカルスカベンジャーの一つであるグルタチオンペルオキシダーゼによって消去されるが，このグルタチオンペルオキシダーゼはグルタチオンの存在下で過酸化水素を水に代謝させ，酸化型グルタチオンへと変わり不活性化する．

したがって，X線照射前に細胞に過酸化水素を投与することで，グルタチオンペルオキシダーゼが不活化し，そのことでX線を照射したときに発生するヒドロキシルラジカルが消去されにくくなり，間接作用が増強されることでX線の殺傷力が強まるという機序が推察し得る．

そこで，PC-3ヒト前立腺癌細胞に過酸化水素を投与した後のグルタチオンペルオキシダーゼ活性を測定したところ，0.1mMの過酸化水素を投与した場合，活性は平均約60%まで低下していた（図9）．

まとめ

*In vitro*の実験では，ある種の癌細胞株では過酸化水素がX線誘発アポトーシスを増強すること，またそのアポトーシスはリソソーム依存性であることが示された．しかしながらその増強機序については不明な点が多く，またどのような特徴をもつ癌（細胞）に効果的で，どのような癌（細胞）に効果に乏しいのかということも含めて解明すべき点が多く残されている（図10）．

■文　献

1) Sundaresan M, Yu ZX, Ferrans VJ, et al: Requirement of generation of H_2O_2 for platelet-derived growth factor signal transduction. *Science* **270**: 296-299, 1995
2) Wang X, Martindale JL, Liu Y, et al: The cellular response to oxidative stress: Influences of mitogen-activated protein kinase signaling pathways on cell survival. *Biochem J* **291**: 333, 1998
3) Dalton TP, Shertzer HG, Puga A: Regulation of gene expression by reactive oxygen. *Ann Rev Phamacol Toxicol* **39**: 67-101, 1999
4) Schreck R, Rieber P, Baeuerle PA: Reactive oxygen intermediates as apparently widely used messengers in the activation of the NF-kappa B transcription factor and HIV-1. *EMBO J* **10**: 2247-2258, 1991
5) Griendling KK, Harrison DG: Dual role of reactive oxygen species vascular growth. *Circ Res* **85**: 562-563, 1999
6) Wang X, McCullough KD, Franke TF, et al: Epidermal growth factor receptor-dependent Akt activation by oxidative stress enhances cell survival. *J Biol Chem* **275**: 14624-14631, 2000
7) Ushio-Fukai M, AleXander RW, Akers M, et al: Reactive oxygen species mediate the activation of

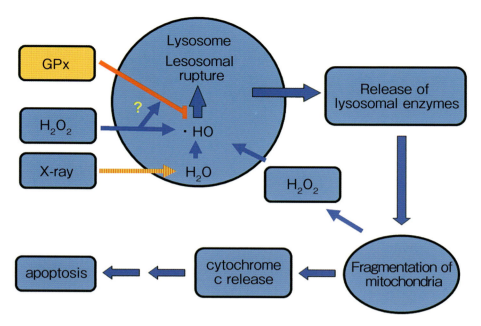

図10 過酸化水素のX線誘発アポトーシス増強機構の想像図

Akt/protein kinase B by angiotensin II in vascular smooth muscle cells. *J Biol Chem* **274**：22699-22704, 1999
8) Konishi H, Matsuzaki H, Tanaka M, et al：Activation of protein kinase B (Akt/RAC-protein kinase) by cellular stress and its association with heat shock protein Hsp27. *FEBS Lett* **410**：493-498, 1997
9) Willis SN, Adams JM：Life in the balance: How BH3-only proteins induce apoptosis. *Curr Opin Cell Biol* **17**：617-625, 2005
10) Wang K, Gross A, Waksman G, et al：Mutagenesis of the BH3 Domain of BAX identifies residues critical for dimerization and killing. *Mol Cell Biol* **18**：6083-6089, 1998
11) Cosulich SC, Worrall V, Hedge PJ, et al：Regulation of apoptosis by BH3 domains in a cell-free system. *Curr Biol* **7**：913-920, 1997
12) Imlay J, Chin S, Linn S：Toxic DNA damage by hydrogen peroxide through the Fenton reaction *in vivo* and *in vitro*. *Science* **240**：640-642, 1998
13) Meneghini R：Iron homeostasis, oxidative stress, and DNA damage. *Free Radic Med* **23**：783-792, 1997
14) Zhao M, Antunes F, Eaton JW, et al：Lysosomal enzymes promote mitochondrial oxidant production, cytochrome c release and apoptosis. *Eur J Biochem* **270**：3778-3786, 2003
15) Kariya S, Sawada K, Kobayashi T, et al：Combination treatment of hydrogen peroxide and X-rays induces apoptosis in human prostate cancer PC-3 cells. *Int J Radiat Oncol Biol Phys* **75**：449-454, 2009
16) Hall EJ：Radiation Biology for the Radiologist, 5th ed., Lippincott Williams & Wilkins, Philadelphia, 94, 2000

第1章 酵素標的・増感放射線療法 KORTUC の基礎

4 KORTUC の実験的検討（*in vivo*）と長期間作用型 New KORTUC の開発

徳廣志保

はじめに

放射線治療の効果に影響する因子は，病巣側に関係する因子，治療装置側に関係する因子，臨床側に関係する因子の3つに分類される[1]．病巣側の因子には，増殖能細胞や細胞周期などの細胞動態，修復能などの腫瘍細胞レベルの因子と酸素分圧や間質反応などの組織レベルの因子がある．治療装置側の因子には，放射線の線質や照射の分割様式，空間線量分布などがある．臨床側の因子には，前治療の有無や抗癌剤や増感剤などの併用治療の有無がある．

癌組織内の癌細胞は正常組織と異なった状態で存在している．低酸素状態は癌細胞の低酸素反応を引き起こす．Hypoxia-inducible factor（HIF）を介した多くの関連遺伝子の誘導により，腫瘍血管新生，腫瘍増殖を引き起こし，再発や転移を促進する．そして，腫瘍の悪性度を増加する．つまり，低酸素状態の癌細胞は存在そのものが腫瘍の悪性度や浸潤性の指標となる．これは，手術や放射線治療，化学療法など全ての治療に対して大きな抵抗性因子となる．

低酸素状態を克服するために，酸素を供給する方法，低酸素増感剤などの酸素類似薬剤の開発，低酸素細胞毒の投与の3方向から研究が行われている[2]．酸素を供給する方法には高圧酸素療法（HBO），carbogen（95% O_2/5% CO_2），accelerated radiotherapy with carbogen and nicotinamide（ARCON）などがある．低酸素増感剤には，2-nitroimidazole 誘導体であるミソニダゾールやエタニダゾール，5-nitroimidazole 誘導体であるニモラゾールがある．低酸素細胞毒には，チラパザミン（TPZ），AQ4N, Mitomycin C analogue（MMC），PR-104 の4種類がある．TRZ は benzotriazine 化合物で，低酸素状態で一電子還元されることにより，きわめて反応性の高いラジカルとなり，DNA 鎖切断や染色体異常を生じ，細胞死を引き起こす低酸素細胞に特異的な cytotoxin（hypoxic cytotoxin）である．AQ4N は，di-N-oxide であるので，二電子還元を経て DNA に結合する active 型の AQ4 になる prodrug である．酸素化状態では AQ4N のため細胞毒性を示さず，低酸素状態で細胞毒性をもつ．MMC は，低酸素細胞トキシンでもある抗癌剤であり，放射線治療と併用されることにより効果を示すことが知られている．この MMC をメチル化した誘導体である Porfiromycin（POR）が低酸素細胞トキシンとして MMC より効果的であることが実験的に示されている．PR-104 は，dinitrobenzamide mustard（DNBM）類の1つの prodrug であり，新しく開発された新 bioreductive drug である．PR-104 は脱リン酸化によって PR-104A となり，低酸素状態で還元されて PR-104H や PR-104M となり，DNA とクロスリンクを起こして Hypoxic cytotoxin となる．DNBM 類の薬剤は Bystander killing 効果を有するが，PR-104 も同様である．PR-104 は放射線や化学療法と併用しなくても酸素化細胞に対して殺細胞効果が期待できる薬剤である．

現在の放射線治療に汎用されている放射線治療機器は X 線や電子線を用いた外部照射装置であるリニアック（Linac）である．生物に対する放射線の影響は直接効果と間接効果に分類される．直接効果とは，X 線や電子線によって飛び出した二次電子と DNA 分子との直接的な相互作用によって DNA に損傷を生じることによる効果である．間接効果とは，飛び出した二次電子が水分子と反応し，ラジカルを形成，形成されたラジカルが DNA 分子を傷つけることによる効果であるとされてきた．しかしながら，ヒトの体の3分の2は水で構成されていることから，リニアックによる X 線や電子線の3分の2は水に当たっていると考えることは自然な流れである．リニアックによる放射線の効果のうち，3分の1は直接効果（direct effect）であり，3分の2は間接効果（indirect effect）である，ということになる[1]．半径2 nm 以内に生じたラジカルが DNA を攻撃できると考えられていた．しかし，DNA のごく近傍に発生するラジカル数は細胞内全体に発生するラジカル数に比べて桁違いに少ない．したがって，ミトコンドリアやリソソームに対するラジカル作用，すなわち，ミトコンドリアの膜電位変化やリソソーム内でのフェント

ン反応により，ヒドロキシルラジカルが産生されることによるミトコンドリア誘発ないしリソソーム誘発アポトーシスによる細胞死が間接効果として3分の2を占めているということが考えられる．フェントン反応では，リソソーム内に取り込まれた過酸化水素が2価の鉄を3価の鉄に変え，ヒドロキシルラジカルが産生される．これにより，リソソーム膜の透過性が亢進し，リソソーム内の種々のカスパーゼは細胞質内に放出され，アポトーシスが引き起こされる．ミトコンドリア誘発アポトーシスは，ミトコンドリア内に産生されたラジカルにより，ミトコンドリアの膜電位変化をきたし，チトクロームCが細胞質に放出され，アポトーシスを引き起こす[3]．腫瘍組織は，ラジカル反応を固定する酸素が欠乏しており，ラジカルの最終産物である過酸化水素を分解する抗酸化酵素ペルオキシダーゼ/カタラーゼが存在している．そのため，放射線の効果は間接効果が発揮できず，直接効果のみとなり，3分の1にまで低下する．したがって，腫瘍組織において，ラジカル反応を固定する酸素を発生させることが重要となる．また，癌細胞組織にも備わっている酸化ストレス防御システムをブロックすることも重要となる．この酸化ストレス防御システムの主体をなしているのが抗酸化酵素系であり，その中でもペルオキシダーゼ/カタラーゼが重要となる．

放射線照射の間接効果によって生じたラジカルを化学固定する酸素は強力な増感剤といえる．低酸素状態では，X線や電子線のような低linear energy transfer（LET）放射線に対して常酸素状態より放射線抵抗性となる．通常の細胞では，無酸素状態から酸素分圧の上昇とともに急速に感受性が増大し，30mmHgでプラトーに達し放射線感受性が2.5〜3倍となる．この現象は酸素効果と言われている．酸素効果は，放射線が照射される時に酸素が腫瘍部位に存在していることが放射線による効果を増強させるために必要なポイントとなる．その酸素を生体内で発生させる物質が過酸化水素である．

過酸化水素はペルオキシダーゼ/カタラーゼを失活させ，酸素を発生させることのできる唯一の物質である[4]．高知大学が開発したKochi Oxydol-Radiation Therapy for Unresectable Carcinomas（KORTUC）は過酸化水素を放射線増感剤として使用した酵素標的・放射線増感療法である．KORTUCはオキシドールをヒアルロン酸ナトリウムに添加し，超音波ガイド下で腫瘍局所に注射する．オキシドールは過酸化水素を3%含有する外皮用の消毒薬であり，簡単に手に入れることができる．まずわれわれは，過酸化水素の効果を確認するために，ヒト骨肉腫細胞株であるHS-Os-1に対する放射線増感効果を検討した[5〜7]．HS-Os-1は活性酸素種（ROS；Reactive oxygen species）の産生がほとんどなく，30GyのX線照射に対して形態学的な細胞損傷はほとんど示さない細胞である．そのHS-Os-1に対し，リニアックを用いて10MVのX線を照射した．その結果，放射線は30Gy照射してもROS産生や酸化的DNA損傷はほとんど認められなかった．それに対し，培地に過酸化水素を1mM以上添加した場合に，ROS産生，酸化的DNA損傷，ミトコンドリア膜電位変化が認められた．したがって，低濃度の過酸化水素と放射線を併用することによって，放射線誘発アポトーシス抵抗性の細胞が容易にアポトーシスを起こし得るのではないかと考えた．そこで，0.1mMの過酸化水素を添加した直後に放射線を20Gy照射する実験を行った[8]．すると，ROS産生や酸化的DNA損傷，ミトコンドリア膜電位変化を認めた．これらのことから，低濃度の過酸化水素と放射線の併用は，アポトーシス抵抗性の腫瘍に対して臨床応用が可能であるとの結論に至った．そこで，臨床応用として，表面に露出した腫瘍の患者にオキシドール含有ガーゼを用いて治療を行った[9]．この治療はKORTUC Iとして，高知大学の倫理委員会に認められている．KORTUC Iは表面に露出し，切除不能な患者に対する治療として非常に有用な結果を示した．しかし，腫瘍の大部分は生体内に存在しており，臨床的に使用するには腫瘍局所への注射が必須となる．オキシドールは空気塞栓を起こす可能性があるため，体腔内に浸み込むおそれのある部位での使用は禁忌となっている．また，生体内で急速に分解されるため痛みが強い．そこで，オキシドールを安全に生体内に注射する方法についての検討を行った[10]．オキシドールを腫瘍局所に留まらせるために，様々な支持体にオキシドールを添加し，投与1時間後と24時間後の腫瘍内酸素分圧を測定した．投与1時間後に酸素分圧が高かったのは，ヒアルロン酸ナトリウム添加群とリポソーム添加群であった（図1）．投与24時間後に酸素分圧が高かった群は，ヒアルロン酸ナトリウム添加群とグリセオール添加群であった（図2）．われわれは疼痛緩和と酸素分圧保持の観点から，最も適した支持体はヒアルロン酸ナトリウムであるとの結論に至った．そして，*in vivo*での過酸化水素による放射線抗腫瘍効果についての検討を行った[11]．C3H/HeマウスにSCC Ⅶ腫瘍細胞を移植し，増感剤注射30分後に電子線を照射して，放射線の有無による腫瘍体積の変化を比較した．その結果，放射線

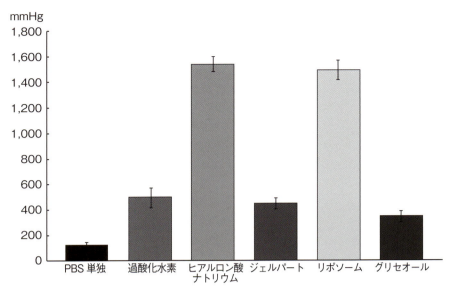

図1 種々の支持体にオキシドールを添加し，投与1時間後の酸素分圧

すべての群が Control 群よりも高い酸素分圧を示した．最も酸素分圧が高かった群はヒアルロン酸添加群であり，次に高いのはリポソーム添加群であった．
(Tokuhiro S, et al：Development of a new enzyme-targeting radiosensitizer (KORTUC) containing hydrogen peroxide for intratumoral injection for patients with low linear energy transfer (LET) radioresistant neoplasms. *Oncol Lett* **1**：1025-1028, Fig3, SPANDIDOS PUBLICATIONS, 2010)

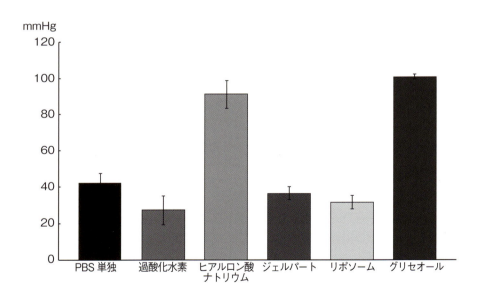

図2 種々の支持体にオキシドールを添加し，投与24時間後の酸素分圧

投与1時間後と比較すると，全体的に酸素分圧は低下したが，Control 群よりも高い酸素分圧であったのはヒアルロン酸ナトリウム群とグリセオール群であった．
(Tokuhiro S, et al：Development of a new enzyme-targeting radiosensitizer (KORTUC) containing hydrogen peroxide for intratumoral injection for patients with low linear energy transfer (LET) radioresistant neoplasms. *Oncol Lett* **1**：1025-1028, Fig4, SPANDIDOS PUBLICATIONS, 2010)

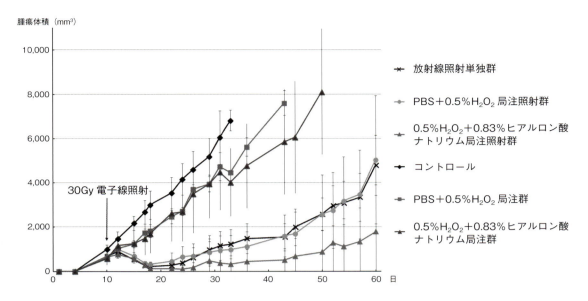

図3 過酸化水素＋ヒアルロン酸ナトリウム添加による腫瘍体積の変化

放射線を照射した群は照射していない群に比べて，有意に腫瘍体積の増加を抑制した．照射した群内で比較すると，過酸化水素＋ヒアルロン酸ナトリウム添加群が最も腫瘍体積の増加を抑制した．
(明間　陵・他：過酸化水素腫瘍内局注による放射線増感効果のマウス移植腫瘍を用いた実験的検討－ヒアルロン酸添加の有用性について－．臨床放射線 54（12）：1683-1688，図3，金原出版，東京，2009)

を照射した群は照射していない群に比べて有意に腫瘍体積の増加を抑制し，ヒアルロン酸ナトリウム添加群が最も腫瘍体積の増加を抑制した（図3）．そして，ヒアルロン酸を添加した KORTUC は KORTUC II として，皮膚や骨・軟部組織の進行癌，高齢者や手術を希望しない乳癌患者に対し治療を行い，約7割以上の患者で著効を得ている[12～17]．

しかし，酸素分圧の測定結果からも分かるように，ヒアルロン酸ナトリウムを添加することによる酸素分圧保持効果の持続は24時間以内である．そのため，KORTUC は週2回の増感剤注射が必要となる．週2回の注射は，患者に精神的・肉体的な負担をかけ，放射線治療医や診断医，放射線治療担当技師に時間的・肉体的な負担をかける．そこで，注射の頻度を少なくする方法を検討する目的で今回の実験を行った．少なくとも週1回の注射になれば，今よりも負担が軽減できると考えられる．ヒアルロン酸ナトリウムの代わりになると考えられる物質は，生理活性物質徐放剤である hydrogel である．hydrogel を用いて，ヒアルロン酸ナトリウムを使用した KORTUC と生存率，腫瘍体積抑制効果について比較，検討した．

1. 材料と方法

1. マウス

本実験では C3H/He マウス（7週齢，雌）を日本 SLC 社から購入し，高知大学施設内にある動物実験施設で飼育した．この施設は湿度・温度が一定に保たれており，餌と水は自由に摂取することができる．動物実験は施設のガイドラインに従って行い，倫理委員会で承認された動物実験計画書に基づいて実施した．

2. 腫瘍細胞と培養

本実験では扁平上皮癌細胞株である SCC VII 細胞を使用した．細胞は，10％牛胎児血清を含むダルベッコ・フォークト変法イーグル最小必須培地（DMEM）で単層培養した．培養は，炭酸ガス培養器（5％ CO_2 インキュベーター）中，37℃で行った．

3. 最適ゲルの検討

Hydrogel（2mg）をサンプリンチューブに入れ，生理活性物質溶液として過酸化水素（20μl）を乾

燥hydrogelに滴下する．室温で30分，または4℃で一晩静置し，生理活性物質をhydrogelに完全に含浸させる．その後，1/10 PBSを1ml加え，37℃で振とうする．30分後，2時間後，4時間後，8時間後，24時間後の過酸化水素濃度を測定し，累積して放出量を算出した．

4. 腫瘍細胞の移植と腫瘍体積の測定

SCC Ⅶ腫瘍細胞（1.0×10^5個／匹）をマウスの右下腿部皮下に移植し，腫瘍径が約1cmになった段階で，以下に示す薬剤を腫瘍内に投与した．マウスは各群6匹として4群に分けた．各群の過酸化水素濃度は0.5％とした．PI5を用いた群では，オキシドールを含有させたhydrogelをPBSに浮遊させ，終濃度が0.5％になるように調整した．

1) Control群；PBS単独．
2) KORTUC群；ヒアルロン酸ナトリウムとオキシドールを混合．
3) Hydrogel（PI5）群；Hydrogelにオキシドールを含浸．
4) Hydrogel（PI9）群；Hydrogelに0.5％過酸化水素水を含浸．

投与から24時間後，48時間後，72時間後にリニアック（Clinac-iX, Varian Medical, Tokyo）を用いて，エネルギー6MeVの電子線を30Gy照射した．照射時には麻酔を使用し，マウス固定用の器具を使用して照射した．この器具は，マウスの脚部局所照射の為に工夫したもので，腫瘍のある脚部以外の全身を厚さ4.5mmの銅板によって保護するような形状の器具である．

そして，マウスの腫瘍径を週3回，ノギスを用いて測定し，腫瘍体積を次の近似式を用いて算出した．

$$V = (W^2 \times L)/2 \quad (V：体積, W：短径, L：長径)$$

観察期間は60日とし，期間中の生存率と体積増殖曲線を作成した．

5. 使用薬剤

アルツは，関節機能改善薬として用いられているヒアルロン酸ナトリウム関節内注射液である．ヒアルロン酸ナトリウムを1％含有しており，変形性膝関節症や肩関節周囲炎，慢性関節リウマチにおける膝関節痛に効果がある[18〜19]．

アルツは，関節組織浸透性，関節軟骨に対する作用，滑膜に対する作用，関節液に対する作用，疼痛抑制作用，関節拘縮改善作用により，疼痛の寛解，日常生活動作及び関節可動域改善をもたらす．アルツを使用するにあたって，肝障害またはその既往歴のある患者，関節部分に皮膚疾患または感染のある患者には慎重投与する必要がある．また，慢性関節リウマチにおける膝関節痛に関して，投与関節の炎症または関節液貯留が激しい場合，投与により局所炎症症状が悪化する場合があるため，炎症症状を抑えてからの使用が望ましい．そして，関節腔外に漏れると疼痛を起こすおそれがあるため，関節腔内に，確実に投与することに注意しなければならない．重大な副作用として，ショック症状が現れることがある．これは自発報告により認められる副作用であるため，頻度は不明である．

アルツに含有されるヒアルロン酸ナトリウムは，白色の粉末で水にやや溶けにくく，エタノールやアセトン，エーテルにはほとんど溶けない，吸湿性を持つ物質である．体内のいたるところに存在し，その濃度は部位によって異なる．特に濃度が高いのは，へその緒（臍帯），関節液，目の硝子体，皮膚である．ヒアルロン酸ナトリウムの構造式はN-アセチル-D-グルコサミンとD-グルクロン酸の二糖を反復構造単位とする直鎖状の多糖類である．体内のヒアルロン酸は通常分子量数百万の高分子として存在する．

今回使用したhydrogelは，牛骨から精製したゼラチンをベースとした徐放用DDS基材である[20〜22]．この基材はゼラチンを架橋して水不溶化させたもので，ゼラチンとの静電的相互作用力などを中心とする分子間相互作用により生理活性物質を保持し，分解・失活しやすい生理活性物質を生体内で安定化する．生体内に埋入すると組織の細胞から分泌されるコラゲナーゼなどの分解酵素により分解され，hydrogelの分解とともに生理活性物質が放出される．生体内で完全に分解吸収されるため，徐放終了後に取り出す必要はない．

Hydrogelには3種類（PI5, PI9, E50）あり，それぞれ原材料であるゼラチンの種類が異なる．原材料ゼラチンの性質からPI5は中性溶液中で正電荷を持つもの，PI9は中性溶液中で負電荷を持つものの徐放に適している．しかし，生理活性物質の分子量，立体構造もゼラチンと生理活性物質の分子間相互作用に影響するため，どちらが適しているか検討する必要がある．E50は化学的にカチオン基を導入して強い正電荷をもたせたもので，プラスミドDNA，siRNAなどの核酸物質，一部の負電荷をもつ生理活性物質に向いている．強い正電荷をもつ物質であるため，大量投与した場合には炎症反応が起きる場合がある．今回の実験ではPI5とPI9を用いた．

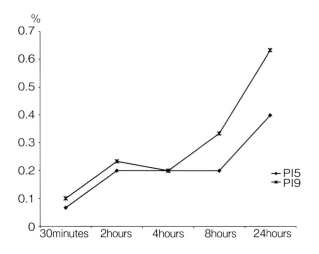

図4 過酸化水素の徐放曲線

測定開始から4時間後まで，PI5から徐放された過酸化水素濃度とPI9から徐放された過酸化水素濃度にあまり差はなかった．そして4時間後には同じ値となった．その後，濃度に差が現れ始め，24時間後にはPI5の濃度は，PI9の濃度の約2/3となった．

2. 結　果

図4に過酸化水素の徐放曲線を示す．測定開始から4時間後まではPI5から徐放された過酸化水素濃度とPI9から徐放された過酸化水素濃度にあまり差はなかった．そして4時間後には同じ値となった．その後，濃度に差が現れ始め，24時間後にはPI5の濃度は，PI9の濃度の約3分の2となった．

図5にマウスの生存率を示す．KORTUC（24時間後照射）群の生存率が最も高く，66.7％であった．次に生存率が高かったのはKORTUC（72時間後照射）群で，50.0％であった．生存率が最も低かったのはPI9（48時間後照射）群で0.0％であった．他のグループでは，KORTUC（48時間後照射）群，PI5（24時間後照射）群，PI5（48時間後照射）群およびPI9（72時間後照射）群が33.3％であり，コントロール群，PI5（72時間後照射）群およびPI9（24時間後照射）群は，16.7％であった．

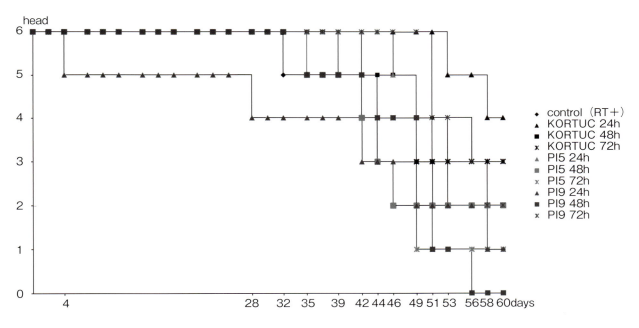

図5 マウスの生存率

マウスの生存率が最も高かったのはKORTUC（24時間後照射）群で66.7％であった．次に高かったのはKORTUC（72時間後照射）群の50.0％であった．最も生存率が低かったのはPI9（48時間後照射）群で，56日目に全例死亡し，生存率は0.0％であった．また，他の群では，KORTUC（48時間後照射）群，PI5（24時間後照射）群，PI5（48時間後照射）群およびPI9（72時間後照射）群の4群の生存率が33.3％であり，コントロール群，PI5（72時間後照射）群およびPI9（24時間後照射）群の3群の生存率は16.7％であった．

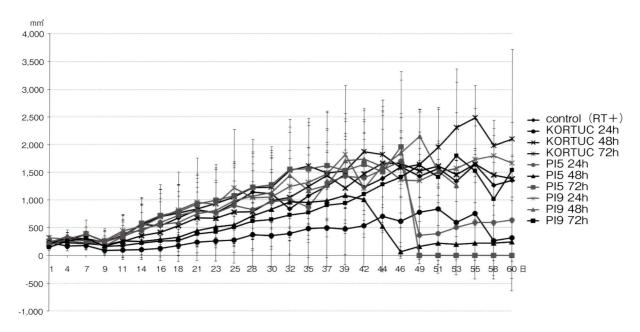

図6 腫瘍増大曲線

腫瘍の成長率が最もゆっくりであったのは KORTUC（24時間後照射）群であった．KORTUC（72時間後照射）群が最も抑制効果を示さなかった．観察期間中，Control 群と KORTUC（72時間後照射）群以外の8群において腫瘍が消失したマウスを確認した．腫瘍の消失が最も早かった群は KORTUC（24時間後照射）群，PI5（72時間後照射）群，PI9（24時間後照射）群，PI9（48時間後照射）群であり，9日目に消失しているのを確認した．

図6に腫瘍増大曲線を示す．腫瘍の増大が最も抑制されていたのは KORTUC（24時間後照射）群であった．また，腫瘍の増大抑制の効果が得られなかったのは KORTUC（72時間後照射）群であった．

観察期間中，Control 群と KORTUC（72時間後照射）群以外の8群において腫瘍が消失したマウスを確認した．腫瘍の消失が最も早かった群は KORTUC（24時間後照射）群，PI5（72時間後照射）群，PI9（24時間後照射）群，PI9（48時間後照射）群であり，9日目に消失しているのを確認した．また，腫瘍の消失したマウスが最も多かった群は KORTUC（24時間後照射）群であり，6匹中4匹で消失した．しかし，そのうち2匹は腫瘍が再増殖し，観察期間終了時に腫瘍が消失していたのは2匹であった．KORTUC（48時間後照射）群は21日目に腫瘍が消失したマウスが1匹いたが，30日目に再増殖し腫瘍が増大していった．PI5（24時間後照射）群は腫瘍が消失したマウスが14日目と16日目の計2匹いたが，1匹は32日目に腫瘍が増大し，観察期間終了時に消失していたマウスは1匹であった．PI5（48時間後照射）群は11日目と14日目に計2匹のマウスで腫瘍が消失したが，39日目に腫瘍が増大しており，観察期間終了時に消失していたマウスは1匹であった．PI5（72時間後照射）群は9日目に腫瘍が消失したマウスがおり，観察期間終了時まで腫瘍が増大することはなかった．PI9（24時間後照射）群は9日目に腫瘍が消失したマウスがいたが，28日目に腫瘍が増大していた．PI9（48時間後照射）群は9日目に腫瘍が消失したマウスがいたが，21日目に腫瘍の増大を確認した．PI9（72時間後照射）群は21日目に腫瘍が消失したマウスがおり，観察期間終了時まで腫瘍が増大することはなかった．観察期間終了時に腫瘍が消失していたマウスは，KORTUC（24時間後照射）群の3匹とPI5（24時間後照射）群，PI5（48時間後照射）群，PI5（72時間後照射）群，PI9（72時間後照射）群の各1匹の計7匹であった．

3. 考　察

この研究は，過酸化水素を保持する支持体の違いによって腫瘍の抑制効果が異なることを示している．KORTUC II は腫瘍内に発生する酸素によって放射線増感効果を得ることができる方法である．以前の研究と今回の研究を比較してみると，腫瘍内局注の方法と放射線の照射方法は同じであるが，薬剤を投

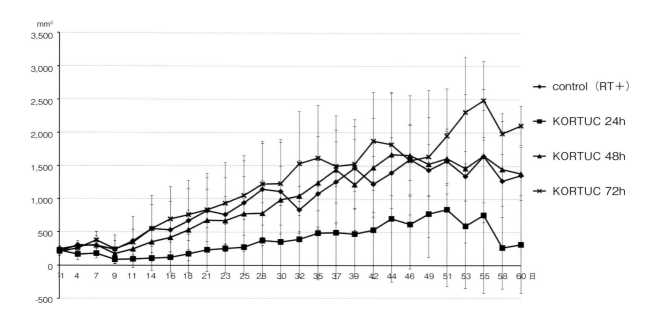

図7 Control群とKORTUC各群の腫瘍増大曲線の比較

KORTUC群では，24時間後照射群が最も腫瘍抑制が得られた．その次に腫瘍抑制が得られた群は48時間後照射群であり，腫瘍内局注から照射までの時間が経過するにつれて，腫瘍の増大抑制効果が得られなくなった．72時間後照射群はControl群よりも腫瘍抑制が得られなかった．

与してから照射するまでの期間が異なる．今回の結果は支持体の違いによって，過酸化水素を保持する期間が異なることを示している．もし，過酸化水素を保持する期間が長ければ，低酸素状態の腫瘍細胞は酸素化される期間が長くなる．したがって，治療効果は週1回の注射でも得られるようになる．本研究は，hydrogelがヒアルロン酸よりも過酸化水素を長期間保持できるかどうか検討したものである．

腫瘍体積の変化をKORTUC群内で比較した時，最も抑制効果を示したのはKORTUC（24時間後照射）群であり，薬剤投与から照射までの時間が経過するにつれて効果を示さなくなった（図7）．つまり，過酸化水素とヒアルロン酸を用いたKORTUCの場合，局注後すぐに放射線を照射した時には治療効果が得られるが，72時間後に照射した時には治療効果が得られない．この結果は，現行のKORTUCでは過酸化水素による増感効果が得られるのは24時間以内であり，これまで通り週2回の局注が必要となることを示している．

腫瘍体積の変化をPI5群内で比較した時，最も腫瘍の抑制効果を示した群は48時間後照射群であった（図8）．また，24時間後照射群と72時間後照射群を比較した時，24時間後照射群の方が抑制効果を示す傾向にあった．全群間で生存率を比較すると，PI5群は生存率が低かった．しかし，24時間後照射群，48時間後照射群，72時間後照射群全てにおいて腫瘍が消失したマウスが存在した．他の群と比較しても，全群で腫瘍が消失したマウスが存在したのはPI5のみである．また，観察期間終了時に生存していたマウスは，腫瘍の小さいマウスか消失したマウスであった．46日目までは24時間後照射群の方が腫瘍抑制を示し，それ以降は72時間後の方が抑制効果を示しているようにみえる．これは，72時間後照射群で46日目以降に生存しているマウスは腫瘍が消失したマウスのみであり，24時間後照射群は39日目に再発したマウスと腫瘍が消失したマウスの2匹が生存しているためであり，再発したマウスの腫瘍が増大していることを示している．したがって，腫瘍の抑制効果は，生存率を考慮に入れて考えると，24時間後照射群の方が得られていると言える．また，過酸化水素の徐放量の測定結果から，30分後には放出が開始されていることが分かる．これらの結果から，PI5を用いたKORTUCでは，過酸化水素による放射線増感効果は増感剤投与から48時間以内に照射した場合にも得られていると考えられる．したがって，PI5は腫瘍内局注の頻度を減らすことの出来る支持体になり得ると考える．

PI9群内で腫瘍体積の変化を比較した時，最も腫

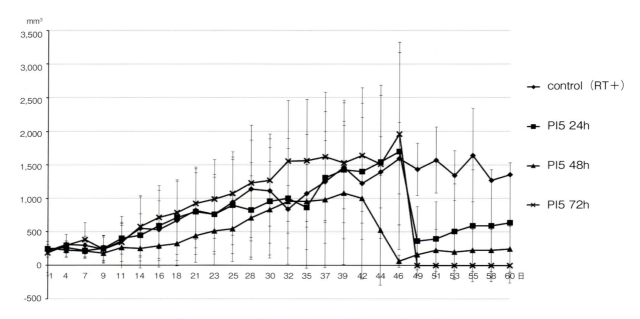

図8 Control 群と PI5 各群の腫瘍増大曲線の比較

PI5 群は48時間後照射群が最も腫瘍の増大抑制を示した．24時間後に照射した群と72時間後に照射した群を比較すると，24時間後に照射した群の方が抑制効果を示した．また，46日目と49日目に腫瘍の大きなマウスが死亡したことによる，腫瘍体積の急激な減少がみられた．

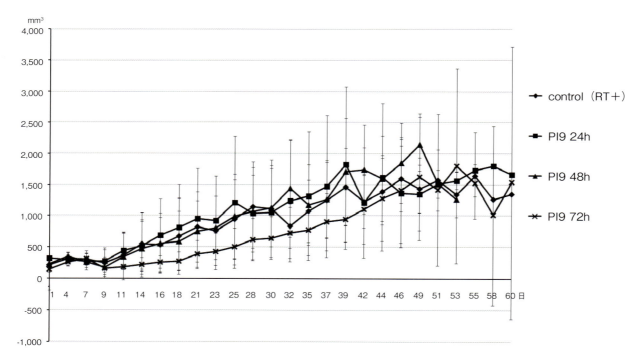

図9 Control 群と PI9 各群の腫瘍増大曲線の比較

PI9 群では，72時間後照射群に腫瘍の増大抑制がみられた．しかし，42日目には全群の腫瘍体積はほぼ同じになり，その後同じような変化を示した．

瘍抑制を示した群は72時間後に照射した群であり，照射までの時間が経過するにつれて腫瘍抑制を示した（図9）．つまり，腫瘍抑制を示した順番は72時間後照射群，48時間後照射群，24時間後照射群であった．しかし，最も腫瘍抑制を示したといっても，72時間後照射群の腫瘍体積は46日目に他の群の腫瘍体積とほぼ同じ大きさになり，その後同じような変化をたどった．しかし，72時間後に照射した群は観察期間終了時に生存していたマウスは2匹で，1匹は腫瘍が消失したマウス，もう1匹は腫瘍の大きいマウスであった．24時間後照射群と48時間後照射群は同じような曲線を示し，Control群もこの2群と同じような曲線であった．これらの結果から，PI9は過酸化水素を徐放するまでに時間がかかり，投与直後は過酸化水素による放射線増感が十分に得られないのではないかと考えられる．しかし，過酸化水素の徐放量の測定結果では，4時間後以降はPI5と同じ，またはそれ以上の量が放出されている．したがって，PI5同様，24時間後に照射した時には過酸化水素は十分に放出されているはずである．そこで，過酸化水素の投与量をKORTUC群やPI5群と比較してみると，PI9は他の2群に比べて少ないことが分かった．そのため，PI9群は過酸化水素による放射線増感効果が十分に発揮できていなかったと考えられる．しかしながら，PI9群内で比較した時に72時間後照射群の成績が最も良く，24時間後照射群が最も悪かった事から，PI9はヒアルロン酸よりも過酸化水素を長期間保持する支持体であると言える．PI9の生理活性物質の徐放期間が約2週間であることからも，PI9は週1回の注射で過酸化水素による放射線増感効果をもたらす支持体になり得ると考える．

以上より，今回使用したhydrogelはどちらもヒアルロン酸に替わる支持体になり得ると考える．しかし，PI9はシート状のhydrogelであるため外科的処置が必要となる．今回の実験でマウスに投与する際は，18G針で腫瘍局所を切開し，そこにPI9を留置した．この方法では臨床で使用することが難しい．そこで，外科的処置を行わずにPI9を留置する方法について考えてみた．hydrogelに似た組成の物質に血管塞栓で使用されるゼラチンスポンジがある．このゼラチンスポンジは数mmの直径の小片を作成し，それを造影剤と混合しゲル状にする．そのゲルを血管カテーテルにより目的血管に注入し，血流を塞栓する目的で使用する．したがって，PI9をこのゼラチンスポンジと同じように使用すれば，外科的処置なしで腫瘍内に留置することが出来ると考えられる．

今回の研究ではKORTUC（24時間後照射）群の治療成績が最も良かった．しかし，KORTUCは照射までの時間が経過するにつれて治療効果が得られなくなることも実証された．PI5とPI9は照射までの時間が経過しても腫瘍抑制が得られることより，過酸化水素を長時間保持する支持体はヒアルロン酸よりもhydrogelが適していると言える．われわれは，本研究のデータとこれまでの研究のデータに基づいて，今後もNew KORTUCの開発を続けていく．

■文 献

1) Hall EJ, Giaccia AJ：Lippincott Williams & Wilkins, Philadelphia, PA：In Radiobiology for the Radiologist, 5th edition, 2000
2) 増永慎一郎，小川恭弘：放射線治療の修飾因子について．癌の臨床 57（6）：263-270，2011
3) Ogawa Y, Nishioka A, Kobayashi T, et al：Radiation-induced apoptosis of human peripheral T cells：analysis with cDNA expression arrays and mitochondrial membrane potential assay. Int J Mol Med 7（6）：603-607，2001
4) Ogawa Y, Kobayashi T, Nishioka A, et al：Reactive oxygen species-producing site in radiation and hydrogen peroxide-induced apoptosis of human peripheral T cells：involvement of lysosomal membrane destabilization. Int J Mol Med 13（5）：655-660, 2004
5) Ogawa Y, Takahashi T, Kobayashi T, et al：Mechanism of apoptotic resistance of human osteosarcoma cell line, HS-Os-1, against irradiation. Int J Mol Med 12（4）：453-458, 2003
6) Ogawa Y, Takahashi T, Kobayashi T, et al：Apoptotic-resistance of the human osteosarcoma cell line HS-Os-1 to irradiation is converted to apoptotic-susceptibility by hydrogen peroxide：a potent role of hydrogen peroxide as a new radiosensitizer. Int J Mol Med 12（6）：845-850, 2003
7) Ogawa Y, Takahashi T, Kobayashi T, et al：Immunocytochemical characteristics of human osteosarcoma cell line HS-Os-1：possible implication in apoptotic resisitance against irradiation. Int J Mol Med 14（3）：397-403, 2004
8) Kariya S, Sawada K, Kobayashi T, et al：Combination treatment of hydrogen peroxide and X-rays induces apoptosis in human prostate cancer PC-3 cells. Int J Radiat Oncol Biol Phys 75（2）：449-454, 2009
9) Ogawa Y, Ue H, Tsuzuki K, et al：New radiosensitization treatment（KORTUC I）using hydrogen peroxide solution-soaked gauze bolus for unresectable and superficially exposed neoplasms. Oncol Rep 19：1389-1394，2008
10) Tokuhiro S, Ogawa Y, Tsuzuki K, et al：Development of a new enzyme-targeting radiosensitizer（KORTUC）containing hydrogen peroxide for intratumoral injection for patients with low linear energy transfer（LET）radioresistant neoplasms. Oncol Lett 1：1025-

11) 明間　陵, 都築和宏, 德廣志保・他：過酸化水素腫瘍内局注による放射線増感効果のマウス移植腫瘍を用いた実験的検討－ヒアルロン酸添加の有用性について－. 臨床放射線 54（12）：1683-1688, 2009
12) Ogawa Y, Kubota K, Ue H, et al：Safety and effectiveness of a new enzyme-targeting radiosensitization treatment（KORTUC II）for intratumoral injection for low-LET radioresistant tumors. *Int J Oncol* 39（3）：553-560, 2011
13) Ogawa Y, Kubota K, Ue H, et al：Phase I study of a new radiosensitizer containing hydrogen peroxide and sodium hyaluronate for topical tumor injection：a new enzyme-targeting radiosensitization treatment, Kochi Oxydol-Radiation Therapy for Unresectable Carcinomas, Type II（KORTUC II）. *Int J Oncol* 34（3）：609-618, 2009
14) Miyatake K, Kubota K, Ogawa Y, et al：Non-surgical care for locally advanced breast cancer：radiologically assessed therapeutic outcome of a new enzyme-targeting radiosensitization treatment, Kochi Oxydol-Radiation Therapy for Unresectable Carcinomas, Type II（KORTUC II）with systemic chemotherapy. *Oncol Rep* 24（5）：1161-1168, 2010
15) Tsuzuki A, Ogawa Y, Kubota K, et al：Evaluation of changes in tumor shadows and microcalcifications on mammography following KORTUC II, a new radiosensitization treatment without any surgical procedure for elderly patients with stage I and II breast cancer. *Cancers* 3：3496-3505, 2011
16) 八百川　心, 小川恭弘, 都築　明・他：乳癌に対する増感放射線療法 KORTUC II を用いた非手術乳房温存療法の治療効果の MRI による評価. 臨床放射線 55（7）：895-900, 2010
17) 都築　明, 小川恭弘, 久保田　敬・他：高齢者乳癌に対する増感放射線療法 KORTUC II によるマンモグラフィ所見の変化. 臨床放射線 55（7）：886-894, 2010
18) Goto M, Hanyu T, Yoshio T, et al：Intra-articular injection of hyaluronate（SI-6601D）improves joint pain and synovial fluid prostaglandin E2 levels in rheumatoid arthritis：a multicenter clinical trial. *Clin Exp Rheumatol* 19：377-383, 2001
19) Asari A, Miyauchi S, Matsuzaka S, et al：Molecular weight-dependent effects of hyaluronate on the arthritic synovium. *Arch Histol Cytol* 61（2）：125-135, 1998
20) Tabata Y：Significance of release technology in tissue engineering. *Drug Discov Today* 10（23-24）：1639-1646, 2005
21) Tabata Y, Nagano A, Ikada Y：Biodegradation of hydrogel carrier incorporating fibroblast growth factor. *Tissue Eng* 2：127-138, 1999
22) Tabata Y, Hijikata S, Muniruzzaman M, et al：Neovascularization effect of biodegradable gelatin microspheres incorporating basic fibroblast growth factor. *J Biomater Sci Polym Ed* 10（1）：79-94, 1999

第2章
高知大学における酵素標的・増感放射線療法KORTUCの臨床

第2章 高知大学における酵素標的・増感放射線療法 KORTUC の臨床

1 Ⅰ, Ⅱ期乳癌に対する KORTUC を用いた非手術乳房温存療法

小川恭弘

はじめに

近年, Ⅰ, Ⅱ期乳癌に対しては, 乳房温存療法が標準治療となってきた. 乳房温存療法は, 乳腺部分切除術（乳房温存手術）＋術後の放射線治療からなるものであり, 乳腺部分切除術のみでは術後5年以内の局所再発が約25％にみられるとされ, これに放射線治療を加えることによって再発率は約3分の1に低下することが示されてきたところである. また, 約20年前までは乳癌の標準治療として行われてきた根治的乳房切除術（ハルステッド手術）は今やほぼ消滅した状態であり, 乳癌治療においては手術の大きさ・切除範囲は患者の生存率に影響しないというのが定説となっている.

このように乳癌手術における切除範囲の縮小化が急速に進んできた一方では, 腋窩リンパ節郭清はほとんどの症例に行われてきた. しかし, Ⅰ, Ⅱ期乳癌では, 腋窩リンパ節郭清術施行の有無は生存率に影響しないという欧米のエビデンスもあり, さらに腋窩郭清の合併症として上腕浮腫・上肢挙上障害などの頻度も低くはなく, 腋窩郭清を回避する手技が求められて, センチネル（見張り）リンパ節生検が近年, 急速に普及してきた.

このような線に沿って, 乳癌に対する標準治療の中で乳腺部分切除術やセンチネルリンパ節生検を含めた一切の手術手技をなくすことができれば, 胸部・乳房の外見の保持はもちろん, 患者さんに対する肉体的・精神的侵襲を大きく軽減でき, 医療費の削減にも寄与できるものと思われる.

乳癌治療において一切の手術を回避した場合, 局所治療としては化学療法もしくは放射線治療ないしその双方に依存することとなるが, 乳癌全体としての化学療法感受性は決して高くはなく[1], これに放射線療法を加えて, 近年行われた JCOG の primary chemo-radiotherapy の臨床試験も否定的な結果に終わった[2]. この乳癌に対する化学療法＋放射線療法の抗腫瘍効果を確認した JCOG の臨床試験において KORTUC が応用されておればと, 悔やまれるところである.

乳癌の浸潤成分は, 一般に放射線（エックス線）感受性が比較的高いとされているが, その一方では乳管内進展成分（非浸潤癌）の放射線感受性は低い. これは Bergonié-Tribondeau の法則にもあるように「哺乳類の細胞では, 未分化な細胞ほど, 細胞分裂が活発な細胞ほど放射線感受性が高い」ことによるものであり, 分化した乳管内進展成分では抗酸化酵素ペルオキシダーゼが豊富に含まれており, エックス線の効果の3分の2を占めるラジカル反応を消去してしまうことも大きな原因の一つであると思われる.

したがって, 乳癌治療において一切の手術的操作を回避して, 局所治療としては放射線療法のみで対応するためには低酸素状態やラジカルによって効果が大きく影響されることのないという重粒子線（炭素線）を使用するか, あるいは低酸素状態を酸素化し同時にラジカル反応をフルに活用することができる「新しい酵素標的・増感放射線療法 KORTUC」を用いて放射線治療を増感する必要がある.

本報告においては, Ⅰ期およびⅡ期の乳癌患者に対する非手術での化学・増感放射線療法（KORTUC Ⅱ）・内分泌療法を施行した72例について, その治療成績を明らかにする. この治療は全体的には, 非手術で KORTUC Ⅱを応用した乳房温存療法として, KORTUC-BCT（Breast-conservation treatment）と呼称することとする.

1. 対象と方法

Ⅰ期およびⅡ期の乳癌患者72例（0期を1例含む）に対して治療前に PET-CT 検査ならびに針生検での組織診を行い, ザンクトガレン・コンセンサスに基づいて, 必要な症例には全身化学療法として23例にまず EC 療法を施行した.

EC 療法を施行した症例では, 4コースの EC 療法後に再度 PET-CT を行い当該腫瘍部位の SUV-max 値の著明な低下が得られなかった症例など4例に, 続いて4コースのタキサン系抗癌剤治療を行った.

これに続いて，倫理委員会の承認のもとに行っている手術なしでの増感放射線療法KORTUC IIを患者・家族からの十分なインフォームド・コンセントを得て行い，PET-CTおよび乳腺MRIなどにて効果を評価し，以後約1年ごとにPET-CTおよび乳腺MRIを施行し，局所再発や遠隔転移，他癌の発生などの精査を行った．

放射線治療はPinnacle[3]を用いて治療計画を行い，Forward planning IMRTにより，リニアック4MV X線を用いて，主に接線非対向4門照射にて一日2.75Gy×週5回で，総線量44Gyの寡分割照射を行い，X線照射の最後の3回に一回3Gyの電子線ブースト照射を併用した．電子線のエネルギとしては主に9MeV電子線を用いたが，病巣の深さに応じてエネルギを選択し，6MeVや12MeVを用いた症例もあった．

増感剤（0.5％過酸化水素＋0.83％ヒアルロン酸ナトリウム）の局注は，放射線治療6回目より開始し，超音波ガイド下に週2回（月，木）放射線治療前に行った．これは局注による腫瘍内圧の上昇により，腫瘍細胞のリンパ管・血管への流入増加が想定されるため，少なくとも新鮮な腫瘍細胞の脈管への流入を増加させないためである．

なお，局注は超音波画像で腫瘍内に微細な気泡（酸素）が均一に分布するように，注射針は腫瘍内に刺入したまま深さ（深部から浅部へと移動）や方向をわずかずつ移動させて行った．また，局注の2回目ないし3回目の約3時間後に，局注部位を含めてCTを撮像し，腫瘍とその周辺の酸素分布を確認し，次回からの局注の参考とした．なお，注射には主に23ゲージ針を用い，キシロカインアレルギのない患者には1％キシロカインを少量使用した．また，過酸化水素としては日本薬局方の過酸化水素水（オキシドール）を高知大学医学部附属病院薬剤部で無菌的に0.5ml入りの小分けバイアルとして御作製いただいたものを使用した．

また，生検での病理組織診でCD44陽性細胞の免疫組織染色を同病院病理でルーチンに行っていただいた．ちなみにCD44陽性の癌細胞は，乳癌幹細胞であるとされ，さらにヒアルロン酸はCD44のリガンドであることから，ヒアルロン酸をもし単独で腫瘍内に局注するとCD44陽性の腫瘍幹細胞と結合し，腫瘍幹細胞のリンパ管への流入を促進するとの報告もある．一方，KORTUC IIでは過酸化水素を用いているため，乳癌幹細胞をも酸素化できることとなり，そのため低酸素状態による乳癌幹細胞のエックス線・電子線抵抗性をも克服できる可能性が高い．

表　非手術での乳房温存治療（KORTUC-BCT）72例の内訳

- 0期：1例，I期：24例，IIA期：36例，IIB期：11例
- 患者の平均年齢は，59.7歳
  80歳代：6例，70歳代：16例，60歳代：19例
  50歳代：10例，40歳代：15例，30歳代：4例
  20歳代：2例
- 化学療法：II期の23例，ホルモン療法：61例
- 局所再発の1例が死亡（86歳，6年で他病死），骨転移：1例
- 平均経過観察期間：34.2カ月
- 5年全生存率100％，無病生存率97.1％，局所制御率97.1％

2. 結　果

0期，I期，II期乳癌症例に対する非手術での化学・増感放射線療法（KORTUC II）は，2006年10月から2013年9月までの7年間に合計72例に施行した．その内訳は表に示すごとくである．

EC療法後のPET-CTで，十分な効果を認めないと判定した4例にはタキサン系抗癌剤に変更して施行し，うち2例でSUV-max値は1となり，続いて増感放射線療法（KORTUC II）を施行し，その後良好な経過となっている（図1, 2）．治療後のPET-CTや乳房MRIにおいて，ほとんどの症例で臨床的に腫瘍消失（cCR；clinically complete response）を確認できているが，腫瘍消失の時期はさまざまであり，治療後数カ月～2年と，ある程度の時間がかかることが多い（未発表データ）．

KORTUC IIによる大きな副作用は，特に認めず，放射線照射野内の皮膚にGrade Iの皮膚炎を44例に，Grade IIの皮膚炎を28例に認めた．その他に，この治療に関連した有害事象としてはKORTUC治療の開始初期の10例に，増感剤の局注時に注射後数時間にわたって注射局所に軽度から中等度の疼痛を認めたのみであり，この他には血液生化学的検査所見でも異常は認めなかった．なお，局注時の局所の疼痛に関しては，約5年前からは局注時に1％キシロカインを少量添加して使用しており，キシロカインを使用開始してからの62例では，注射局所の疼痛の訴えはほぼ認めなくなっている．

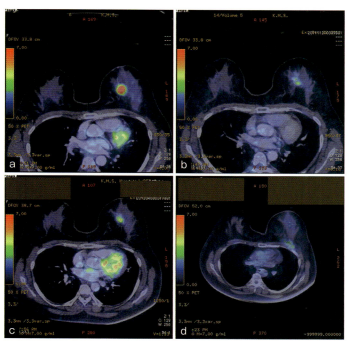

図1 症例1：38歳，女性（cT2N1M0，ⅡB期，浸潤性乳管癌）
a：治療前のPET-CT画像．左乳房にSUVmax：9.7の比較的高いRI集積を示す腫瘤を認める．
b：EC療法4クール後のPET-CT画像．腫瘤部位のSUVmax：3.0と腫瘍はなおviableの可能性が高い所見である．
c：続いて3週ごとのタキサン系抗癌剤4クール後のPET-CT画像．腫瘤のSUVmax値はやや低下傾向．
d：KORTUC Ⅱ施行し，診断確定時から13カ月後のPET-CT画像；腫瘤は消失し，明らかなRI集積も認めない

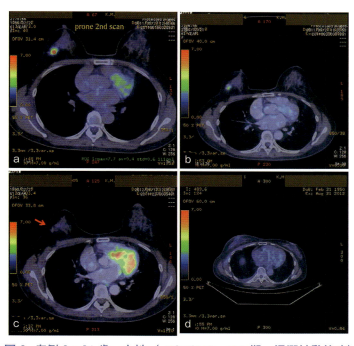

図2 症例2：61歳，女性（cT2N0M0，ⅡA期，浸潤性乳管癌）
a：治療前のPET-CT画像．右乳房にSUVmax：6.0のやや高いRI集積を示す腫瘤を認める．
b：EC療法4クール後のPET-CT画像；腫瘤部位のSUVmax：3.1と腫瘍はなおviableの可能性が高い所見である．
c：続いて3週ごとのタキサン系抗癌剤4クール後のPET-CT画像．腫瘤部位に明らかなRI集積は認めない．
d：KORTUC Ⅱ施行6カ月後のPET-CT画像．腫瘤は消失し，明らかなRI集積も認めない．

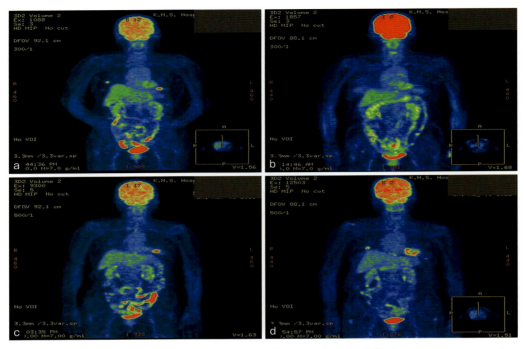

図3 症例3：79歳，女性，両側同時性乳癌（ⅡA期，浸潤性乳管癌，ER+，HER-2−）
a：治療前のPET-CT画像．左右の乳房にRI集積を認める．
b：KORTUC後のPET-CT画像．左右の乳房に認めたRIの集積は消失．
c：4年8カ月後のPET-CT画像．左側乳房にRIの集積出現し，左局所再発を認める．
d：5年8カ月後のPET-CT画像．右側乳房にもRIの集積出現し，右局所再発ならびに左局所再発の増悪を認める．

　美容的な結果（cosmetic results）としては，62例（86.1％）でexcellent or goodと判定した．なお，75歳未満でⅡ期を主体とする23例がKORTUC Ⅱ施行前にEC療法を受けた．さらに，ER陽性乳癌の61例にはKORTUC Ⅱに続いて内分泌療法が施行された．平均経過観察期間34.2カ月の現在局所再発は1例のみであり（図3），これは初診時79歳の両側同時性乳癌症例であり，治療開始前にcT2であった左側乳癌が56カ月後に局所再発をきたした．同病巣には，再発に対する電子線KORTUC（KORTUC-REC）を行い小康を得たが，68カ月後にはもともとcT1cであった右側乳癌も再発をきたし，TS-1およびアロマターゼ阻害剤の内服治療を行ったが，75カ月後に心不全にて死亡された．また，他の1例ではKORTUC施行約1年後のPET-CTにて胸椎Th12への孤立性骨転移を発見した（図4）．乳癌との確定診断後5年での全生存率は100％，無病生存率は97.1％であり，局所制御率は，97.1％となった．
　図5〜9にKORTUC治療による代表的な症例のPET-CT所見の変化を示す．
　また，図10にはKORTUC治療1年後の患者の胸部の外観を示すが，dの写真の患者のみ，右多発性乳癌であり，数箇所にわたって比較的多くの増感剤を局注したためか，右乳房はやや挙上しており，脂肪変性のためと思われる．
　他の3例では胸部の外観はおおむね良好であり，excellentと判断でき，やはり手術なしでの乳房温存療法の優秀性が実感できる．

3. 考　察

　EC療法後のPET-CTで，十分な効果を認めないと判定した4例にはタキサン系抗癌剤に変更して施行し，うち2例でSUV-max値は1となった．
　平均経過観察期間約3年の現在86歳で7年での他病死が1例あり，遠隔転移としては骨転移を1例に認めており，5年の全生存率（OS）は100％，無病生存率（DFS）は97.1％と良好な治療成績となっている．
　乳癌に対する手術の大きさは患者の生存率に影響しないという欧米のエビデンスは，現在では広く受け入れられており，とくにⅠ，Ⅱ期乳癌に対しては，乳腺部分切除術と術後の放射線治療からなる乳房温

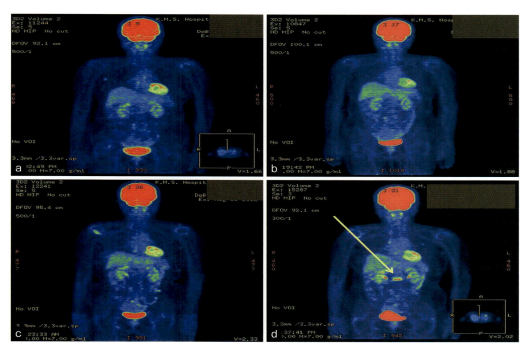

図4 症例4：61歳，女性（cT2N1M0，ⅡB期，浸潤性乳管癌．ER+，HER-2 2+，FISH（−））
 a：治療前の PET-CT 画像．右腋窩リンパ節に RI の淡い集積を認める．
 b：EC 療法4クール後の PET-CT 画像．明らかな RI 集積は認めない．
 c：KORTUC 後の PET-CT 画像．明らかな RI 集積は認めない．
 d：さらに1年後の PET-CT 画像．Th12 に RI の異常集積あり，胸椎転移発見．

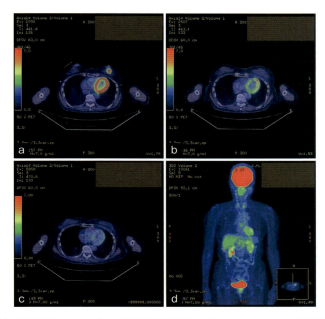

図5 症例5：59歳，女性（cT2N0M0，ⅡA期，浸潤性乳管癌，ER+，PgR+，HER-2−，全身化学療法施行せず）
a：治療前の PET-CT 画像．左乳房に SUVmax：8.1 のやや高い RI 集積を示す腫瘤を認める．
b：KORTUCⅡ施行7カ月後（アロマターゼ阻害剤内服中）の PET-CT 画像．腫瘤のあった部位には，明らかな RI 集積は認めない（SUVmax：1）．
c：KORTUCⅡ施行2年後（アロマターゼ阻害剤内服中）の PET-CT 画像．腫瘤は消失し，明らかな RI 集積も認めない（SUVmax：1）．
d：KORTUCⅡ施行5年後（アロマターゼ阻害剤内服終了）の PET-CT 画像．腫瘤は消失し，全身的にも明らかな RI 集積は認めない（SUVmax：1）．

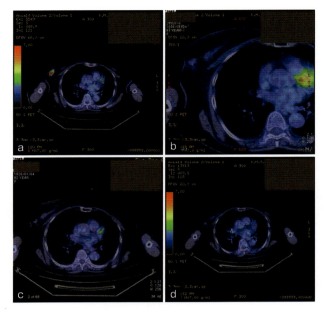

図 6 症例 6:80 歳,女性（cT2N1M0,ⅡB 期,浸潤性乳管癌,ER +, PgR +, Her-2 2+, FISH －, 全身化学療法施行せず）
a：治療前の PET-CT 画像. 右乳房に SUVmax：8.1 のやや高い RI 集積を示す腫瘍を認める.
b：KORTUC Ⅱ施行 10 カ月後（アロマターゼ阻害剤内服中）の PET-CT 画像. 腫瘍のあった部位には,明らかな RI 集積は認めない（SUVmax：1）.
c：KORTUC Ⅱ施行 22 カ月後（アロマターゼ阻害剤内服中）の PET-CT 画像. 腫瘍のあった部位には,明らかな RI 集積は認めない（SUVmax：1）.
d：KORTUC Ⅱ施行 32 カ月後（アロマターゼ阻害剤内服中）の PET-CT 画像：腫瘍は消失し,明らかな RI 集積は認めない（SUVmax：1）.

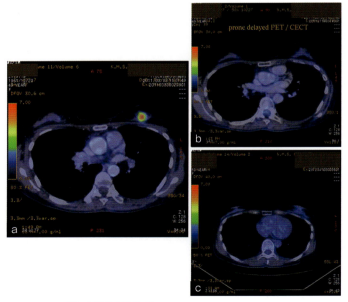

図 7 症例 7:49 歳,女性（cT2N0M0,ⅡA 期,浸潤性乳管癌,ER+, PgR+, HER -2 1+, MIB -1 24% +, 全身化学療法施行せず）
a：治療前の PET-CT 画像. 左乳房に SUVmax：6.6 のやや高い RI 集積を示す腫瘍を認める.
b：KORTUCⅡ施行 4 カ月後（タモキシフェン内服中）の PET-CT 画像. 腫瘍のあった部位には,明らかな RI 集積は認めない（SUVmax：1）.
c： KORTUCⅡ施行 15 カ月後（タモキシフェン内服中）の PET-CT 画像. 腫瘍は消失し,明らかな RI 集積は認めない（SUVmax：1）.

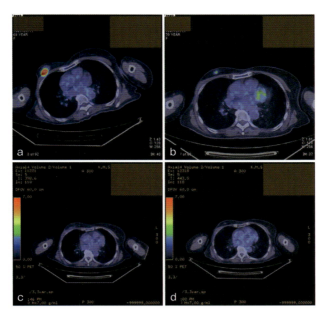

図8 症例8:70歳，女性，cT2N1M0，ⅡB期，浸潤性乳管癌（ER+，PgR+，HER-2 2+，FISH（−），CD44 50% +，導入化学療法施行）

a：治療前のPET-CT画像．右乳房にSUVmax：13.3の高いRI集積を示す腫瘍を認める．
b：EC療法4クール後のPET-CT画像．腫瘍部位のSUVmax：4.3と腫瘍はなおviableの可能性が高い所見である．
c：KORTUCⅡ施行1カ月後（アロマターゼ阻害剤内服中）のPET-CT画像．腫瘍は消失し，明らかなRI集積も認めない（SUVmax：1）．
d：KORTUCⅡ施行1年後（アロマターゼ阻害剤内服中）のPET-CT画像．腫瘍は消失し，明らかなRI集積も認めない（SUVmax：1）．

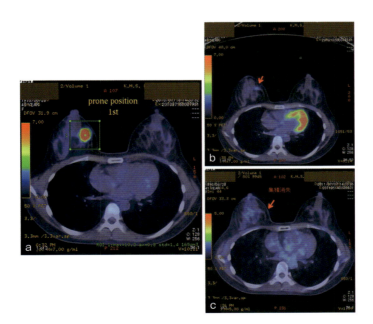

図9 症例9:40歳，女性，cT2N0M0，ⅡA期，浸潤性乳管癌（ER+，PgR+，HER-2 1+，CD44 −，導入化学療法施行）

a：治療前のPET-CT画像．右乳房にSUVmax：11.1の高いRI集積を示す腫瘍を認める．
b：TC療法4クール後のPET-CT画像．腫瘍部位のSUVmax：2.4と腫瘍部位に軽度のRI集積を認める．
c：KORTUCⅡ施行8カ月後（タモキシフェン内服中）のPET-CT画像．腫瘍は消失し，明らかなRI集積も認めない（SUVmax：1）．

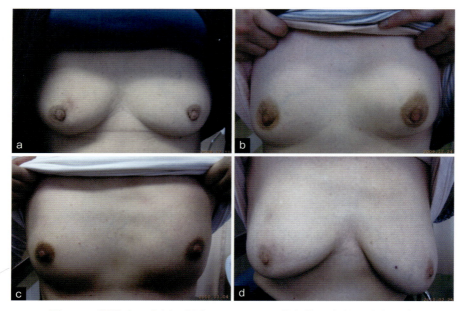

図10 Ⅱ期乳癌の症例に対する KORTUC 施行約1年後の胸部写真
a：60歳，女性．右A領域，cT2N1，ⅡB期，導入化学療法施行（EC療法）．
b：43歳，女性．左BE領域，cT2N0，ⅡA期，導入化学療法施行（EC療法）．
c：42歳，女性．左C領域，cT2N0，ⅡA期，導入化学療法施行（EC療法）．
d：77歳，女性．右ABD領域，多領域にわたる多発乳癌，cT2N0，ⅡA期，高齢にて全身化学療法施行せず．

存療法がわが国でも最近では標準治療となっている．このような線に沿って当然のことではあるが，今後の乳癌治療は非手術での低侵襲治療法が模索されていくこととなるのは自明である．

現在の乳癌非手術治療としては増感放射線療法 KORTUC のほかに，集束超音波（FUS）療法[3,4]やラジオ波焼灼術（RFA）[5,6]などがあるが，いずれの方法も大きな問題点を有している．たとえば，集束超音波療法の適応とされる乳癌は1cm程度とかなり小さなものに限定され，かつ火傷を避けるために乳癌の腫瘍の周囲に一定以上の厚さの脂肪組織の存在が求められ，そのような適応を満たす症例はかなり少数となる．また，ラジオ波焼灼術についても乳癌腫瘍の大きさの限定はもちろん，比較的太い針を刺入するため局所麻酔では痛みのコントロールが不十分となり，また，結局はラジオ波焼灼術の後に放射線治療が必要であるなど，患者に対する侵襲の軽減はあまり得られていないという現実がある．

このような場において低酸素状態の腫瘍細胞にも十分な効果を発揮するという炭素線の利用に期待が集まるところではあるが，施設の整備に200億円近い巨費を要するという大きな問題点はもちろん，乳癌のような体表面から浅い部位の腫瘍には，そもそも炭素線の2大長所の一つである，ある一定の深さにだけ放射線があたるというブラッグピークを生かし得ないという問題点も抱えている．

以上のような理由から，リニアックのエックス線や電子線の効果を飛躍的に高める放射線増感剤の開発が期待されてきた経緯がある．

KORTUC は高知大学が世界に発信する全く新しい発想の酵素標的・増感放射線療法であり，世界初の腫瘍内局注による増感放射線療法である（KORTUC 関連文献参照）．これはわが国で約1,000台が使用されているリニアック（直線状加速器）をそのまま利用しつつ，過酸化水素とヒアルロン酸を用いて腫瘍局所の抗酸化酵素ペルオキシダーゼを不活性化する．これによって発生する酸素により，腫瘍局所を酸素化すると同時に，放射線照射によって癌細胞内に発生したラジカル〜活性酸素種の最後の形である過酸化水素が細胞内に蓄積し，癌細胞はミトコンドリア〜リソソーム誘発アポトーシスを惹起することとなる．

以上のようなメカニズムにより，低 LET（linear energy transfer）放射線抵抗性腫瘍を高感受性に変換するという全く新しい増感・放射線療法であり，リニアックによる放射線治療効果を確かなものにしていくためには，必須の方法であると思われる．

また，生体の一部の細胞が変異して発生した癌を

複雑な化合物ではなく，皮下組織などの構成成分でもあるヒアルロン酸と唾液の殺菌成分でもある過酸化水素という，本来の生体の構成成分を用いて，放射線治療や化学療法の効果をより確かなものにするという点で安全な手法である．

まさに，新しい局注用放射線／化学療法増感剤の誕生であり，1967年に約0.12％の過酸化水素を約250 ml，頭頸部癌患者の放射線治療にあたって動注したという報告[7]以来，約40年という歴史の空白を埋めたということができる．

また，KORTUCはその作用標的が生体の主要な抗酸化酵素であるペルオキシダーゼ／カタラーゼという酵素標的治療であり，癌細胞の有する基本的な防御システムをターゲットとしたものである．さらに，KORTUCはパワードプラ超音波やCTガイド下に増感剤の局注を行うという点で，まさに重粒子線（炭素線）のブラッグピークを画像ガイドの増感剤注射で作るということである．この点において，放射線治療医と放射線診断医が同一の放射線科に所属していることも多いというわが国の放射線診療の特性を遺憾なく発揮しているといえる．すなわち，放射線治療医は癌治療部門に放射線診断医は検査部門に属しているというように分業の進んだ欧米先進国での放射線診療においては，KORTUCのように放射線治療医と放射線診断医が共同で行うという，画像ガイド下での増感放射線療法はその発想からして思いつくべくもなかったであろう．

また，わが国において主体的に開発されたヒアルロン酸ナトリウムを粘ちょう性を高め，腫瘍組織の酸素分圧を一定時間保持することに用いていることもKORTUCの大きな特徴の一つである．

KORTUCは，放射線治療医・放射線科医による直接の社会貢献の向上にもつながる．すなわち，現代の放射線治療医は複雑かつ詳細な放射線治療計画におびただしい時間をとられ，実際に患者さんと向き合う時間が大幅に減少している状況にあり，これにおいて週に2回の割りで放射線診断医と協力して放射線治療医が直接患者さんの腫瘍に放射線増感剤を注射することは，患者さんとの信頼関係の向上にも大きく寄与する．

さらに，KORTUCは膨大な研究費を必要とする放射線感受性遺伝子などの研究とは異なり，リニアックの効果の3分の2を占めるラジカル反応を最大限に利用するものであり，研究費・治療費も少なくて済むという点で現代の医療経済的にも誠に好ましい手法である．

過酸化水素を用いた放射線増感については，前述したように約40年前に過酸化水素の動脈内投与の報告があって以降，その後は全く途絶えていたが，これはその当時はいまだ現在のような超音波診断やCT診断は普及しておらず，薬剤の正確な注入ができなかったためと思われる．さらに，過酸化水素を過量に血管内に注入すると，赤血球や白血球に含まれるペルオキシダーゼによって急速に分解されて酸素を発生し，酸素塞栓をきたすこととなる．したがってKORTUCにおいても増感剤を大血管内に多量に注入することは危険であり，やはり禁忌と考えられる．そういった意味でも，KORTUCは画像ガイド下に実施することが原則となる．

われわれが開発した過酸化水素の腫瘍内局注法は，ヒアルロン酸の出現とともにパワードプラ超音波やMDCT（多列検出器型CT）などの最新の画像診断技術など，科学技術の進歩によって可能になったものといえる．

KORTUCはわが国はもちろん，米国とカナダ以外の世界の主要国での特許を取得しているが，方法としてヒトへの利用については，医師であれば各病院・施設の倫理委員会の承認のもとに自由に利用することができる．その方法については，無償でお教えしており，最近の倫理委員会提出書類も参考として，電子メールに添付するなどしてお送りしている．

KORTUC II～Vを行う上でのコツとしては，とにかくいかに熱心に当該癌局所へこの増感剤を23ゲージなどの比較的細い注射針を用いて，主に超音波などの画像ガイドにより，局注で均一に行き渡らせるかが効果のカギであり，増感剤が行き渡った部位は必ず効くというのがKORTUC治療の最大の特徴である．

まとめ

I，II期乳癌に対する治療として，非手術での化学・増感放射線療法・内分泌療法（KORTUC-BCT）を安全かつ効果的に行うことが可能である．これを客観的に証明するためには，今後わが国はもちろん，米国でも臨床比較試験を行う必要がある．さらに，KORTUCによるこのような手術なしでの乳房温存療法（KORTUC-BCT）の普及はもちろん，局所進行乳癌に対する非手術増感化学・放射線療法（KORTUC-LABC）ならびに放射線治療後を含む局所再発病巣への主に電子線の有効な活用（KORTUC-REC）を推進していくとともに，とくに局所進行肝細胞癌に対する増感・化学塞栓療法（KORTUC-TACE）

ならびに局所進行膵臓癌（IVa 期）に対する術中増感放射線療法（KORTUC-IOR）の世界的な普及を目標としたい．

■文　献
1) Green MC, Buzdar AU, Smith T, et al：Weekly paclitaxel improves pathologic complete remission in operable breast cancer when compared with paclitaxel once every 3 weeks. *J Clin Oncol* **23**：5983-5992, 2005
2) Mukai H, Watanabe T, Mitsumori M, et al：Final results of a safety and efficacy trial of preoperative sequential chemoradiation therapy for the nonsurgical treatment of early breast cancer：Japan Clinical Oncology Group Study JCOG0306. *Oncology* **85**：336-341, 2013
3) Schmitz AC, Gianfelice D, Daniel BL, et al：Image-guided focused ultrasound ablation of breast cancer：current status, challenges, and future directions. *Eur Radiol* **18**：1431-1441, 2008
4) Jolesz FA：MRI-guided focused ultrasound surgery. *Annu Rev Med* **60**：417-430, 2009
5) Manenti G, Bolacchi F, Perretta T, et al：Small breast cancers: in vivo percutaneous US-guided radiofrequency ablation with dedicated cool-tip radiofrequency system. *Radiology* **251**：339-346, 2009
6) Kinoshita T, Iwamoto E, Tsuda H, et al：Radiofrequency ablation as local therapy for early breast carcinomas. *Breast Cancer* **18**：10-17, 2011
7) Chasin WD, Gross CC, Wang CC, et al：Hydrogen peroxide and irradiation of tumors. *Arch Otolaryngol* **85**：151-155, 1967

第2章 高知大学における酵素標的・増感放射線療法 KORTUC の臨床

2 局所進行乳癌に対する KORTUC を用いた化学・放射線療法

小川 恭弘

はじめに

　数cm以上の比較的大きな腫瘍は，低酸素状態と豊富な抗酸化酵素ペルオキシダーゼの存在により，リニアックのエックス線や電子線のような低LET（linear energy transfer）放射線には抵抗性となる．これを放射線高感受性に変換するためには，腫瘍局所に過酸化水素を局注して，これによりペルオキシダーゼを分解・失活させると同時に酸素を発生させることが最良であり，低酸素性腫瘍細胞の酸素化とともに細胞内に活性酸素種〜過酸化水素を蓄積させ，癌細胞にミトコンドリア〜リソソーム由来のアポトーシスを惹起することができる（KORTUC関連文献参照）．これには薬剤の粘度を上げて，過酸化水素の分解を遅らせ，酸素分圧を保持させるためにヒアルロン酸ナトリウムの添加が必要となる．

　このような線に沿って，過酸化水素とヒアルロン酸を含む腫瘍内局注用の放射線増感剤を考案した．これは0.5％の過酸化水素と0.83％のヒアルロン酸ナトリウムを含むものである．

　「皮膚表面に露出した局所進行癌に対して過酸化水素の放射線増感作用を利用した放射線治療」であるKORTUC Iにつづいて，KORTUC IIとして「低濃度の過酸化水素とヒアルロン酸を含有する放射線増感剤の腫瘍内局注による増感・放射線治療/化学療法―皮膚や骨・軟部組織，乳房などの局所進行癌および転移リンパ節に対して」として，高知大学医学部倫理委員会の承認を得た（2006年10月4日）．

　本稿では局所進行乳癌患者に対して，KORTUC IIによる化学・放射線増感療法を用いて，PET-CTなどの画像所見を参考として，非手術療法KORTUC-LABC（Locally-advanced breast cancer）の確立を目的とした．定期的に施行したPET-CT所見を比較して，遠隔転移や局所再発の有無を確認し，その後の治療方針を決定するとともに治療効果の評価にも用いた．

1. 対象と方法

　十分なインフォームドコンセントを得た上で，局所進行乳癌患者20例が化学・放射線増感療法KORTUC IIを受けることとなった．対象患者は，まずEC療法を主体とした induction chemotherapy を受け，つづいて化学・放射線増感療法KORTUC IIを受け，その後に補助化学療法を受けた．また，エストロゲンレセプタ陽性の患者は，つづいて内分泌療法を受けた．なお，免疫組織染色にてHER-2抗原の発現が3＋，あるいは2＋でFISH法にて変異ありの症例にはトラスツヅマブを1年以上使用した．

　最大で9mlの増感剤を週に2回のペースで，超音波ガイド下に腫瘍内に局注した．

　なお，増感剤としては本学医学部附属病院薬剤部にて無菌的に0.5ml入りバイアルに小分けした日本薬局方オキシドールを関節注射用ヒアルロン酸ナトリウム剤であるアルツディスポ25mg入りのシリンジ（2.5ml）に吸引して，速やかに使用した．

　局注は，局注による腫瘍内圧の上昇により，viableな腫瘍細胞の微小循環系への流入を防ぐため，放射線治療6回目より開始し，キシロカインアレルギーのない患者には1％キシロカインを増感剤1本あたり約0.5ml使用した．

　また，増感剤は4コースのEC療法で明らかな抗腫瘍効果を認めなかった患者に対して，5回目と6回目のEC療法の直前にも局注を行った．

　放射線治療にはリニアックの4MVエックス線を用い，1回2.75Gyを週5回にて，field-in-field法を用いて，患側の腋窩を含めた接線照射で行い，寡分割照射を施行し，合計18回の放射線治療にて，総線量は49.5Gyとした．

　なお，治療前の針生検での組織診で，ホルモンレセプタ，HER-2抗原，CD44レセプタ，Ki-67 indexを検索した．

表 KORTUC Ⅱを用いて治療した局所進行乳癌症例の内訳

Case	Age	cTNM	effect	cosmesis	outcome
1	60	cT3N3M0	cCR	excellent	NED for 6.5 years
2	43	cT3N3M0	cCR	good	NED for 6.7 years
3	57	cT4N3cM0	cCR	fair	NED for 6.3 years
4	56	cT3N1M0	cCR	good	NED for 5.2 years
5	58	cT3N1M0	cCR	good	NED for 5.3 years
6	59	cT4bN0M0	cCR	fair	NED for 5.1 years
7	44	cT4cN2M0	cCR	good	Local recurrence at 4.3 years
8	67	cT4N1M0	cCR	fair	4.7 y, liver meta controlled by TAI
9	62	cT4bN2M0	cCR	good	NED for 4.5 years
10	49	cT3N1M0	cCR	good	NED for 4.3 years
11	70	cT3N1M0	cCR	good	NED for 3.9 years
12	59	cT3N2M0	cPR	fair	dead at 2.1 years
13	51	cT3N1M0	cCR	excellent	NED for 3.9 years
14	43	cT3N1M0	cCR	good	NED for 3.3 years
15	41	cT2N3M0	cCR	excellent	NED for 2.2 years
16	39	cT3N3M0	cCR	excellent	NED for 2.2 years
17	38	cT3N1M0	cCR	excellent	NED for 2.1 years
18	35	cT3N1M0	cCR	excellent	NED for 1.9 years

2. 結 果

20例のうち2例では，患者さんの希望により，induction chemotherapy後に手術に変更となった．

他の18例すべてにおいて治療による副作用は軽度であり，この治療は十分に認容された．

18例中17例では，腫瘍局所の治療効果はclinically complete response（cCR）となり，他の1例のみでclinically partial response（cPR）となった（表）．

対象となった18例では，重篤な副作用は認めず，全例で軽度の皮膚炎および1例で照射野内にtelangiectasisを認めたのみであった．また，美容的な結果としては担当医の判断によれば，excellent/goodが14例，fairが4例となった．

2013年8月末での平均経過観察期間は48.4カ月であり，その時点ではclinically partial response（cPR）を示した1例のみが死亡した．1例で肝転移制御中であり，他に1例が局所再発制御中である．

他の15例では明らかな再発・転移なく，無病生存中である．したがって4年での全生存率は90.9％（10/11），無病生存率は81.8％（9/11）となった．

なお，代表的な症例の写真を図1～5に示した．

3. 考 察

外科手術のみでは局所進行乳癌を制御することは困難であり，それによる患者の5年生存率は20％未満とされてきた[1]．1970年代になって，Fisherらは「乳癌は全身病であり，その治療には全身療法が必要である」との概念を確立した[2]．近年，局所進行乳癌の治療にあたっては，局所療法の施行前に導入化学療法を行うことが推奨されている[3〜6]．また，導入化学療法後の手術単独あるいは放射線単独療法は局所進行乳癌の治療において同等な患者生存率を達成してきた[7]．

患者の生存率という点においては局所進行乳癌の

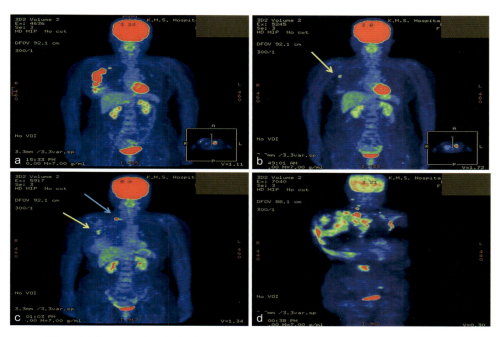

図1 症例1：59歳, 女性（cT3N2M0, 浸潤性乳管癌, ER−, HER-2 1+）

　　a：前医での温熱・免疫療法後.
　　b：当科でのEC療法6クール後.
　　c：KORTUC施行後.
　　d：化学療法拒否にて来院せず8カ月後に再燃著明.

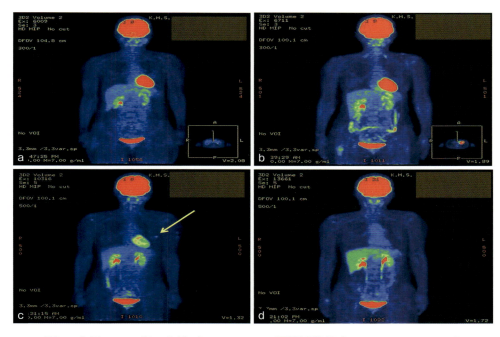

図2 症例2：44歳, 女性（cT4cN2M0, 浸潤性乳管癌, ER+, HER-2 2+）

　　a：他院での導入化学療法後.
　　b：KORTUC後.
　　c：2年4カ月後に局所再発.
　　d：電子線KORTUC 1年8カ月後（TS-1内服中）.

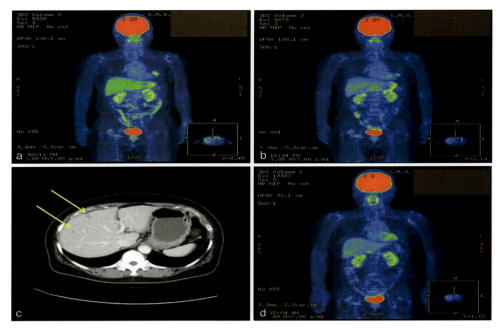

図3 症例3：67歳，女性（cT4N1M0，浸潤性乳管癌，ER+，HER-2 1+）

　　　a：治療前．
　　　b：当科でのEC療法6クール＋KORTUC後．
　　　c：1年後，肝転移出現．
　　　d：肝動注など施行にて肝転移制御，3年10カ月後．

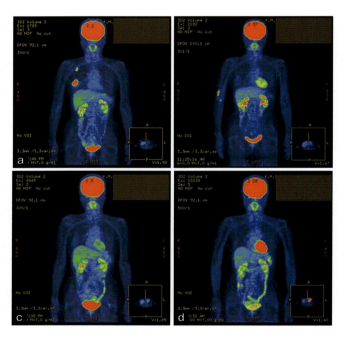

図4 症例4：60歳，女性（cT3N3M0，浸潤性乳管癌，ER-，HER-2－）

　　　a：治療前．
　　　b：当科でのEC療法6クール＋KORTUC後，RIの異常集積はほぼ消失．
　　　c：1年6カ月後，著変なし．
　　　d：6年4カ月後，著変なし．

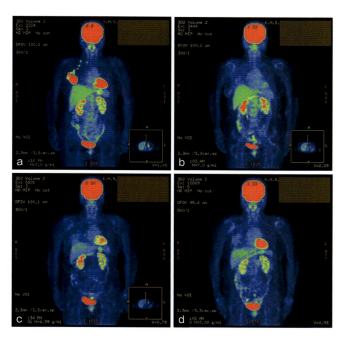

図5 症例5：57歳，女性（cT4N3cM0，浸潤性乳管癌，ER+，HER-2 1+）
a：治療前.
b：当科でのEC療法6クール＋KORTUC後，RIの異常集積はほぼ消失.
c：1年8カ月後，著変なし.
d：5年8カ月後，著変なし.

治療に関して，外科手術が放射線治療に優るという報告は認められないが，乳癌の局所制御という点においては外科手術は放射線療法を凌いでいるとする報告が多い[1,7,8,9]．この点において，現在のリニアックによる放射線治療効果をさらに増強する手技が求められてきた．

われわれが開発した新しい手法であるKORTUC IIは，最近の乳癌標準治療法に沿うなかで，手術のかわりに放射線療法・化学療法を増感し，良好な初期成績を挙げている．

局所進行乳癌患者に対するPET-CTなどの最新の画像診断所見に基づいた非手術治療は，KORTUC IIを用いた増感化学・放射線療法を用いることよって可能となるものと思われる．

このKORTUC治療には4つの大きな特徴があり，それはPET-CTやMRI，超音波による画像ガイドであること，抗酸化酵素ペルオキシダーゼ・カタラーゼという酵素標的治療であること，またEC療法などの抗癌化学療法をも増感すること，およびヒアルロン酸がCD44リガンドであることからCD44分子を介して乳癌などの幹細胞を標的とすることである．KORTUC IIは，手術にとってかわる非侵襲的な手法として大きな可能性があり，ほとんどすべての比較的大きな悪性腫瘍に対する貴重な治療手段をもたらすものである．

まとめ

局所進行乳癌患者に対して，定期的に施行するPET-CTなどの画像診断所見を参考として，非手術での化学・放射線増感療法KORTUC IIを施行し，途中で手術に変更となった2例を除く18例では，平均経過観察期間約4年での無病生存率は約81.8％，全生存率は約90.9％という良好な治療成績を得た．さらに多数の症例を集積するとともに，長期間にわたるフォローアップを行い，今後，無作為化臨床比較試験を行って，KORTUC IIの効果を客観的に証明していく必要がある．

■文　献
1) Perloff M, Lesnick GJ, Korzun A, et al：Combination chemotherapy with mastectomy or radiotherapy for stage III breast carcinoma: a Cancer and Leukemia

Group B study. *J Clin Oncol* **6** : 261-269, 1988
2) Fisher B, Redmond C, Fisher ER : The contribution of recent NSABP clinical trials of primary breast cancer therapy to an understanding of tumor biology - an overview of findings. *Cancer* **46** : 1009-1025, 1980
3) Rouzier R, Extra JM, Carton M, et al : Primary chemotherapy for operable breast cancer : incidence and prognostic significance of ipsilateral breast tumor recurrence after breast-conserving surgery. *J Clin Oncol* **19** : 3828-3835, 2011
4) Lerouge D, Touboul E, Lefranc JP, et al : Locally advanced non-inflammatory breast cancer treated by combined chemotherapy and pre-operative irradiation: updated results in a series of 120 patients. *Cancer Radiother* **8** : 155-167, 2004
5) Low JA, Berman AW, Steinberg SM, et al : Long-term follow-up for locally advanced and inflammatory breast cancer patients treated with multimodality therapy. *J Clin Oncol* **22** : 4067-4074, 2004
6) Kaufmann F, Hortobagyi GN, Goldhirsch A, et al : Recommendations from an international expert panel on the use of neoadjuvant (primary) systemic treatment of operable breast cancer : an update. *J Clin Oncol* **24** : 1940-1949, 2006
7) De Lena M, Varini M, Zucali R, et al : Multimodal treatment for locally advanced breast cancer. Result of chemotherapy-radiotherapy versus chemotherapy-surgery. *Cancer Clin Trials* 4 : 229-236, 1981
8) Cabanes PA, Salmon RJ, Vilcoq JR, et al : Value of axillary dissection in addition to lumpectomy and radiotherapy in early breast cancer. *Lancet* **339** : 1245-1248, 1992
9) Louis-Sylvestre C, Clough K, Asselain B, et al : Axillary treatment in conservative management of operable breast cancer : dissection or radiotherapy ? Results of a randomized study with 15 years follow-up. *J Clin Oncol* **22** : 97-101, 2004

第2章 高知大学における酵素標的・増感放射線療法 KORTUC の臨床

3 再発性乳癌に対する新しい酵素標的・増感放射線治療（KORTUC II）

青山信隆　小川恭弘　久保田 敬　岩佐 瞳　宮武加苗　田所導子　山西伴明
田村泰治　濱田典彦　西岡明人

はじめに

現時点では，手術，放射線療法，化学療法が癌治療における3大選択肢となっている．化学療法が全身的な悪性腫瘍に有効なのに対して，手術と放射線療法は局所的な悪性腫瘍に対して有効である．放射線治療により局所的な悪性腫瘍（再発性病変も含めて）は大きな瘢痕や副作用を残さずに治療することが可能である．それゆえ，放射線治療は理想的な局所治療であるといえる．

CT や MRI を初めとする診断技術の進歩により，放射線治療の適応となる局所再発性腫瘍や単発性の遠隔転移の発見が増加している[1〜3]．しかしながら，放射線治療には弱点がある．LINAC によって合成される X 線や電子線は，低 LET 放射線である．それゆえ，低酸素状態にあったり，多量の抗酸化酵素を有する悪性腫瘍には強い抗腫瘍効果を発揮できない[4〜7]．そのような悪性腫瘍の例として，悪性黒色腫，種々の肉腫，多型性神経膠芽腫，その他長径が数cmを超える大きな腫瘍がある．そのような状況を打破するために，われわれは KORTUC（Kochi Oxydol Radiation Therapy for Unresectable Carcinomas）II を開発した．この新しい増感剤（KORTUC II）の作用機序は，図1 に示す通りである．先の論文で，われわれは KORTUC II が鎖骨上窩リンパ節転移に対して有効であることを示した[7]．本書では，KORTUC II が再発性乳癌に対しても安全かつ有効であることを示していきたい．

1. 対象と方法

本治療は 2006 年 2 月〜 2013 年 12 月までの期

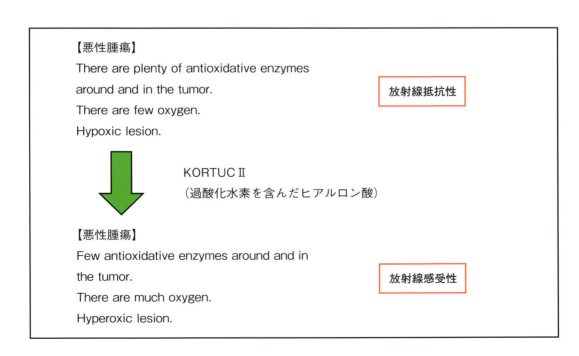

図1　新しい増感剤（KORTUC II）の作用機序

間に高知大学医学部附属病院で実施したものである．倫理委員会の承認を受け，インフォームドコンセントを得た上で，20人の再発性乳癌患者を被験者とした．患者の年齢は39〜84歳であった（平均66.4歳）．ほとんどの患者が乳癌に対する術後化学療法後であった．放射線治療前に患者に行われていた化学療法は次の薬剤である．シクロホスファミド＋ドセタキセル，シクロホスファミド＋ドキソルビシン＋フルオロウラシル，シクロホスファミド＋エピルビシン，シクロホスファミド＋フルオロウラシル＋メトトレキサート，シクロホスファミド＋フルオロウラシル＋ピノルビン塩酸塩，エピルビシン＋フルオロウラシル，ゲムシタビン＋トラスツヅマブ，パクリタキセル，パクリタキセル＋トラスツヅマブ，トラスツヅマブ＋ビノレルビンなどである．ほとんどの化学療法は3週に1回のペースで施行されていた．

しかし，対象患者の腫瘍はこれらの化学療法に抵抗性を示した．そのため，この新しい増感剤KOR-TUC II併用下での放射線治療が施行されることとなった．放射線治療は，1) 2.75Gy/回×16〜18回＝44〜49.5Gy（X線照射），または2) 4Gy/回×3回/週×10〜12回＝40〜48Gy（電子線照射）のいずれかのレジメンをベースとして施行した（電子線を用いた放射線治療は原発性乳癌の加療時に術後放射線治療を行った症例に対して施行した）．放射線照射部位の状態によっては照射線量を減量したり，レジメンの調整を行った．X線のエネルギーは4ないし6MV，電子線のエネルギーは標的部位の体表からの深度によって調整した．3〜6mlの増感剤の注射は6ないし4（5）回目の放射線治療時より週2回

表　患者情報と治療効果判定

患者	年齢	ホルモンレセプター	治療部位	総照射線量	治療効果判定
1	61	ER（+），PgR（-），HER2（2+）	胸骨体部	X線 54Gy	PR
2	83	ER（+），PgR（-），HER2（1+）	左乳房	X線 44Gy + 電子線 9Gy	CR
3	46	ER（-），PgR（+），HER2（1+）	左乳房	電子線 40Gy	CR
		ER（-），PgR（+），HER2（1+）	左腹直筋	電子線 48Gy	PR
4	51	ER（+），PgR（-），HER2（3+）	右乳房	電子線 40Gy	CR
5	64	ER（-），PgR（-），HER2（3+）	左乳房	電子線 40Gy	CR
6	80	ER（+），PgR（+），HER2（1+）	右乳房	電子線 32Gy	CR
7	80	ER（+），PgR（+），HER2（1+）	左腋窩	X線 49.5Gy	CR
8	59	ER（+），PgR（+），HER2（2+）	右腋窩	X線 49.5Gy	CR
9	58	ER（+），PgR（-），HER2（-）	右鎖骨上窩リンパ節	電子線 48Gy	PR
		ER（+），PgR（-），HER2（-）	右頸部リンパ節	電子線 40Gy	PR
10	66	ER（+），PgR（+），HER2（-）	右鎖骨上窩リンパ節	電子線 48Gy	PD
11	69	ER（-），PgR（-），HER2（-）	左鎖骨上窩リンパ節	X線 49.5Gy	CR
12	63	ER（-），PgR（-），HER2（3+）	左鎖骨上窩リンパ節	電子線 48Gy	CR
13	39	ER（-），PgR（-），HER2（-）	左胸壁	X線 49.5Gy	PR
14	66	不明	左鎖骨上窩リンパ節	電子線 48Gy	CR
15	61	ER（-），PgR（-），HER2（3+）	右鎖骨上窩リンパ節	電子線 48Gy	CR
		ER（-），PgR（-），HER2（3+）	左頸部リンパ節	電子線 48Gy	CR
16	52	不明	左乳房	X線 44Gy + 電子線 9Gy	CR
17	76	不明	左乳房	電子線 48Gy	CR
18	59	ER（+），PgR（+），HER2（3+）	右腋窩	X線 49.5Gy	CR
		ER（+），PgR（+），HER2（3+）	右乳房	電子線 48Gy	CR
19	52	ER（+），PgR（-），HER2（-）	頭頂部皮膚	電子線 48Gy	CR
20	84	不明	右乳房	X線 44Gy + 電子線 9Gy	CR

のペースでエコーガイド下に実施した．総注射回数は5～6回であった．対象患者の詳細なデータと治療効果を表に示す．

2. Assessment of therapeutic response

対象患者20人には治療前と治療後1～7カ月でPET-CTを撮影し，治療効果判定を行った．患者がPET-CTを撮影していない際には，同時期に撮影されたMRIを治療効果判定に利用した．その後も可能ならば6カ月おきにPET-CTやMRIの撮影を行い，病変部の評価を行った．最終的な治療効果判定は，Revised RECIST guideline（version 1.1）に基づいて行った．治療後は月1回のペースで患者の経過観察を行った．患者の病態評価は，National Institutes of Health Common Toxicity Criteriaに基づいて行った．治療に伴う副作用（合併症）はCommon Terminology Criteria for Adverse Events（CTCAE criteria Version 4.0）に基づいて評価した．治療完了後少なくとも15カ月間は患者の経過観察を行った．

3. Formulation example

増感剤の主成分は，生化学工業株式会社製の1％のヒアルロン酸（2.5 ml）であった．増感剤は粘性のある無色透明の液体で，pHは6.8～7.8，比重は1.0～1.2，分子量は500,000～1,200,000であった．これに健栄製薬株式会社製の3％の過酸化水素水0.5mlを患者への投与（局所注射）直前に加え良く混和した．最終的な増感剤の組成は，ヒアルロン酸0.83％，過酸化水素0.5％であった．今回用いた放射線増感剤の組成は，以前に化学療法抵抗性の鎖骨上窩リンパ節転移に対する増感剤併用下での放射線治療で使用した物と同じである[7]．

4. 結　果

本治療は比較的軽微な副作用を残すのみで完遂できた．急性期の合併症として，18人（90％）の患者に注射部位の疼痛や発赤，1人（5％）の患者に治療部位の疼痛・脱毛，1人（5％）の患者に治療部位の浮腫がみられた．患者は局所的治療によって寛解し，副作用の程度はCTCAE criteria Version 4.0でGrade Ⅰと診断された．1人（5％）の患者は腫瘍崩壊熱をきたし，対症的な全身的治療を必要とし，CTCAE criteria Version 4.0でGrade Ⅱと診断された．慢性的な副作用を呈した患者はいなかった．

本治療成績は満足の行くものであり，副作用も許容範囲内に収まった．24病変の内，18病変（75％）はCR（完全寛解），5病変（20.8％）はPR（部分寛解），0病変が不変（SD），1病変（4.2％）がPD（増悪）であった．奏効率は95.8％（23/24）であった．1年生存率は100％，2年生存率は95％（19/20）であった．

対象患者のPET-CTやMRI所見を図2～4に示す．2013年12月時点の平均経過観察期間は53カ月であった．

5. 考　察

放射線治療では，癌細胞に照射した放射線の1/3は癌細胞の核やミトコンドリアに直接的に障害を与える（直接効果）．残り2/3は腫瘍細胞内の水に当たり活性酸素を作ることでその活性酸素が癌細胞を死に追いやっている（間接効果）．しかし多くの癌細胞は多量の抗酸化酵素を有しており，癌細胞内にできた活性酸素の大部分が不活化されてしまう．そのため，実質的には癌細胞に照射された放射線の約1/3しか抗腫瘍効果を示せなくなる．

これまでの多くの研究においては，低LET放射線治療における放射線治療効果を高めるために腫瘍内の酸素濃度を上昇させることに主眼が置かれてきた．しかし充分な治療成果はみられていない[8～18]．低LET放射線治療においては，腫瘍細胞内の酸素濃度を上昇させると同時に，腫瘍を酸化ストレスから守っているペルオキシダーゼやカタラーゼなどの抗酸化酵素を不活化させることが大切である．癌細胞内の抗酸化酵素を不活化すると同時に，低酸素状態の癌細胞を酸素化し放射線治療効果を増大するというのは全く新しい画期的な方法である．過酸化水素は抗酸化酵素を不活化すると共に腫瘍細胞内を酸素化するというこの画期的な方法を実現できる唯一の物質である[4～7]．

KORTUC Ⅱ治療により，腫瘍細胞内に過酸化水素が発生し，ペルオキシダーゼやカタラーゼなどの抗酸化酵素の大部分はその除去のために使用され失活する．同時に過酸化水素は水と酸素に分解され，腫瘍細胞内は高酸素状態となり放射線感受性となる．増感剤による以上の作用の結果，これまではほぼ無効であった放射線が癌細胞に対して与えるダメージの2/3（腫

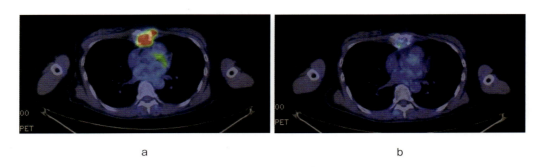

図2 PET-CTによる治療効果判定（表1の患者1）

患者1：61歳，女性，傍胸骨リンパ節への再発性乳癌．
a：PET-CT 治療前．**b**：PET-CT，KORTUC II 治療後3カ月．
KORTUC II 治療実施後3カ月．胸骨体部へのFDG集積のSUVmaxは12.0→3.6へと低下した．CT画像上腫瘍の短径の著明な縮小も確認した．治療効果はPR（部分奏効）と判定できる．

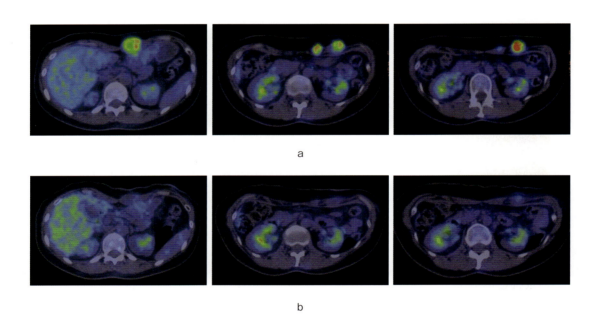

図3 PET-CTによる治療効果判定（表1の患者3）

患者3：46歳，女性，左腹直筋部の再発性乳癌．
a：PET-CT 治療前．**b**：PET-CT，KORTUC II 治療後4カ月．
左腹直筋への転移巣に対するFDG集積のSUVmaxは8.9→測定不能値まで低下した．CT上，腫瘍の短径も17mmから5mmまで明らかに縮小した．治療効果はPR（部分奏効）と判定できる．

瘍細胞内に活性酸素を合成し，その活性酸素が腫瘍細胞を死に導く）が保証されるようになり，良好な治療効果が期待できるようになる（図1）．

検査技術の進歩によって再発性腫瘍や限局性の遠隔転移（oligometastasis）の発見が可能となっている[1～3]．そのような腫瘍は放射線治療の良い適応であり，実際放射線治療のみで限局性の遠隔転移（oligometastasis）が治癒した例も報告されている[1～3]．そのような症例に対しては，KORTUC II 併用の放射線治療は有効な治療手段となり得ると考えられる．

KORTUC II の原材料は，1％のヒアルロン酸と3％の過酸化水素水のみであり，非常に安価で容易に入手可能である．またKORTUC II の作用機序はとても単純であり（図1），限局性腫瘍に対しては世界レベルで実施可能であると考えられる．

KORTUC II の実施に当たって大切なことは，1）血管内への増感剤の直接的な注入を避けること，2）エコーやCTを用いて酸素が腫瘍内に分布していく

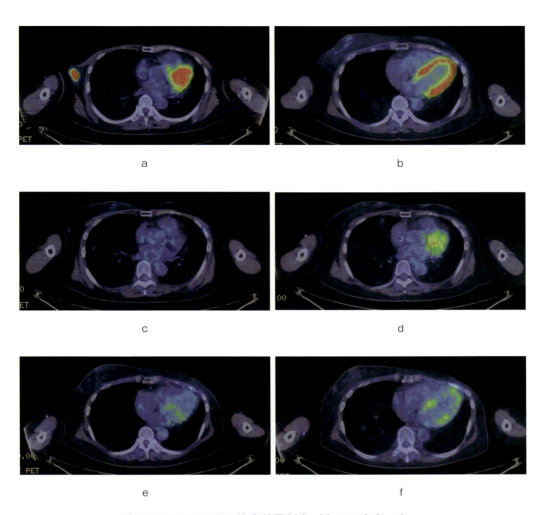

図4 PET-CTによる治療効果判定（表1の患者18）

患者18：59歳，女性，右腋窩リンパ節の再発性乳癌．
a：PET-CT治療前，b：PET-CT，KORTUC II治療後8カ月，c：PET-CT，KORTUC II治療後14カ月
d：PET-CT，KORTUC II治療後29カ月，e：PET-CT，KORTUC II治療後39カ月，f：PET-CT，KORTUC II治療後52カ月．
治療前に腫瘍の短径は24mmで，右腋窩リンパ節へのFDG集積のSUVmaxは12.5であった．治療5カ月後のPET-CT検査で，FDG集積のSUVmaxはほぼ1となり，標的リンパ節の消失がみられた．治療効果はCR（完全奏効）と判定できる．その後，局所に再発は認めなかった．

様子をしっかりと確認すること，である[4〜7]．

現時点でKORTUC IIを用いた増感放射線治療の治療効果は良好で副作用も許容範囲内である．治療患者数と経過観察期間は不十分であり，本治療法の確立のためには今後大規模な無作為比較試験の実施が必要である．

■文　献

1) Niibe Y, Kuranami M, Matsunaga K, et al：Value of high-dose radiation therapy for isolated osseous metastasis in breast cancer in terms of oligo-recurrence. *Anticancer Research* **28**：3929-3932, 2008
2) Milano MT, Zhang H, Metcalfe SK, et al：Oligometastatic breast cancer treated with curative-intent stereotactic body radiation therapy. *Breast Cancer Res Treat* **115**：601-608, 2009
3) Niibe Y, Hayakawa K：Oligometastases and Oligorecurrence：The new era of cancer therapy. *Jpn J Clin Oncol* **40**：107-111, 2010
4) Ogawa Y, Kubota K, Ue H, et al：Development and clinical application of a new radiosensitizer containing hydrogen peroxide and hyaluronic acid sodium for topical tumor injection-a new enzyme-targeting radiosensitization treatment, KORTUC II (Kochi Oxydol-Radiation Therapy for Unresectable Carcinomas, Type II). *Strahlenther Onkol* **183**：100-101, 2007
5) Ogawa Y, Kubota K, Ue H, et al：Phase I study of a new radiosensitizer containing hydrogen peroxide and sodium hyaluronate for topical tumor injection：

A new enzyme-targeting radiosensitization treatment, Kochi Oxydol-Radiation Therapy for Unresectable Carcinomas, Type II (KORTUC II). *Int J Oncol* **34** : 609-618, 2009

6) Ogawa Y, Kubota K, Ue H, et al : Safety and effectiveness of a new enzyme-targeting radiosensitization treatment (KORTC II) for intratumoral injection for low-LET radioresistant tumors. *Int J Oncol* **39** : 553-560, 2011

7) Aoyama N, Ogawa Y, Kubota K, et al : Therapeutic response to a new enzyme-targeting radiosensitization treatment (KORTUC-SC) for patients with recurrent breast cancer. *Journal of Cancer Research and Therapy* **1** (9) : 215-219, 2013

8) Williamson RA : An experimental study of the use of hyperbaric oxygen to reduce the side effects of radiation treatment for malignant disease. *Int J Oral Maxillofac Surg* **36** : 533-540, 2007

9) Jette DC, Wiebe LI, Chapman JD : Synthesis and in vivo studies of the radiosensitizer 4-[82Br] bromomisonidazole. *Int J Nucl Med Biol* **10** : 205-210, 1983

10) Coleman CN : Hypoxic cell radiosensitizers : Expectations and progress in drug development. *Int J Radiat Oncol Biol Phys* **11** : 323-329, 1985

11) Hall EJ : The oxygen effect and reoxygenation. In : Radiobiology for the Radiologist, 6th edn, JB Lippincott Co, Philadelphia, 86-103, 2011

12) Lawrence TS, Blackstock AW, Mcginn C : The mechanism of action of radiosensitization of conventional chemotherapeutic agents. *Semin Radiat Oncol* **13** : 13-21, 2003

13) Bohm L, Roos WP, Serafin AM : Inhibition of DNA repair by pentoxifylline and related methylxanthine derivatives. *Toxicol* **193** : 153-160, 2003

14) Milas L : Cyclooxygenase-2 (COX-2) enzyme inhibitors as potential enhancers of tumor radioresponse. *Semin Radiat Oncol* **11** : 290-299, 2001

15) Choy H, Milas L : Enhancing radiotherapy with cyclooxygenase-2 enzyme inhibitors : a rational advance. *J Natl Cancer Inst* **95** : 1440-1452, 2003

16) Overgaad J : Clinical evaluation of nitroimidazoles as modifiers of hypoxia in solid tumors. *Oncol Res* **6** : 509-518, 1994

17) Gerlach NL, Barkhuysen R, Kaanders JH, et al : The effect of hyperbaric oxygen therapy on quality of life in oral and oropharyngeal cancer patients treated with radiotherapy. *Int J Oral Maxillofac Surg* **37** : 255-259, 2008

18) Overgaad J : Hypoxic radiosensitization : adored and ignored. *J Clin Oncol* **25** : 4066-4074, 2007

第2章 高知大学における酵素標的・増感放射線療法 KORTUC の臨床

4 マンモグラフィによる増感放射線療法 KORTUC Ⅱ 後の腫瘤，石灰化の臨床的消失時期の検討

都築 明

はじめに

2006年から始められたKORTUC Ⅱ は，臨床研究の成果が現れ始めて，現在で約8年が経過し，手術療法に劣らない良好な成績を得ている[1~12]．

これまでに，臨床成績として乳癌，膵臓癌，切除不能癌の報告[7~9]があり，乳癌に関してはKORTUC Ⅱ 後の腫瘤影の変化をマンモグラフィ（以下MMG）で調べた報告やMRIでKORTUC Ⅱ の効果を調べた報告もある[14~15]．しかし，腫瘤影がKORTUC Ⅱ 後から，どれくらいの時期にcCR（clinically complete response）になるかの報告は現在までなかった．

そこで，今回のわれわれの研究はMMGで腫瘤影の変化を調べた論文[14]を基に画像診断で腫瘤影，石灰化の臨床的消失時期をMMGで調べた．

MMGは，他の画像検査より容易で視覚評価も容易である特徴から第一評価として有用であるとの報告[13]があるので，MMGで腫瘤影，石灰化の臨床的消失時期を調べることにした．

また，視覚評価である画像診断の補助的評価として，MMGの画像濃度から3D画像解析をした物理評価を行い，腫瘤影の濃度低下を調べた．

3D画像解析については，現在まで多くの論文で報告されたコンピュータ支援診断（CAD）[16~19]を参考に，腫瘤の濃度評価のみの解析を行った．

コンピュータ支援診断（computer-aided diagnosis；CAD）とは，放射線画像をはじめとする医用画像に対して，コンピュータで定量的に解析された結果を「第2の意見」として利用する「医師による診断」[16~17]であるので，医師による画像の最終チェックが必ず必要となる．

このため，物理評価として行った3D画像解析は定量的な数値を医師に提示するだけのものである．また，代謝・機能診断であるPET-CT画像でKORTUC Ⅱ 後の転移・再発の有無についての検討を加えた．

1. 対象と方法

2006年10月～2013年10月の間に高知大学医学部附属病院でKORTUC Ⅱ を用いて乳癌治療を行った50症例のうち高齢者乳癌18例を対象とした（表）．また，患者の平均経過観察期間は約63カ月である．

この18症例は臨床的に遠隔転移，所属リンパ節転移がなく，化学療法が適応にならない症例である．KORTUC Ⅱ は，放射線治療の照射直前に，週2回，超音波ガイド下で腫瘍局所に注入した．

放射線治療は，従来から当科で行っている方法[1~4]に従って2.75Gy/1回，週5回，総線量44Gyで行った．また，ブースト照射として電子線を3Gy/1回，総線量9Gyで行った．エストロゲン/プロゲステロン感受性の乳癌患者には，放射線治療の終了後にアロマターゼ阻害剤の投与を開始した．

なお，このKORTUC Ⅱ は，「低濃度の過酸化水素とヒルアロン酸を含有する放射線増感剤の腫瘍内局注による増感・放射線治療/化学療法—皮膚や骨・軟部組織，乳房などの局所進行癌およびリンパ節転移に対して」として高知大学医学部倫理委員会の承認を得て行っており，患者さんおよび御家族から十分なインフォームド・コンセントを得た．

放射線治療の施行前と施行後から経過観察で複数回撮影したMMG画像を画像観察モニターで調べ，KORTUC Ⅱ によるcCR時期について検討した．また，画像解析ソフトImage-Jを使用しMMG画像の解析を行った．

MMGの3D画像解析はコンピュータ支援診断（CAD）の報告論文[16~17]を参考にして，腫瘤影と腫瘤影の周辺乳腺組織を関心領域（ROI）で囲み，そのROI内の腫瘤濃度の解析を行った．

また，腫瘤濃度と周辺乳腺組織濃度の比を調べることで，画像診断よりcCRと診断された時期との関連も調べた．

表　早期乳癌における増感放射線療法（KORTUC II）の治療効果

症例	患部	TNM分類	年齢/性別	アロマターゼ阻害剤	治療効果	副作用
1	右	cT2N0M0	88F	＋	cCR, NED＞102カ月	軽度皮膚炎
2	左	cT2N0M0	79F	＋	cCR, NED＞101カ月	軽度皮膚炎
3	右	cT1cN0M0	79F	＋	cCR, NED＞35カ月	軽度皮膚炎
4	左	cT2N0M0	59F	＋	cCR, NED＞101カ月	軽度皮膚炎
5	左	cT1cN0M0	73F	＋	cCR, NED＞93カ月	軽度皮膚炎
6	左	cT2N0M0	79F	＋	cCR, NED＞83カ月	軽度皮膚炎
7	右	cT1cN0M0	77F	＋	cCR, NED＞83カ月	軽度皮膚炎
8	右	cT2N0M0	82F	＋	cCR, NED＞82カ月	軽度皮膚炎
9	左	cT2N0M0	63F	＋	cCR, NED＞78カ月	軽度皮膚炎
10	右	cT1cN0M0	77F	＋	cCR, NED＞101カ月	軽度皮膚炎
11	右	cT2N0M0	81F	＋	cCR, NED＞25カ月	軽度皮膚炎
12	左	cT1cN0M0	87F	＋	cCR, NED＞18カ月	軽度皮膚炎
13	右	cT1cN0M0	63F	＋	cCR, NED＞34カ月	軽度皮膚炎
14	左	cT2N0M0	83F	＋	cCR, NED＞25カ月	軽度皮膚炎
15	右	cT1cN0M0	50F	＋	cCR, NED＞35カ月	軽度皮膚炎
16	右	cT2N0M0	81F	＋	cCR, NED＞54カ月	軽度皮膚炎
17	右	cT1cN0M0	60F	－	cCR, NED＞51カ月	軽度皮膚炎
18	右	cT1cN0M0	63F	＋	cCR, NED＞53カ月	軽度皮膚炎

2. 結　果

MMGでKORTUC II後の腫瘍影と石灰化のcCRの期間を表に示した．

ただし，表のcCRの期間はMMG，MRI，PET-CT，USの複数のモダリティーよってcCRと診断された期間である．

また，図1に症例2，図2に症例4，図3に症例6，図4に症例8，図5に症例9，図6に症例11のMMG画像，PET-CT画像，MMGの3D画像解析を示した．

KORTUC II後の腫瘍影は，症例2で1カ月，症例4で9.8カ月，症例6で3.7カ月，症例8で12カ月，症例9で13カ月，症例11で25カ月の時期にcCRとなった．

また，各症例の3D画像解析からは，KORTUC II前は凸状の形状がKORTUC II後には徐々に平らになりcCR時には平坦な形状を示した．

図7には各症例の腫瘍影濃度と周辺乳腺組織濃度の比を調べた結果を示しており，KORTUC II後から症例2では1カ月，症例4では3.5カ月，症例6では3.7カ月，症例8では12カ月，症例9では19カ月，症例11では3カ月で，その比が1付近になった．さらに時間が経過していくとその比は徐々に1より小さくなった．

図8，9から，KORTUC II後の腫瘍影がcCRになる平均時期は腫瘍影が約9.6カ月，石灰化が約10.3カ月かかることがわかった．

図10に18症例のうち6症例に腫瘍影と石灰化が存在し，それらのcCRの時期を示した．腫瘍影と石灰化がある場合は，KORTUC II後にcCRになる平均時期は約8.7カ月かかることがわかった．

これらの症例の平均観察期間は63カ月であり，2013年10月までPET-CT画像からも18症例のうち17症例には再発・遠隔転移はなかった．しかし，症例3の1症例だけKORTUC II後から36カ月で再発，81カ月で死亡した．

3. 考　察

KORTUC II後の各症例における腫瘍影がcCRになるのに平均約9.6カ月かかった．また，図1～6

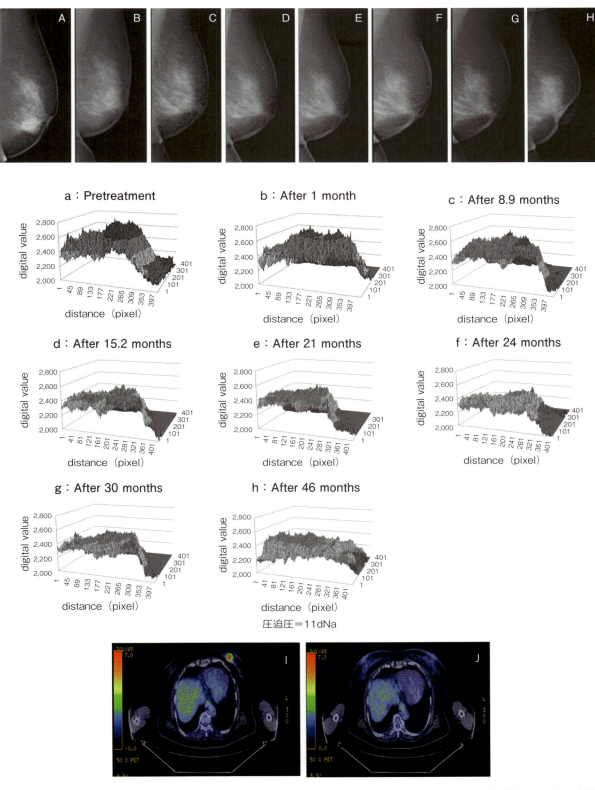

図1 症例2：左乳癌（cT2N0M0）．79歳，女性の増感放射線療法（KORTUC Ⅱ）の施行前後における変化

A〜H：KORTUC Ⅱ施行前後のMMG画像における腫瘍影変化の評価．
a〜h：腫瘍影変化による3D画像解析（1 pixel = 93.9 μm）．
I：KORTUC Ⅱ前．腫瘍直径22㎜（SUV_{MAX} = 7.4）
J：13カ月後のPET-CT画像．再発・遠隔転移なし．

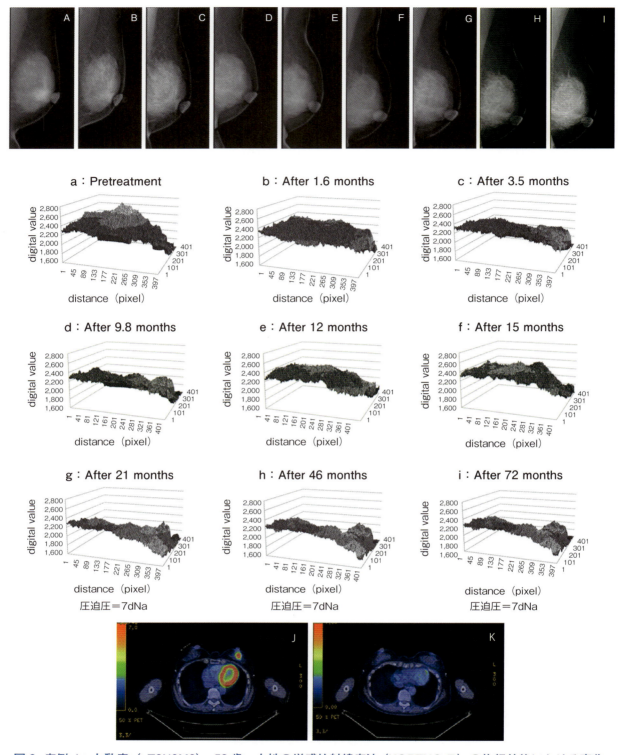

図2 症例4：左乳癌（cT2N0M0）．59歳，女性の増感放射線療法（KORTUC II）の施行前後における変化
  A～I：KORTUC II施行前後のMMG画像における腫瘍影変化の評価．
  a～i：腫瘍影変化による3D画像解析（1 pixel = 93.9 μm）．
  J：KORTUC II前．$SUV_{MAX} = 8.1$．
  K：64カ月後のPET-CT画像．再発・遠隔転移なし．

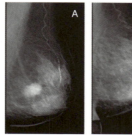
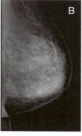
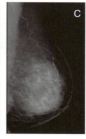

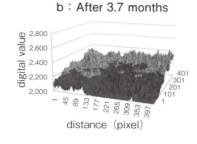
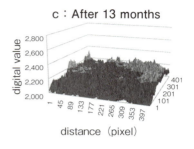
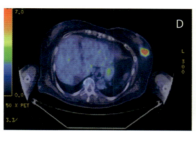
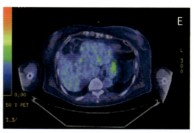

図3 症例6：左乳癌（cT2N0M0），79歳，女性の増感放射線療法（KORTUC Ⅱ）の施行前後における変化

A〜C：KORTUC Ⅱ施行前後のMMG画像における腫瘤影変化の評価．
a〜c：腫瘤影変化による3D画像解析（1 pixel ＝ 93.9 μm）．
D：KORTUC Ⅱ前．腫瘤直径30mm（SUV_{MAX} ＝ 8.4）．
E：4.6カ月後のPET-CT画像．再発・遠隔転移なし

に示した3D画像解析の結果からもKORTUC Ⅱ後からの時間が経過するにつれて凸状から平坦な形状になっており腫瘤濃度が下がっていることが明らかであることがわかる．さらに，図7からKORTUC Ⅱ後から時間が経過するにつれて腫瘤影濃度と周辺乳腺組織濃度の比が1付近になる時期と画像診断よりcCRになる時期がほぼ一致していることより，腫瘤影濃度が下がり周辺乳腺組織濃度と差がなくなり，画像診断におけるcCRにつながったと考えられる．

また，石灰化においてはKORTUC Ⅱ後に平均約10.3カ月で消失するので腫瘤影の約9.6カ月で消失することを合わせるとKORTUC Ⅱ後にcCRになるためには約10カ月は必要と考える．石灰化の消失はマクロファージによる貪食作用が関与していると考えられるが，今後の検討課題である．

まとめ

これまでに，KORTUC Ⅱの局所効果は著明であり，すでに他施設でもその効果が認められ使用されている[20〜21]．しかしながら，KORTUC Ⅱの効果でcCRとなる時期については明らかにされていなかった．今回のわれわれの研究によってMMGの画像診断による腫瘤影と石灰化のcCRになる時期を明らかにすることができた．これにより，患者が癌治療においてKORTUC Ⅱを選択するための一助となる．

■文　献

1) Ogawa Y, Kubota K, Nishioka A, et al：Phase Ⅰ study of a new radiosensitizer containing hydrogen peroxide and sodium hyaluronate for topical tumor

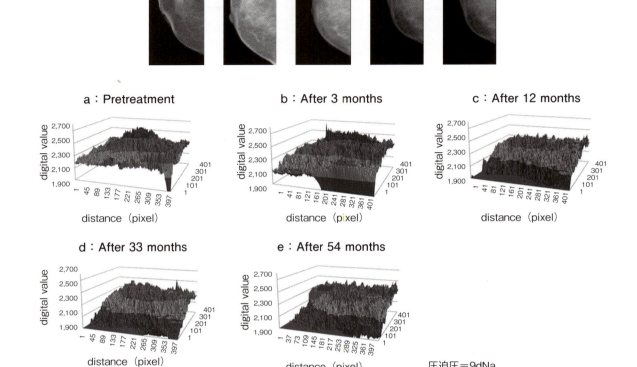

図4 症例8:左乳癌(cT2N0M0). 82歳, 女性の増感放射線療法(KORTUC Ⅱ)の施行前後における変化

A〜E:KORTUC Ⅱ施行前後のMMG画像による腫瘍影変化の評価.
a〜e:腫瘍影変化による3D画像解析(1 pixel = 93.9 μm).

1) injection:A new enzyme-targeting radiosensitization treatment, Kochi Oxydol-Radiation Therapy for Unresectable Carcinomas, Type Ⅱ (KORTUC Ⅱ). Int J Oncol **34**:609-618, 2009

2) Ogawa Y, Takahashi T, Kobayashi T, et al:Mechanism of apoptotic resistance of human osteosarcoma cell line, HS-Os-1, against irradiation. Int J Mol Med **12**:453-458, 2003

3) Ogawa Y, Takahashi T, Kobayashi T, et al:Apoptotic-resistance of the human osteosarcoma cell line HS-Os-1 to irradiation is converted to apoptotic-susceptibility by hydrogen peroxide:A potent role of hydrogen peroxide as a new radiosensitizer. Int J Mol Med **12**:845-850, 2003

4) Ogawa Y, Takahashi T, Kobayashi T, et al:Immunocytochemical characteristics of human osteosarcoma cell line HS-Os-1:Possible implication in apoptotic resistance against irradiation. Int J Mol Med **14**:397-403, 2004

5) Kariya S, Sawada K, Kobayashi T, et a:Combination treatment of hydrogen peroxide and X-rays induces apoptosis in human prostate cancer PC-3 cells. Int J Radiat Oncol Biol Phys **75**:449-454, 2009

6) Ogawa Y, Ue H, Tsuzuki K, Tadokoro M, et al:New radiosensitization treatment (KORTUC Ⅰ) using hydrogen peroxide solution-soaked gauze bolus for unresectable and superficially exposed neoplasms. Oncol Rep **19**:1389-1394, 2008

7) Miyatake K, Kubota K, Ogawa Y, et al:Non-surgical care for locally advanced breast cancer:Radiologically assessed therapeutic outcome of a new enzyme-targeting radiosensitization treatment, Kochi Oxydol-Radiation Therapy for Unresectable Carcinomas, Type Ⅱ (KORTUC Ⅱ) with systemic chemotherapy. Oncol Rep **34**:1161-1168, 2010

8) Hitomi J, Kubota K, Ogawa Y, et al:Non-surgical therapy and radiologic assessment of stage I breast cancer treatment with novel enzyme-targeting radio-

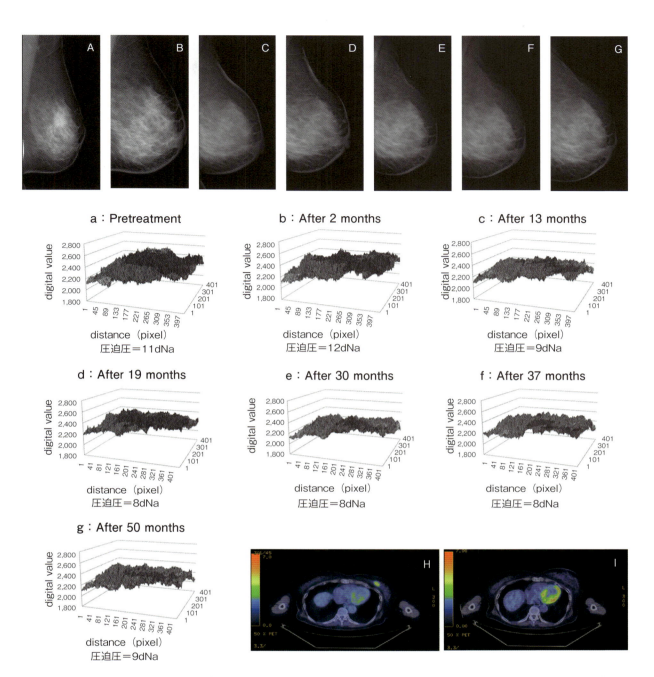

図5 症例9：左乳癌（cT2N0M0）．63歳，女性の増感放射線療法（KORTUC Ⅱ）の施行前後における変化

A〜G：KORTUC Ⅱ施行前後のMMG画像による腫瘍影変化の評価．
a〜g：腫瘍影変化による3D画像解析（1 pixel = 93.9 μm）．
H：KORTUC Ⅱ前．腫瘍直径30mm（SUV_{MAX} = 5.1）．
I：49カ月後のPET-CT画像．再発・遠隔転移なし

---

sensitization：Kochi Oxydol-Radiation Therapy for Unresectable Carcinomas, Type Ⅱ (KORTUC Ⅱ). *Exp Ther Med* **1**：769-775, 2010

9) Ogawa Y, Kubota K, Ue H, et al：Safety and effectiveness of a new enzyme-targeting radiosensitization treatment (KORTUC Ⅱ) for intratumoral injection for low-LET radioresistant tumors. *Int J Oncol* **39**：553-560, 2010

10) Nishioka A, Ogawa Y, Hamada N, et al：Safety and eifficacy of enzyme-targeting intraoperative radiosensitization therapy (KORTUC-IORT) for advanced pancreatic cancer. *Japanese Journal of Cancer Clinics* **57**(6)：295-299, 2011

11) Ogawa Y, Nishioka A, Inomata T, et al：Conserva-

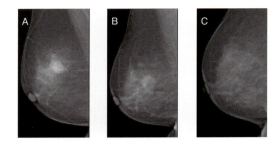
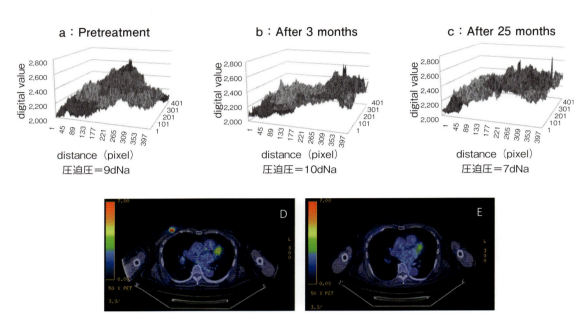

図6 症例11：左乳癌（cT2N0M0）．81歳，女性の増感放射線療法（KORTUC Ⅱ）の施行前後における変化
A〜C：KORTUC Ⅱ施行前後の MMG 画像による腫瘍影変化の評価．
a〜c：腫瘍影変化による 3D 画像解析（1 pixel = 93.9 μm）．
D：KORTUC Ⅱ前．腫瘍直径 30mm（SUV_{MAX} = 9.8）．
E：27 カ月後（E）の PET-CT 画像．再発・遠隔転移なし

tion treatment intensified with an anti-estrogen agent and CAF chemotherapy for stage Ⅰ and Ⅱ breast cancer. *Oncol Rep* **7**：479–484, 2000

12) Ogawa Y, Nishioka A, Inomata T, et al：Conservation treatment intensified with tamoxifen and CAF chemotherapy without axillary dissection for early breast cancer patients with clinically-negative axillary nodes. *Oncol Rep* **6**：801–805, 1999

13) Tokuhiro S, Ogawa Y, Tsuzuki K, et al：Development of a new enzyme-targeting radiosensitizer (KORTUC) containing hydrogen peroxide for intratumoral injection for patients with low linear energy transfer (LET) radioresistant neoplasms. *Oncol Lett* **1**：1025–1028, 2010

14) Tsuzuki A, Ogawa Y, Nishioka A, et al：Evaluation of changes in tumor shadows and microcalcifications on mammography following KORTUC Ⅱ, a new radiosensitization treatment without any surgical procedure for elderly patients with stage Ⅰ and Ⅱ breast cancer. *Cancers* **3**：3496–3505, 2011

15) Yaogawa S, Ogawa Y, Nishioka A：Evaluation of therapeutic response to new radiosensitization treatment (KORTUC Ⅱ) for aged and/or op. refused patients with breast cancer by MRI. *Japanese Journal of Clinical Radiology* **55**（7）：895–900, 2010

16) Kobatake H, Murakami M, Takeo H, et al：Computerized detection of malignant tumors on digital mammograms. *IEEE Trans Med Imaging* **18**（5）：369–378, 1999

17) Hiroshi F：Current status and future on developments of computer-aided diagnosis systems for medical images. *Japan Journal of The Society of Photography and Imaging* **66**（5）：484–490, 2003

18) Yoshida H, Doi K, Nishikawa RM, et al：An improved computer-assisted diagnostic scheme using wavelet transform for detecting clustered microcalci-

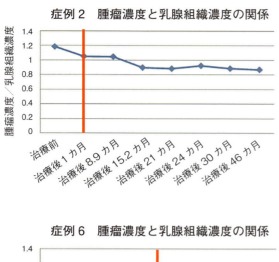
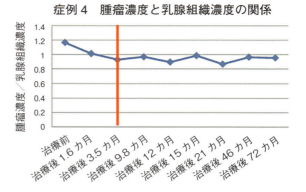
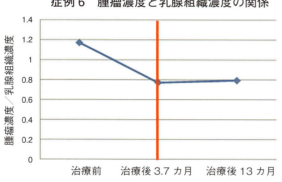
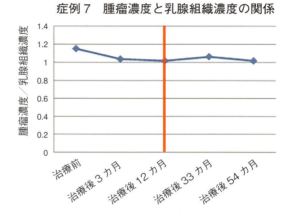
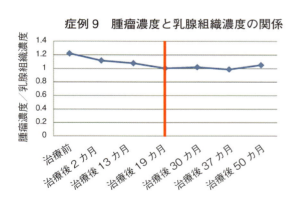
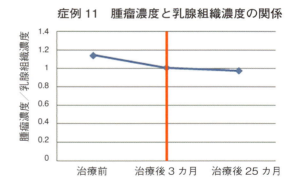

図7 KORTUC II後の腫瘤濃度と乳腺組織濃度比の経時的変化

fications in digital mammograms. *Acad Radiol* **3**(8): 621-627, 1996
19) Baker JA, Rosen EL, Lo JY, et al: Computer-aided detection (CAD) in screening mammography: sensitivity of commercial CAD systems for detecting architectural distortion. *AJR Am J Roentgenol* **181**(4): 1083-1088, 2003
20) Inomata T, Shimbo T, Yoshikawa N: The KORTUC opens up a new world of radiosensitizing strategy -reviewing the historical experience-. *Japanese Journal of Cancer Clinics* **57**(6): 307-312, 2011
21) Kashihara K, Honda C, Yamashita T: Phase I / II study of radiotherapy in combination with local injection of H_2O_2 (KORTUC II) for advanced or relapsed cancer. *Japanese Journal of Cancer Clinics* **57**(6): 301-306, 2011

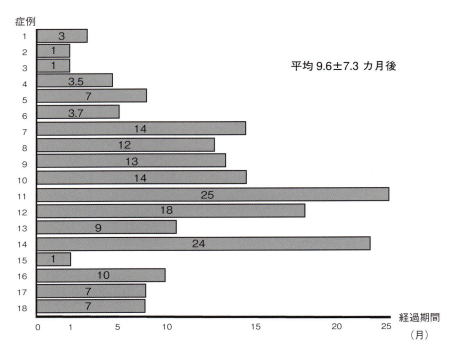

図 8 KORTUC Ⅱ 後の腫瘤影消失時期

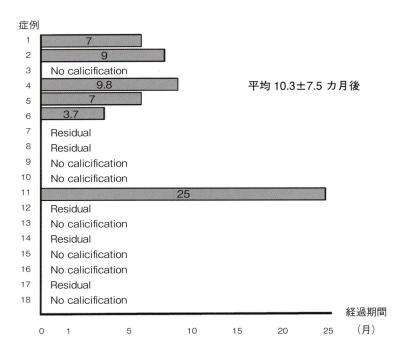

図 9 KORTUC Ⅱ 後の微小石灰化の消失時期

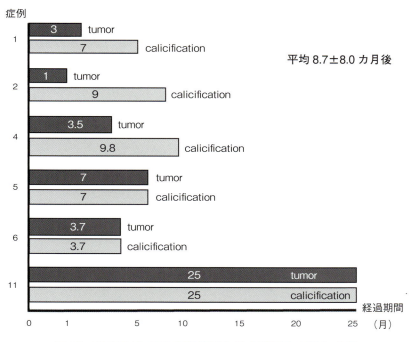

図10 KORTUC Ⅱ後の腫瘤影と微小石灰化の消失時期

第2章 高知大学における酵素標的・増感放射線療法 KORTUC の臨床

5 乳癌に対する KORTUC 治療後の MRI 上の変化

八百川 心

はじめに

　現在，乳癌の初期治療といえば，手術，薬物療法（化学療法，ホルモン療法など），放射線治療の3つを患者の病期と癌の特性に応じて必要なものを選び，適切な順番で治療を行っていくというのが主流であるが，高齢であるとか患者本人が拒否したという理由などで，手術や化学療法を行わない（行えない）場合も多数ある．こういった現状の中，放射線の効果を最大限に引き出す全く新しい治療法，酵素標的・増感放射線療法 Kochi Oxydol-Radiation Therapy for Unresectable Carcinomas, Type Ⅱ（KORTUC Ⅱ）が開発された．これにより，早期乳癌に対して放射線治療のみで局所制御を可能とし，非手術での乳房温存治療を行える可能性が生まれた[1〜4]．しかし，その非手術という性質上から，治療後の永久病理組織結果は得られないため，臨床効果を確認するためには画像による確認ないし経過観察が必要となる．また，新開発の治療法であるためこれまで長期にわたる治療成績に関する報告がなかったということもあり，経時的な経過観察に関する報告が望まれていた．

　経過観察の手段となる画像検査の種類（モダリティ）としては，マンモグラフィ，Computed Tomography（CT），Magnetic Resonance Imaging（MRI），Positron Emission Tomography（PET）-CT，など様々なものがある．その中でも造影剤を用いた乳房 MRI 検査は乳癌の存在診断，質的診断，広がり診断など様々な用途に用いられており，近年においては乳癌の診断および治療に欠かせないものとなってきているといえるのではないだろうか．ここでは，乳癌に対する酵素標的・増感放射線療法 KORTUC Ⅱ の治療後に経時的に撮影した乳房造影 MRI 上の所見の変化について述べる．また，それに伴う KORTUC Ⅱ の臨床評価についても考察する．

1. 対象患者および方法

1. 対象患者

　対象とした患者は 2006 年 10 月から 2011 年 4 月までの4年7カ月間に高知大学医学部附属病院（以下当院）において，酵素標的・増感放射線療法 KORTUC Ⅱ を受け，3年以上に渡って経過観察し得ており，かつ治療後に複数回の MRI を撮像できた早期乳癌患者 21 名である．その内訳は 0 期 1 名，Ⅰ期 13 名，ⅡA 期 6 名，ⅡB 期 1 名であり，年齢は 37 歳から 83 歳，平均は 64.5 歳である（表1）．いずれの患者も充分なインフォームド・コンセントを得た上で本治療を希望された．この 21 名は，いずれも本人が拒否した，または高齢などの理由により，手術を行っておらず，かつ抗癌化学療法を行っていない．ただし，針生検での病理組織検査にてエストロゲンレセプタ陽性であった症例には，KORTUC Ⅱ 施行後にアロマターゼ阻害剤の投与を開始した．これらの患者の KORTUC Ⅱ 治療前および後において MRI を経時的に撮影，画像所見を比較・検討し治療効果の評価を行った．

2. 放射線治療と KORTUC

　KORTUC とは増感放射線治療という名の通り，増感剤を用いて放射線の効果を最大限に引き出す放射線治療である．当院での乳癌に対する放射線治療は 4MV の X 線を用いて，主に接線非対向4門照射にて，1日 2.75Gy ×週 5 回で総線量 44Gy の寡分割照射に加えて 1 回 3Gy で 3 回の電子線ブースト照射を行っている[5〜8]．これは本院において従来より行っている乳癌に対する放射線治療のプロトコールであり，増感剤を用いていなくても（KORTUC でなくても）同様である．

　増感剤の局注は，放射線治療6回目より開始し，超音波ガイド下に週2回，放射線治療開始前に行った．増感剤は独自に開発したもの（0.5％過酸化水素 ＋ 0.83％ヒアルロン酸）で，腫瘍局所の抗酸化酵素ペルオキシダーゼ/カタラーゼを失活させ，同時に

表1　患者背景

No.	年齢	患側	TMN class
1	81	右	cT2N0M0
2	41	右	cTisN0M0
3	64	左	cT2N0M0
4	60	右	cT1cN0M0
5	79	左	cT2N0M0
		右	cT1cN0M0
6	77	右	cT1cN0M0
7	81	右	cT2N1M0
8	63	右	cT1cN0M0
9	73	左	cT1cN0M0
10	61	右	cT1cN0M0
11	77	右	cT2N0M0
12	59	左	cT2N0M0
13	50	右	cT1cN0M0
14	43	右	cT1cN0M0
15	77	右	cT1cN0M0
16	83	左	cT1cN0M0
17	63	右	cT1cN0M0
18	59	右	cT1cN0M0
19	77	右	cT1cN0M0
20	37	右	cT1bN0M0
21	49	左	cT2N0M0

発生する酸素により放射線増感効果を得ることを目的としており，かつ人体に注入しても安全，また安価であるという特徴を有している[9]．この酵素標的・増感放射線療法KORTUCの概念を図1に示す．

3. MRIの撮像

当院において乳房MRIは3Tesla装置にて撮像しており，8チャンネルブレストフェイズドアレイコイルを用い，腹臥位にて撮像している．撮像の順序としては，まず患側乳腺を水平断にて脂肪抑制T2強調画像を撮像し，次に両側乳腺の拡散強調画像を水平断にて撮像する．つづいて，両側乳腺のダイナミックMRIを高速型3D-GRE法により水平断で撮像する．ガドリニウム造影剤は毎秒3 ml，総量として体重1kg当たり0.2mlを自動注入器で注入し，生理食塩水30mlでフラッシュする．注入前と注入後は30秒ごとに10相撮像する．最後に造影後期相として脂肪抑制通常型3D-GRE法により矢状断像を撮像する．詳細な撮像プロトコールを表2に示す．

2. 結　果

2014年6月末時点での全症例21例の経過観察期間は，最長で7年3カ月，最短で3年である．有害事象としては軽度の放射線皮膚炎および患者によっては増感剤の局注に伴う局所の疼痛を認めたが，放射線皮膚炎は本院での放射線単独治療の場合と比べて大差はなく，疼痛もいずれにおいても自制内となっている．平均経過観察期間4年11カ月の現在，乳房造影MRI上にて全例において臨床的な腫瘍消失であるclinically complete response（cCR）を確認することができており，1例を除き遠隔転移も認めていない．その1例とは79歳の症例で，治療後3年6カ月後に局所再発，遠隔転移を来し，6年10カ月後に残念ながらお亡くなりになられた（症例5）．表3に各症例の治療効果と予後および経過観察期間を示す．

図2の症例は63歳，右乳癌（T1cN0M0）である．右乳房にしこりを自覚，他院にて診断の上，乳癌といわれ手術を勧められるも本人の手術に対する拒否感が強く，当院にて増感放射線療法を行うようになった症例である．放射線治療前に撮像したMRI（**a**），PET-CT（**b**），いずれにおいてもA領域に13mm大の腫瘍が認められた．MRIでは境界は明瞭，辺縁不整であるが，積極的に乳管内進展を疑わせる所見は明らかではなかった．増感剤を併用した放射線治療は特に大きな問題もなく終了し，治療終了後10カ月後に撮像されたMRI（**c**）では，周囲脂肪組織の膨化，皮下脂肪組織の肥厚など，照射後の炎症の残存が疑われるも，腫瘍の存在は認められず，良好な治療効果を認めた．その後も経時的にMRI，PET-CTを撮影し，治療後4年2カ月後の画像（**g**）をみても依然として腫瘍の存在を認めていない．

図3の症例は60歳，右乳癌（T1cN0M0）である．マンモグラフィ検診にて右乳房に石灰化を認め，当院の乳腺外来を受診，その後放射線科（以下当科）においてKORTUCの話を聞いたところKORTUC治療を希望された．治療前に撮像した造影MRI（**a**）では，D領域に約18mm範囲の造影域を認めた．放射線治療期間中，軽度の皮膚炎を認めたものの，徐々に軽減され，その他に大きな問題もなく治療は終了した．治療終了後5カ月後に造影MRIが施行された

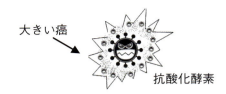
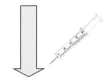

図1 新しい酵素標的・増感放射線療法 KORTUC の概念図

表2 当院における乳房 MRI の撮像プロトコール

撮像シーケンス	脂肪抑制 T2 強調像	拡散強調像（DWI）	Dynamic	脂肪抑制 T1 強調像（3D － FSPGR）
撮像断面	水平断	水平断	水平断	矢状断
TR/TE（ms）	3400/110	4650/110	6.8/2.8	17.6/4.3
FOV（mm）	200	360	360	200
マトリックス	320 × 256	192 × 192	512 × 256	512 × 256
スライス厚 / 間隔(mm)	3/0	4.5/0	3/0	1.5/0
撮像時間	4 分 27 秒	2 分 38 秒	30 秒× 11	5 分 45 秒
備考	患側	両側	両側	患側

が（b），その時点ですでに前回みられた D 領域の造影部は指摘できなくなっていた．新病変や腋窩リンパ節腫大もみられず，順調な治療効果を確認できた．この症例では約半年ごとに PET－CT と MRI が交互に撮像されており，治療後 4 年 5 カ月後に撮像した MRI（f）までいずれにおいても再発や遠隔転移など異常はみられず，非常に良好な治療効果が継続されている．

図4の症例は 59 歳，右乳癌（T1cN0M0）である．右乳房にしこりを自覚し来院，超音波検査にても小結節があり経過観察されていたが，その約半年後の組織診にて癌であることが確定した．その後 PET－CT, MRI を撮像したところ（a），E 領域，外側乳頭直下に 11mm の造影される不整結節を認め，乳癌に矛盾しない所見を得た．なお，遠隔転移は認めなかった．KORTUC を希望されたため，施行．軽度の皮膚炎を認めたが無事に治療は終了した．治療終了から約半年後に MRI を撮像したところ（b），形は小さくなり崩れてはいるものの依然として造影される領域を認め，腫瘍の残存を伺わせたが，腫瘍はやや縮小傾向にあったこともあり，経過観察とした．その半年後に PET－CT を撮像したところ，^{18}F－FDG

表3 各症例の治療効果および予後

No.	MRIでの所見の変化[a]	予後	経過観察期間（カ月）
1	cCR → cCR	生存	60
2	cCR → cCR	生存	62
3	cCR → cCR	生存	66
4	cCR → cCR	生存	61
5	cPR → cPD / cPR → cCR	死亡	76
6	cCR → cCR	生存	78
7	cPR → cCR	生存	60
8	cCR → cCR	生存	67
9	cCR → cCR	生存	73
10	cCR → cCR	生存	61
11	cPR → cCR	生存	70
12	cPR → cCR	生存	86
13	cCR → cCR	生存	54
14	cCR → cCR	生存	50
15	cCR → cCR	生存	47
16	cPR → cCR	生存	39
17	cCR → cCR	生存	35
18	cPR → cCR	生存	38
19	cPR → cCR	死亡[b]	36
20	cCR → cCR	生存	37
21	cCR → cCR	生存	36

[a] KORTUC II 治療後最初の MRI →最終の MRI
[b] 原因不明死

cCR：clinically complete response, cPR：clinically partial response, cPD：clinically progressive disease

の異常集積は消失していた．さらに，治療終了から1年6カ月後に MRI を撮像したところ（c），今回はMRI 上でも造影される領域は認めることができず，良好な治療効果が確認できた．この症例のように治療後最初の造影 MRI では腫瘍の消失を認めることができず，2回目以降の MRI にて消失を確認できた症例が今回の検討では21例中7例あった．また腫瘍の消失を MRI 上で確認できるまでに要した期間は平均で1年2カ月であった．図5では各症例において，治療終了後に MRI を撮像した時期および MRI 画像上腫瘍の消失を認めるまでに要した期間を示している．

3. 考 察

わが国で乳房 MRI を用いる目的としては，乳癌の広がり診断に使用されることが最も多い．マンモグラフィおよび超音波検査で，病変が検出され，細胞診や組織診で病変が乳癌と診断された場合，手術の様式（乳房切除術か温存手術か）や乳房温存手術の切除範囲の決定のために，乳癌の広がりの範囲を知ることは不可欠であるが，この広がり診断に MRI は大きな役割を果たしている．マンモグラフィや超音波検査と比較して，乳房 MRI の広がり診断の精度が高いことは広く知られており，日本乳癌学会の診療ガイドラインにおいても，「乳癌の広がりを診断するのに MRI は勧められるか」のクリニカルクエスチョンに対して，「推奨グレード B：乳癌の広がり診断において MRI は勧められる」となっている[10]．一方で，以前は MRI の乳癌に対する診断能は高い感度を示す一方で特異度は相対的に低く，ばらつきも大きいとされてきた．しかし，近年，撮像方法や診断基準を統一した検討では，感度・特異度ともに上昇しており，特に腫瘤を形成する病変では，感度99％，特異度89％，陽性反応的中度96％，陰性反応的中度98％といった高い診断能も報告されている[11]．ただし，わが国の場合，腫瘤を形成する病変については，多くは超音波検査により描出可能なため，超音波ガイド下で生検を行って良悪性の鑑別を行うのが一般的であり，MRI が乳房内病変の良悪性の鑑別に用いられることは少ない．しかしながら，MRI はマンモグラフィや超音波検査と比較し，高い診断能を有することは明らかであり，超音波ガイド下の生検で確定診断が得られない，あるいは MRI 以外の画像で病変が検出されなかった場合に，その後の検査・治療方針を検討する上で有用になると考えられる．日本乳癌学会の診療ガイドラインにおいても，「推奨グレード B：MRI は乳房内病変の診療方針決定に勧められる」とされている[12]．

以上のような事を考慮しながら乳房 MRI の撮像方法を決定するわけであるが，乳癌は T1 強調像や T2 強調像で乳腺実質と等信号を示す場合がほとんどであり，精査にはガドリニウム造影剤を用いた造影検査が必須であるといえる．乳癌は血流に富む腫瘍であり，造影剤静注後1分から2分後に強い増強効果を示す．一方で，乳腺組織は漸増性の増強効果を示す．このため，造影剤静注後早期の画像を撮影することで正常乳腺との鑑別が容易となり，特にマンモグラフィで dense breast と称されるような症例でも，そ

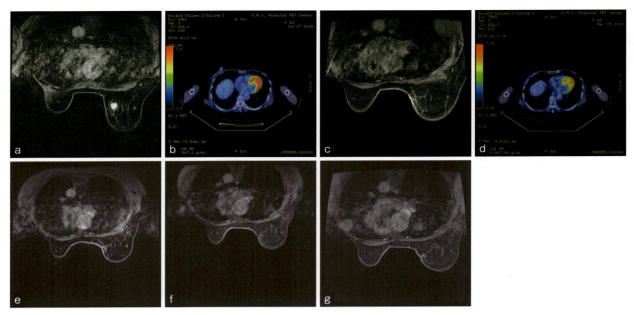

図 2 63 歳，右乳癌（cT1cN0M0）（症例 8）

a：KORTUC II 治療前の乳房造影 MRI 画像．A 領域に約 13mm の造影される領域を認める．
b：同時期の PET-CT 画像．右乳房に ^{18}F-FDG の異常集積を認める．しかし，KORTUC II 治療後には異常濃染・集積の消失を認め，良好な治療経過をたどっている（c：10 カ月後，d：18 カ月後，e：22 カ月後，f：34 カ月後，g：50 カ月後）．

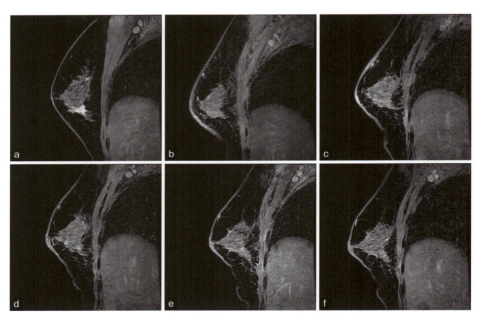

図 3 60 歳，右乳癌（cT1cN0M0）（症例 4）

a：KORTUC II 治療前の乳房造影 MRI 画像．D 領域に約 18mm の造影される領域を認める．
b：KORTUC II 治療後 5 カ月後の MRI 画像．造影された部分は指摘できなくなっている．その後も引きつづき良好な治療経過をたどっている（c：17 カ月後，d：29 カ月後，e：41 カ月後，f：53 カ月後）．

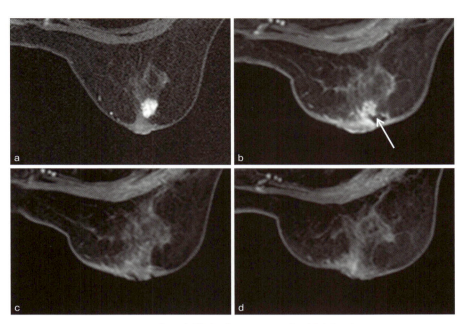

図4　59歳，右乳癌（cT1cN0M0）（症例18）

a：KORTUC II治療前の乳房造影MRI画像．E領域に約11mmの造影される領域を認める．
b：KORTUC II治療後6カ月後のMRI画像．縮小しているものの，引きつづき造影される領域を認め，腫瘍の残存を伺わせる（白矢印部）．
c：しかしながら，さらにその1年後に撮像したところ，造影される領域を認めることができず，腫瘍の消失が確認できた．
d：さらにその1年後（治療終了から30カ月後）に撮像したが，引きつづき異常造影される領域を認めていない．

の内部に含まれる腫瘤をより明瞭に描出することが可能である．また，MRIでは三次元的に病変を撮像することができるが，これにより様々な角度から病変の広がりを観察することが可能となる．水平断や矢状断は病変の位置がマンモグラフィと対比しやすく，皮膚や胸壁への浸潤の評価も容易であり，冠状断は乳腺内における腫瘍の位置（乳頭との位置関係）や横方向の広がり，担癌区域を把握しやすい．乳癌の乳管内進展は，乳腺内を三次元的に広がることから，多方向から観察できるという点は診断上非常に優位な点である[13,14]．乳癌に対する増感放射線療法KORTUC IIの臨床効果を確認するためには，非手術という点からどうしても画像を用いる必要があるが，局所診断をする際に乳房造影MRI検査は，広がり診断に優れている，高感度であるという点で他のモダリティと比較しても非常に有用であると考えられる．

これまで，当院において，「表在性の局所進行癌に対して過酸化水素の放射線増感作用を利用した放射線治療」として酵素標的・増感放射線療法KORTUCが開発され，その著しい抗腫瘍効果を証明した[1]．また，引きつづき「低濃度の過酸化水素とヒアルロン酸を含有する放射線増感剤の腫瘍内局注による増感・放射線治療／化学療法－皮膚や骨・軟部組織，乳房などの局所進行癌および転移リンパ節に対して」としてKORTUC IIが開発され[2〜4]，当院もしくは他院においても希望する患者に対して施行され，良好な経過，高い満足度を得ている[15,16]．しかしながら，全く新しい治療法であるため，これまで長期にわたる治療成績に関する報告はなかった．今回の調査では21症例中20例（95％）において，平均経過観察期間4年11カ月もの間にわたり，良好な治療効果が確認できた．この結果はこれまでの一般的なI／II期の乳癌患者の5年生存率と比較しても遜色ないものである[17]．一方で，造影MRI上で治療効果を認めるまでに平均で1年2カ月を要するという結果も出た．基本的に当科では放射線治療後3カ月から6カ月後に治療後最初のMRIを撮影しているが，今回の研究では21症例中7例においては最初のMRIでは腫瘍の残存を認め，2回目以降のMRIにおいて消失を認めるという結果であった．腫瘍を取り除いてしまう手術を行った患者とは異なり，KORTUCによる非手術での乳房温存治療を行った患者にとって治療後の経過は気になるものである．「この治療をするとどのくらい経ったら癌は消えるの？」という患者の質問に今回の研究は一つの答えとなり得るとい

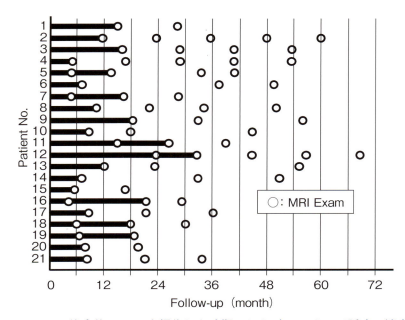

図5 各症例におけるKORTUC II治療後にMRIを撮像した時期, およびMRI上にて腫瘍の消失を認めるまでに要した期間

腫瘍の消失をMRI上で確認できるまでに要した期間を黒の棒線にて示しているが, 最長で2年8カ月, 最短で5カ月, 平均で1年2カ月を要した.

える.

かつて, 標準治療として君臨していたハルステッド手術から乳房温存療法がそれにとって代わったが, この美容を含めた術後のquality of life（QOL）を重視した治療への変換を推進したのは数々の臨床試験の結果であった. そしてできるだけ乳房を小さく切除するという治療法への流れを後押ししたのは, 乳房を残したいという女性達の願いであったことは明らかである. そしていまここに, 早期乳癌に関してはさらにその一段上の段階, 手術自体をしなくても治療が可能かどうかというところまで来ており, KORTUC IIのような非手術での乳房温存療法が広く行われるようになるべきであると我々は考えている. そのためにもMRIなどの画像診断によって腫瘍の消失時期を探り, 長期にわたる治療成績を調べ, 数多く臨床試験の結果を積み上げていくことは非常に重要なことであるといえる.

おわりに

高齢者や手術拒否の乳癌患者に対して行った酵素標的・増感放射線療法KOTRUC IIの臨床効果を乳房造影MRIを用いて経時的に検討し, 非常に良好な局所効果を証明し得た. これは, 初期乳癌に対しては, 非手術での乳房温存療法が可能になったということを示唆するものであると考える. 乳房MRIは乳癌の画像診断の中でも近年重要度を増しており, 簡便さという点ではやや難があるものの, 局所の評価に関しては他のモダリティと比較しても優れており, 乳癌に対するKORTUC IIの評価の手法としては非常に相性がいいと考える. KORTUC IIによる非手術での乳房温存療法が広く行われるようになるための一助となれるよう, これからもさらなる症例の集積を目指していく所存である.

■文　献

1) Ogawa Y, Ue H, Tsuzuki K, et al：New radiosensitization treatment（KORTUC I）using hydrogen peroxide solution-soaked gauze bolus for unresectable and superficially exposed neoplasms. *Oncol Rep* **19**：1389-1394, 2008
2) Ogawa Y, Kubota K, Ue H, et al：Development and clinical application of a new radiosensitizer containing hydrogen peroxide and hyaluronic acid sodium for topical tumor injection-a new enzyme-targeting radiosensitization treatment, KORTUC II（Kochi Oxydol-Radiation Therapy for Unresectable Carcinomas, Type II）. *Strahlenther Onkol* **183**（Sondernr. 2）：100-101, 2007
3) Ogawa Y, Kubota K, Ue H, et al：Phase I study of a new radiosensitizer containing hydrogen peroxide and sodium hyaluronate for topical tumor injection：A new

enzyme-targeting radiosensitization treatment, Kochi Oxydol-Radiation Therapy for Unresectable Carcinomas, Type Ⅱ (KORTUC Ⅱ). *Int J Oncol* **34**：609-618, 2009

4) 小川恭弘, 久保田　敬, 田所導子・他：酵素標的・超音波ガイド下での増感放射線療法 KORTUC Ⅱによる非手術でのⅠ, Ⅱ期乳癌乳房温存治療. 癌の臨床 **57**：279-294, 2011

5) Ogawa Y, Nishioka A, Inomata T, et al：Conservation treatment intensified with an anti-estrogen agent and CAF chemotherapy for stage Ⅰ and Ⅱ breast cancer. *Oncol Rep* **7**：479-484, 2000

6) Ogawa Y, Nishioka A, Inomata T, et al：Conservation treatment intensified with tamoxifen and CAF chemotherapy without axillary dissection for early breast cancer patients with clinically-negative axillary nodes. *Oncol Rep* **6**：801-805, 1999

7) 小川恭弘, 西岡明人, 刈谷真爾・他：cN1以上の乳癌患者に対するネオアジュバント治療効果の評価：特に腋窩リンパ節転移に関して. 臨放 **48**：1545-1553, 2003

8) 小川恭弘, 横田典和：乳房温存療法, 照射の順序. 臨放 **45**：1409-1413, 2000

9) Tokuhiro S, Ogawa Y, Tsuzuki K, et al：Development of a new enzyme-targeting radiosensitizer (KORTUC) containing hydrogen peroxide for intratumoral injection for patients with low linear energy transfer (LET) radioresistant neoplasms. *Oncol Lett* **1**：1025-1028, 2010

10) 日本乳癌学会編：科学的根拠に基づく乳癌診療ガイドライン②疫学・診断編2013年版, 金原出版, 東京, 187-190, 2013

11) Tozaki M, Igarashi T, Fukuda K：Positive and negative predictive values of BI-RADS-MRI descriptors for focal breast masses. *Magn Reson Med Sci* **5**：7-15, 2006

12) 日本乳癌学会編：科学的根拠に基づく乳癌診療ガイドライン②疫学・診断編2013年版, 金原出版, 東京, 183-186, 2013

13) 中村清吾：乳癌診療における乳腺MRIの役割. 日獨医報 **54**：16-21, 2009

14) 門澤秀一：乳腺MRIの撮像法. 日獨医報 **54**：27-37, 2009

15) 柏原賢一, 本田　力, 山下　孝：進行再発癌に対するKORTUC Ⅱ併用放射線治療のⅠ/Ⅱ相試験(クリニックにて). 癌の臨床 **57**：301-306, 2011

16) 猪俣泰典, 新保大樹, 吉川信彦・他：KORTUCが開く新しい世界－歴史的経緯をふまえて－. 癌の臨床 **57**：307-312, 2011

17) がん研究振興財団編：がんの統計'13, www.fpcr.or.jp/publication/pdf/gantoukei13.pdf, 2013

第2章 高知大学における酵素標的・増感放射線療法 KORTUC の臨床

6 乳癌に対する KORTUC 治療における増感剤局注時の酸素分布の超音波所見

久保田 敬　青山信隆　岩佐 瞳　小川恭弘

はじめに

　乳癌は現在わが国における女性罹患率第一位で，患者数が大変多い[1]．一方，その治療方法は外科的な切除が基本であるが，切除範囲を縮小した乳房温存療法が主流になっている[2,3]．ラジオ波熱凝固療法やMRガイド下集束超音波手術といった non-surgical ablation も近年開発がめざましく[4〜6]，治療後の乳房の美容・整容性に対する関心も高まっている．しかしながら，これらの治療は全身麻酔や使用機器が大変高価であるといった問題を抱えており，当然施行可能な施設も限られてくる．この様な社会的な背景の中で，安価で簡便な増感放射線治療，KORTUC (Kochi Oxydol Radiation Therapy for Unresectable Carcinomas) Ⅱを乳房温存治療に導入する必要性を感じた．本増感剤の開発理論・背景であり，その名称にも入っている切除不能な癌に乳癌は多くの場合，該当しない．したがって，患者の強い要望に応える形で高知大学医学部附属病院の倫理委員会の承認を受けた．さらに患者のインフォームドコンセントも十分に得て乳癌に対する KORTUC 治療をわれわれは行ってきた．本薬剤の効果発現機序，理論やその作製・使用方法は他章（第1章-1，第2章-1，2，3，5，7）に述べられているとおりである．乳癌に対する放射線外照射開始6回目から放射線治療終了まで週2回のペース（月曜と木曜を基本とする）で局所注入すると，腫瘍内が十分な高酸素状態に保たれることは他章（第1章-4や第2章-7）で述べられているとおりである[7]．このように比較的少ない注入回数で，放射線の効果を増加してくれるという大変重宝な本治療剤であるが，本薬剤を腫瘍病変に十分に満遍なく行き渡らせることができるかどうかで，治療の成否が左右されることと予測される．増感剤局所注入はエコー下で腫瘍の位置・広がりを確認しつつ行っている．腫瘍の中心に穿刺針先端が到達した状態で注入するとおおむね腫瘍全体および

その周辺に酸素ガスが拡がってくれることを経験した．しかし腫瘍が大きい場合には，適宜追加穿刺で針先の位置を変えて注入することで全症例に対応してきた．腫瘍の組織型・大きさ・形状や前治療の有無などが，本増感剤注入に影響するか症例を呈示して報告する．

1. 症　例

　検討したのは2010年9月〜2011年5月の間に乳癌（乳房）に増感剤併用放射線治療を行って，注入後のガス・酸素の拡がりが記録された10症例（全女性，平均年齢53.2歳，24〜68歳）である．症例の背景を表1，2に示す．TNM分類ではT1〜T3と大小様々で，リンパ節転移や遠隔転移を伴う症例もあった．T因子が大きい症例や転移のある症例では，それらの制御の為に抗癌剤治療も併用している．組織型は非浸潤性乳管癌と浸潤性乳管癌の中でも一般的な亜型と日常臨床でよくみる型である．局所再発症例2例以外は初回治療例であった．腫瘍の大きさ，すなわち触診のほかエコーや造影MRIによる形状，拡がりを参考にして，放射線治療前の抗癌剤治療を加えた．局所が特に大きい場合やリンパ節・遠隔転移例では，複数のレジメン抗癌剤治療を追加併用している（症例4，9）．同様に腫瘍の大きさに応じて放射線治療線量も増減している．用いた抗癌剤とレジメンは，EC：21日おき，エピルビシン 90mg/m² ＋シクロフォスファミド 600mg/m²，TC：21日おき，ドセタキセル 75mg/m² ＋シクロフォスファミド 600mg/m²，ドセタキセル単独：21日おき，ドセタキセル 60mg/m² であった．放射線照射は，1) 2.75Gy/回×16回＝44Gy（4MV・X線）に 3Gy/回×3＝9Gy（局所電子線のブースト）が基本だが，腫瘍が大きい場合，2) 2.75Gy/回×18回＝49.5Gy（4MV・X線）（症例9，10）であった．また局所再発の1症例（症例6）では，3) 4Gy/回

表1　患者背景1

症例	年齢	TNM	Stage	組織型	初回治療／局所再発（注）
1	63	T1N0M0	Ⅰ	硬癌	初
2	24	T1N0M0	Ⅰ	非浸潤性乳管癌	初
3	40	T2N0M0	ⅡA	乳頭腺管癌	初
4	50	T2N1M1	Ⅳ	硬癌	初
5	58	T1N0M0	Ⅱ	硬癌	局所再発（10年）
6	76	T1N0M0	Ⅰ	硬癌	局所再発（15年）
7	68	T2N0M0	ⅡA	硬癌	初
8	48	T1N0M0	Ⅰ	乳頭腺管癌	初
9	43	T3N1M0	ⅢA	充実腺管癌	初
10	62	T2N1M0	ⅡB	充実腺管癌	初

（注）（　）内は初発後再発までの期間

表2　患者背景2

症例	使用バイアル（本）	前抗癌剤（注1）	形状	腫瘍サイズ（mm）（注2）	照射線量（注4）
1	1	なし	単結節	16	①
2	1	なし	樹枝状	30	①
3	1	TC（4）	単結節	25 → 23	①
4	1	EC（9）＋DTX（6）	単結節	50 → 13	①
5	1	なし	単結節	11	①
6	1	なし	単結節	9	③
7	1	EC（4）	単結節	21 →（注3）	①
8	1	なし	単結節	13	①
9	2	DTX（4）＋EC（7）	単結節	100 → 45	②
10	1	切開生検＋EC（4）	多結節	乳腺全体 → 0	②

注1：EC＝21日おき，エピルビシン＋シクロフォスファミド，TC＝21日おき，ドセタキセル＋シクロフォスファミド，ドセタキセル＝21日おき，ドセタキセル単独．　注2：放射線治療前に抗癌剤治療した場合，抗癌剤治療前後の造影MRI上で計測した腫瘍径を矢印で記載．　注3：抗癌剤治療後の造影MRIが非施行．　注4：① 2.75Gy/回×16回（4MV X線，合計44Gy）＋3Gy/回×3（電子線9Gy：局所），② 2.75Gy/回×18回（4MV X線，合計49.5Gy），③ 4Gy/回×6回（局所電子線，24Gy）．

×6＝24Gy（局所電子線）と減量している．なお，局所再発の1症例（症例5）では，前回の治療に放射線照射していないので，1）の方法で照射が行われている．増感剤は他章に記述（第1章-1，第2章-1〜3）されているように3％過酸化水素0.5m*l*（健栄製薬）を1％ヒアルロン酸（2.5m*l*）（生化学工業）に少量の局所麻酔剤を投与直前に加えて，エコー画像モニター下で23G注射針にて穿刺・局所注入した．

発生したガス（酸素）の高エコー像がエコー上の腫瘍影全体（今回の症例は全例低エコー腫瘍であった）に拡がった後にさらに腫瘍影の外側2cm以上に拡がることを目標として緩徐に注入した．第1回穿刺時に腫瘍の中心に針先を進めたが，ガス像の拡がりが不十分な部位を適宜探索して追加穿刺を加えている．増感剤の使用量は基本的に1本だが，腫瘍が最も大きかった症例9のみ2本使用を必要とした．腫瘍の

範囲を正確に把握していることが不可欠であるので，エコー画像描出の為のプローブ操作は日本超音波医学会専門医，指導医または，日常指導医とともに超音波検査を担当している医師合計1～3人が毎回任に就いた．また，これら超音波検査担当医と放射線治療医が事前にエコー画像を含めて，MRIやPET-CTも参照して，腫瘍の拡がりを見落とさないようにした．そして，腫瘍の穿刺は超音波担当医が把持したプローブの横から放射線治療医が刺入して行った．

1. 腫瘍の形状

一般に腫瘍の形状が，単結節型であると温存手術の結果，切除断端陰性（切除標本の辺縁部に癌細胞がみられない状態）になるが，多結節状や樹枝状の不整形だと断端陽性（同癌細胞がみられる状態）になりやすく，また全乳腺切除などのより拡大した切除範囲が必要と判断される傾向にある[8]．増感剤注入時もこの点に注意する必要性が予測される．症例2と10は後者の複雑な形状であったが，それ以外は全て単結節状であった．

2. 結果：注入後のガスの拡がり

エコーで観察した増感剤注入の成功すなわち，腫瘍全体，さらにその周囲2cm以上のガスの拡がりは全10症例で達成されている．

3. 結果：症例供覧

全例で注入に成功していることより病理組織型（硬癌，乳頭腺管癌など）は，増感剤注入の成否に何ら影響していない．また，放射線治療前の抗癌剤治療をしていると腫瘍が柔らかくなって注入が容易になるのかもしれない．一方，逆に反応性に炎症細胞が浸潤したりすることで，注入が難しくなる可能性もあると思われる．しかし，これも影響していない．年齢や局所再発なのか，初回の治療であるかも注入成否と無関係なようであった．やはり，腫瘍のサイズや形態が最も影響しそうであるが，それも無関係であった．今回は，全例で注入に成功しているので，注入成否の影響因子は導かれないが，最もそれに影響しそうな腫瘍サイズと腫瘍形態に注目，症例を分類して，推測した難易度別に症例を供覧する．今回は，腫瘍サイズを直径20mmで大小に分類しておく．

1) 最も注入が容易な群（小腫瘍且つ単結節型）

症例1,5,6および8が該当する．症例1を呈示する（図1）．

2) 最も注入が困難な群（大腫瘍且つ多結節または樹枝状な形態の腫瘍）

症例2および10が該当する．ただしこの様な場合一般的に前抗癌剤治療がなされると推測される．症例2は，非浸潤性乳管癌なので，抗癌剤治療されていない（図2）．症例10は，他医院で切開生検されたが，MRIでは乳房全体が多結節な腫瘍で侵されていた．しかし，抗癌剤治療（EC）で，いわゆるCR状態であった（図3）．穿刺に超音波専門医と放射線治療医が関わるような万全の体制が功を奏したのかどうかは不明な結果である．

3) 中間の注入難易度群（大腫瘍で単結節型）

症例3，4，7および9が該当する．超音波専門医・放射線治療医が参加する万全の穿刺体制が奏功して

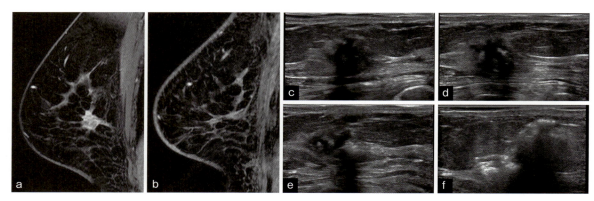

図1 症例1：63歳，女性，浸潤性乳管癌（硬癌）

a：治療前の造影MRI．b：治療後9カ月の造影MRI．c～f：増感剤注入時の超音波（注入前から注入終了時まで経時的に表示）．治療前は16mmの腫瘍（a）が増感放射線治療後は消失している（b）．増感剤の注入により腫瘍内から外にかけて，ガスが拡がっていく様が良く判る（c～f）．小さい単結節型の腫瘍は，抗癌剤前治療無しでも，容易に増感剤を注入可能な傾向にあった．

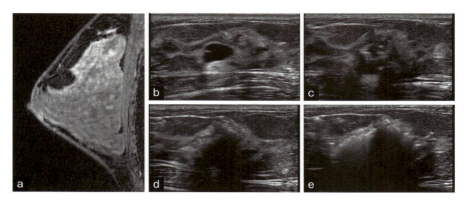

図2 症例2：24歳，女性，非浸潤性乳管癌

a：治療前造影MRI．b〜e：増感剤注入時の超音波（注入前から注入終了時まで経時的に表示）．腫瘍が乳房上部に広く，樹枝状に分布している（a）．超音波でも非浸潤性乳管癌にみられる斑状低エコー域に対して増感剤を注入することにより，腫瘍の周辺に広く酸素ガスが分布した（b〜e）．

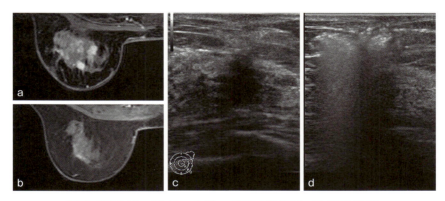

図3 症例10：62歳，女性，浸潤性乳管癌（充実腺管癌）

a：造影MRI（抗癌剤治療前），b：造影MRI（抗癌剤治療後，増感放射線治療前），c, d：おのおの増感剤注入前と終了後の超音波．他院で切開生検を受けたが，MRIを撮影すると乳腺全体を占める腫瘍の造影がみられた（a）．抗癌剤治療（4回のEC療法）で腫瘍は消失した（b）．超音波では，腫瘍がみられた（c）ので，同部位に増感剤を無事注入成功できた（d）．多結節，びまん性に広がる腫瘍でも抗癌剤の効果も利用して治療（増感剤注入）を成功できたと考える．

いる様な印象はあるが，全4症例ともに放射線治療前の抗癌剤投与で腫瘍を縮小させていることも増感剤注入成功に貢献している可能性が高い．症例4を呈示する（図4）．

2. 考　察

増感放射線治療KORTUCの成否の鍵を握る1つの要因として，増感剤注入時に薬剤を腫瘍全体，さらにより広い範囲に分布，行き渡らせることが考えられる．もちろん，エコーガイドでの注入であるので，不足している部分に追加穿刺をすることは当然である．注入の難易度を上げる要因としては，まず腫瘍が巨大であることと，その形態が複雑な不整形であることが考えられたが，今回の検討では，そういった場合でも注入は成功可能であった．乳房温存手術を成功させる為にも術前化学療法が用いられている[9]のと同様に，大きな腫瘍に対して放射線治療前の抗癌剤を用いて，腫瘍を縮小させたことも注入成功の大きな要因と推察する．また，一定の症例に対して術前あるいは，術後の抗癌剤治療を行うことは，生命予後の向上にも貢献[9]するので，乳房に対する外科的治療と同様に局所制御を目的とする増感放射線治

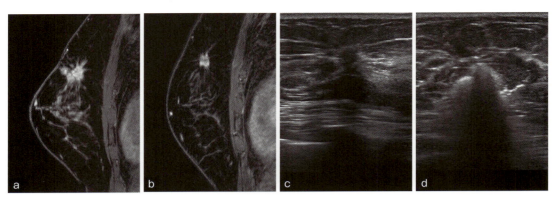

図4 症例4：50歳，女性，浸潤性乳管癌（硬癌）

治療前の抗癌剤治療施行前（a）および施行後（b）の造影MRIにて不整形な腫瘍は長径50mmから13mmに縮小した．増感剤注入時の超音波（c）にて，容易に腫瘍の周辺までガスを分布させることができた（d）．

療に抗癌剤を併用することは，生命予後の観点からも理に適っているはずである．乳癌治療を集学的に行う姿勢を崩すべきではないと考えている．

これまでの経験からは，超音波専門医の資格を持つなど，十分な見識を持った医師が最善を尽くす限りは，増感剤注入の成功は間違いないと推察しているが，なお，患者の年齢や腫瘍の組織型等の因子が影響しないかをこの先も注視していく必要がある．

腫瘍穿刺のモニターは一般に超音波，エコーガイドが簡便，安価にして確実と考える．X線CTやマンモグラムと違って被曝がないことは元より，MRIのように造影剤を必要としないことは，放射線治療中おおむね6回も穿刺をすることに対応性が高い．また，装置の稼働や費用面でも，多くの一般検査の合間に本治療にそれらX線CTやMRIを導入するのは，非現実的な筈である．また，超音波装置を用いるに当たっては，医師が事前に十分習熟しているのと同等に十分な性能の装置を使用して，装置の調節も怠らないようにしなくてはならない．乳腺超音波検査の方法や所見の解釈，取扱いに関しては，日本超音波医学会や日本乳腺甲状腺超音波診断会議のガイドライン等で，統一，紹介されているので，参照するとよい[10]．

装置のリアルタイム性や費用面など医療資源的面からみて超音波が穿刺のガイド，モニタリングに最適であることは以上のとおりである．さらに超音波検査の乳癌病巣検出能力が高いことも使用の前提を満たしている筈である．超音波もAmerican College of Radiologyにより所見用語の統一の為のBI-RADS for Ultrasoundが作成され[11]，良悪性の十分な鑑別能力があることより，日本乳癌学会のガイドラインでも乳腺腫瘍の良悪鑑別に超音波を用いることが推奨されている[12]．また，特にいわゆる高密度乳腺の場合にマンモグラフィーと比較して乳癌の検出性が高いことはよく知られている[13]．健診でも散発的に乳癌検出の有効性が示されているが，厚生労働省のプロジェクトとしても乳癌検診における有効性検証の為の比較試験（J-START）が進行している[14]．いわゆる腫瘍を形成する一魂になった病変の範囲，サイズ評価には日本乳癌学会でも超音波が推奨されている[12]．しかし，腫瘤を形成しない様な，小さい病変が問題として考えられる．超音波にもそれに対応した所見用語があるように，ある程度の検出性はある筈である[10]．しかし，乳癌の拡がり診断や多発乳癌の検出に対しては，日本乳癌学会の推奨では，造影MRIが指定されている[12]．造影MRIは，超音波に勝る乳管進展や小病変の検出能力があるとも考えられていることより，穿刺のガイドには超音波を用いるとしても，事前に造影MRIを十分に参照して，僅かな病変も討ち漏らさない努力を心掛けるべきと考えている[15]．

まとめ

超音波ガイドで乳癌に対する増感放射線治療KORTUCの局注を行ったところ，全症例で十分に腫瘍範囲に酸素ガスを拡げることが可能であった．穿刺に際しては，超音波検査に十分精通した医師が参加することで，万全の体制を期すとともに，日々進歩する診断装置や治療方法も参考にして，より確実な穿刺で，増感放射線治療KORTUCによる乳癌治療を成功させて，社会に貢献することを今後も心掛けていく．

■文　献

1) 独立行政法人，国立がん研究センターがん対策情報センター，がん情報サービス・ホームページ．http://ganjoho.jp/public/statistics/pub/statistics01.html
2) Fisher B, Anderson S, Bryant J, et al：Twenty-year follow-up of a randomized trial comparing total mastectomy, lumpectomy, and lumpectomy plus irradiation for the treatment of invasive breast cancer. *N Engl J Med* **347**：1233-1241, 2002
3) Ogawa Y, Nishioka A, Inomata T, et al：Conservation treatment intensified with an anti-estrogen agent and CAF chemotherapy for stage I and II breast cancer. *Oncol Rep* **7**：479-484, 2000
4) Schmitz AC, Gianfelice D, Daniel BL, et al：Image-guided focused ultrasound ablation of breast cancer：current status, challenges, and future directions. *Eur Radiol* **18**：1431-1441, 2008
5) Jolesz FA：MRI-guided focused ultrasound surgery. *Annu Rev Med* **60**：417-430, 2009
6) Manenti G, Bolacchi F, Perretta T, et al：Small breast cancers: in vivo percutaneous US-guided radio-frequency ablation with dedicated cool-tip radiofrequency system. *Radiology* **251**：339-346, 2009
7) Tokuhiro S, Ogawa Y, Tsuzuki K, et al：Development of a novel enzyme-targeting radiosensitizer (KORTUC) containing hydrogen peroxide for intratumoral injection for patients with low linear energy transfer-radioresistant neoplasms. *Oncol Lett* **1**：1025-1028, 2010
8) Murata Y, Ogawa Y, Yoshida S, et al：Utility of initial MRI for predicting extent of residual disease after neoadjuvant chemotherapy：analysis of 70 breast cancer patients. *Oncol Rep* **12**：1257-1262, 2004
9) Wolmark N, Wang J, Mamounas E, et al：Preoperative chemotherapy in patients with operable breast cancer：nine-year results from National Surgical Adjuvant Breast and Bowel Project B-18. *J Natl Cancer Inst Monogr* **30**：96-102, 2001
10) 日本乳腺甲状腺超音波診断会議：乳房超音波診断ガイドライン・改訂2版，南江堂，東京，2008
11) American College of Radiology. BI-RADS：ultrasound, 1st ed. In：Breast imaging reporting and data system：BI-RADS atlas, 4th ed. Reston VA：American College of Radiology 2003
12) 日本乳癌学会：科学的根拠に基づく乳癌診療ガイドライン4 検診・診断，金原出版，東京，2008
13) Berg WA, Gutierrez L, NessAiver MS, et al：Diagnostic accuracy of mammography, clinical examination, US, and MR imaging in preoperative assessment of breast cancer. *Radiology* **233**：830-849, 2004
14) 「乳がん検診における超音波検査の有用性を検証するための比較試験」（J-START）ホームページ http://www.j-start.org/
15) Van Goethem M, Schelfout K, Dijckmans L, et al：MR mammography in the pre-operative staging of breast cancer in patients with dense breast tissue：comparison with mammography and ultrasound. *Eur Radiol* **14**：809-816, 2004

第2章 高知大学における酵素標的・増感放射線療法 KORTUC の臨床

7 乳癌に対する KORTUC 治療における増感剤局注後の酸素分布の CT 所見

林 直弥

はじめに

現在，癌の放射線治療には主に直線加速装置リニアアクセラレータ（リニアック）が使用されている．リニアックを使用した X 線および電子線は低 linear energy transfer（LET）放射線であり，細胞内の DNA に対して直接損傷を与える直接効果はその放射線効果のうち約3分の1程度にとどまる[1]．したがって，リニアックの放射線効果のほとんどは水の放射線分解によって生じるラジカル作用としての間接効果によるものであるといえる．間接効果とは生体内の水分子が放射線照射を受けることで分解され，生成されたヒドロキシルラジカルなどのフリーラジカルが DNA や細胞内小器官を損傷させることにより生じる効果である．ただし，間接効果は，腫瘍内の酸素分圧と抗酸化酵素であるペルオキシダーゼ／カタラーゼの存在という2つの要素に大きな影響を受ける．酸素分子は2個の不対電子をもつバイラジカルであり，高い電子親和性を持つため，放射線照射の間接効果によって生じたラジカルを化学固定する．そのため，酸素の存在によって放射線照射で生じたラジカル同士の再結合は減少し，ラジカルによる損傷が増加する．また，ラジカルの最終産物として生じる過酸化水素はリソソームにとりこまれ，フェントン反応によってリソソーム膜の透過性が亢進し，リソソーム由来のアポトーシスを引き起こす．しかし，抗酸化酵素であるペルオキシダーゼ／カタラーゼが存在すれば，過酸化水素を分解する一方，自らも分解されて酸素と水になる．つまり，過酸化水素の効果を打ち消すこととなる．低 LET 放射線に抵抗性をもつ腫瘍は低酸素状態であり，かつ抗酸化酵素のペルオキシダーゼ／カタラーゼを多く含んでいるため，その放射線効果は3分の1程度にまで減少するといわれている．

そこで，われわれは腫瘍の部分に酸素を発生させると同時に抗酸化酵素を分解するオキシドール[2~4]と，酸素分圧を保持させる効果をもつヒアルロン酸ナトリウム[5]を加えた増感剤を腫瘍に局所注射して照射を行う，酵素標的・増感放射線療法 Kochi Oxydol-Radiation Therapy for Unresectable Carcinomas, Type II（KORTUC II）を用いた非手術での乳房温存療法を行っている．

KORTUC II の有用性については理論上，ならびに臨床上において過去の実験および治療効果が示すように確実なものといえる[6]．しかし，この治療を行うにあたって最も重要かつ前提条件となるのが，増感剤を局所注射する際に腫瘍全体にいかに均一に行き渡らせることができるかという点にある．現在，高知大学医学部附属病院では超音波ガイド下に週2回のペースで増感剤の局所注射を行っている．そして，2回目もしくは3回目の局所注射から約3時間後に酸素分布の確認のために Computed Tomography（CT）の撮像を行っている．そこで，増感剤の局所注射後の CT 画像により，腫瘍内に酸素の気泡がどのように分布しているかを評価することを目的とした研究を行った．本研究により腫瘍が低酸素状態を克服していることを確認することができると考えられる．

1. 対象と方法

1. 乳癌に対する KORTUC II スケジュール

放射線治療は Pinnacle³ を用いて治療計画を行い，リニアック 4MV もしくは 6MV X 線を用いて行った．従来の当院の方法に従って，接線非対向照射にて，1日 2.75Gy×週5回で総線量 44Gy の寡分割照射を行い，X 線照射の最後の3回に，1回 3Gy の電子線ブースト照射を併用して行った[7~10]．照射開始から1週間程度は通常の照射を続け，その後，超音波ガイド下に週2回（月，木）のペースで増感剤（0.5% 過酸化水素＋0.83% ヒアルロン酸ナトリウム）の局注を腫瘍内に微細な気泡が均一に分布することを目標として放射線治療前に行った．なお，注射には 23G 針を用い，1% キシロカインを少量使用した．また，過酸化水素は院内製剤の 0.5ml 入りのバイアルを用いた．増感剤局注の開始時期は，放射線治療

表1 KORTUC Ⅱのスケジュール例

列1	月	火	水	木	金
第1週	2.75Gy 照射	2.75Gy 照射	2.75Gy 照射	2.75Gy 照射	2.75Gy 照射
第2週	増感剤1本 局注 2.75Gy 照射	2.75Gy 照射	2.75Gy 照射	増感剤1本 局注 2.75Gy 照射	2.75Gy 照射
第3週	増感剤1本 局注 2.75Gy 照射 CT 撮影	2.75Gy 照射	2.75Gy 照射	増感剤1本 局注 2.75Gy 照射 電子線 3Gy 照射	2.75Gy 照射 電子線 3Gy 照射
第4週	増感剤1本 局注 2.75Gy 照射 電子線 3Gy 照射				

の予定線量の3分の1まで達した時点を基準とし，6回目の放射線照射前から局注を開始した．これは局注による腫瘍内圧の上昇により，腫瘍細胞のリンパ管・血管への流入増加の可能性が想定されるためである．増感剤により発生する酸素の分布確認のためのCTの撮影は，2回目もしくは3回目の増感剤局注後に行った．表1に患者のKORTUC Ⅱのスケジュール例を示す．

2. 対象患者

2011年4月から2013年3月までにKORTUC Ⅱにて治療を行った10例を対象に検討を行った．対象患者の一覧を表2に示す．

3. 研究方法

本院放射線科の医師による読影レポートおよび著者による観察をもとに増感剤局注後のCT画像における酸素分布の評価を行った．

発生したのが酸素であることを確認するために5mm厚に再構成したCTの2D画像を用いてCT値の測定を行った．CT値とは生体組織の減弱係数の値を水を0，空気を−1,000とした相対値で表したもので，単位はHounsfield unit（H.U.）である[11]．

酸素分布の評価にはCTの5mm厚に再構成した2D画像および1mm厚から再構成した3D画像を用いた．また，治療開始前の乳腺Magnetic Resonance Imaging（MRI）の造影後3D画像の水平断，矢状断，冠状断におけるMaximum Intensity Projection（MIP）画像と増感剤局注後のCT画像の3断面における再構成画像において比較も行った．

CTの撮像法を以下に示す．装置はTOSHIBA社製のAquilion TSX-101Aを使用し，仰臥位にて撮

表2 対象患者

Case	Age/Gender	TNM/Stage	Localization
1	61/F	T2N1M0/stage ⅡB	右B
2	48/F	T4cN1M0/stage ⅢB	左C
3	70/F	T2N0M0/stage ⅡA	左C/D
4	41/F	T2N3M0/stage ⅢC	左B/D
5	39/F	T1cN0M0/stage Ⅰ	左C'
6	38/F	T2N1M0/stage ⅡB	左A/C
7	50/F	T2N1M0/stage ⅡB	右A/C
8	51/F	T2N0M0/stage ⅡA	右D
9	54/F	T1cN0M0/stage Ⅰ	左A
10	56/F	T3N1M0/stage ⅢA	左C

表3 結果一覧

症例	酸素分布の評価
1	分布良好
2	分布良好
3	乳頭方向への実質部位に酸素が分布している
4	分布良好
5	以前結節が見られた部位に酸素が分布している
6	腫瘍中心部に酸素が分布している
7	既知の腋窩リンパ節や局所病変部位およびその周囲に酸素が分布している
8	B, D領域に酸素が分布している 腫瘍内部にも酸素が分布している
9	病変部位およびその周囲に酸素が分布している
10	病変部位およびその周囲に広く酸素が分布している リンパ節に見られた結節の部位にも広く酸素が分布している

像した．撮影条件は 120kV，ヘリカルピッチ 23，real EC 設定で SD8.0，1mm × 16 列で収集した．

2. 結　果

今回の検討で対象とした 10 例のすべてにおいて，増感剤局注後 CT 画像上腫瘍内部もしくはその近傍に酸素の分布を確認することができた．結果の一覧を表3に示す．

発生しているのが酸素であるのを確認するために，CT の 5mm 厚 2D 再構成画像を用いて CT 値の測定を行った．結果を図1に示す．

左乳房内に発生している酸素部分と健側である右乳房の乳腺部の CT 値を比較した．左乳房では最小値 -874，最大値 -172，平均値が -457.2 であった．対して健側である右乳房では最小値 -7，最大値 70，平均値が 28.7 であった．

CT の 5mm 厚 2D 再構成画像および 1mm 厚から 3D 再構成を行った組織画像で酸素の分布状態を確認した．

症例 2 における CT の 3D 再構成を行った組織画像を図2に示す．この図の矢印部分が酸素を示している．増感剤局注後に左乳房内に酸素が分布している様子が分かる．また，治療開始前の乳腺 MRI 画像と CT の再構成画像との比較を図3に示す．腫瘍周辺にあたる範囲を中心に酸素が広く分布しているのが確認できる．

画像は左から水平断像，矢状断像，冠状断像となっている．MRI 画像の矢印の部位は腫瘍部分を示しており，CT 画像の矢印の部位は酸素が発生していることを示している．MRI 画像と対応した部位に CT 画像で酸素が発生しているのが分かる．

症例 6 における CT の 3D 再構成を行った組織画像を図4に示す．この図の矢印部分が酸素を示している．増感剤局注後に左乳房内に酸素が分布している様子が分かる．また，治療開始前の乳腺 MRI 画像と CT の再構成画像との比較を図5に示す．腫瘍内または腫瘍周辺にあたる範囲に酸素が分布している

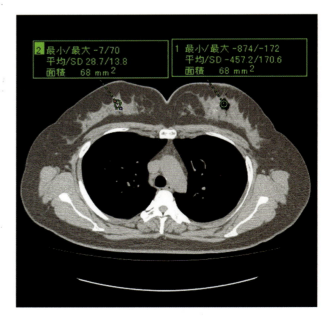

図1　CT 値の測定結果

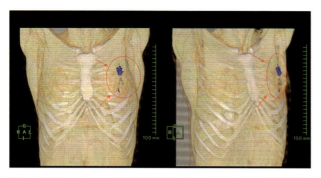

図2 症例2における増感剤局注後のCTの3D組織画像
矢印で示している部位は酸素が発生していることを示している．左乳房内に酸素が発生していることが分かる．

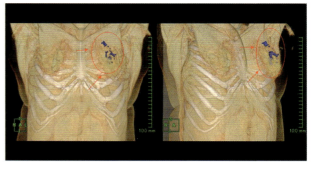

図4 症例6における増感剤局注後のCTの3D組織画像
矢印で示している部位は酸素が発生していることを示している．左乳房内に酸素が発生していることが分かる．

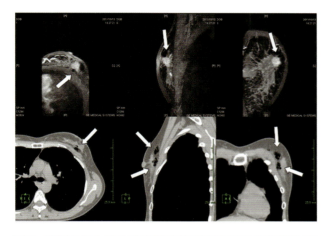

図3 症例2における治療開始前の乳腺MRIの造影後3D画像におけるMIP画像の3断面と増感剤局注後のCT再構成画像の3断面

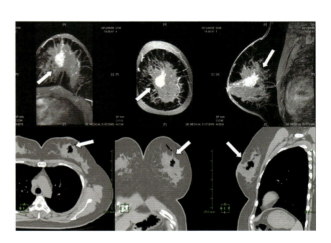

図5 症例6における治療開始前の乳腺MRIの造影後3D画像におけるMIP画像の3断面と増感剤局注後のCT再構成画像の3断面

のが確認できる．

図3と同様に画像は左から水平断像，矢状断像，冠状断像となっている．MRI画像の矢印の部位は腫瘍部分を示しており，CT画像の矢印の部位は酸素が発生していることを示している．MRI画像と対応した部位にCT画像で酸素が発生しているのが分かる．特にこの症例では腫瘍内部に酸素が分布しているのがわかる．

3. 考 察

組織とCT値との関係を表4に示す．空気のCT値は-1,000であるが，左乳房内の酸素部分の平均値は-457.2であった．これはCT画像が5mm厚の画像であり，発生した酸素のみでなく部分容積効果によって乳腺部も含んだため数値が上昇したものと考えられる．しかし，最低値が-874であることなども加えて総合的に判断すると，発生しているのが気体であるといえる．過去の実験より，増感剤を局注して発生する気体は酸素であることが確かめられている．よって，CT画像上で確認できた気体は酸素であるといえる．

現在の放射線治療で用いられている低LET放射線の効果のうち約3分の2は，生体内・細胞内の水分子の放射線分解による，間接作用とされている．したがって，腫瘍組織内に酸素が存在しなければその放射線効果は約3分の1にまで減弱する．今回用いた10症例は，すべて腫瘍内部もしくは腫瘍周辺に増感剤局注後の酸素の分布が確認できた．しかし，酸素の分布は確認できたが，はたしてこれによって十分に腫瘍が低酸素状態を克服できているといえるのだろうか．

過去の研究では，増感剤である0.5％過酸化水素＋

表4 CT値一覧

組織	CT値 (H.U.)
骨	400〜1,000
軟部組織	40〜80
血液	30〜50
水	0
脂肪	-100〜-60
肺	-800〜-900
空気	-1,000

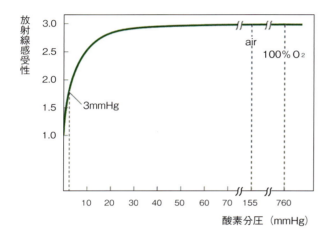

図6 酸素分圧と放射線感受性の相対値

0.83%ヒアルロン酸ナトリウムを腫瘍内部に局注後，腫瘍内部の酸素分圧は1時間後に約1,500mmHg，24時間後に約90mmHgになったと報告している[12]．酸素分圧と放射線感受性の相対値の関係を図6に示す．図6より，放射線感受性が低下するのは20〜30mmHg程度まで酸素分圧が低下したときである事がわかる．過去の研究で報告した増感剤局注後の酸素分圧は24時間後でもこの値を大きく超えており，低酸素状態を十分に克服しているといえる．したがって，週5回の照射であれば月曜日の増感剤局注によって月曜日，火曜日，水曜日の照射を，木曜日の増感剤局注によって木曜日，金曜日の照射を腫瘍の放射線感受性を低下させることなく行うことができるのである．

結　語

今回の結果には2点大きな価値があったといえる．1点目は，増感剤局注後CT画像において酸素の発生が確認できた点である．KORTUC IIにおいて増感剤の効果により，放射線抵抗性の癌に対して抗酸化酵素であるペルオキシダーゼ/カタラーゼを失活させて，かつこれにより酸素を発生させることで腫瘍の放射線抵抗性を改善させるという基礎理論が証明できた．2点目は，酸素の分布状態が確認でき，超音波ガイド下での増感剤局注である本法が非常に正確性の高い方法であると証明できた点である．いかに均一に増感剤ならびにそれによって発生する酸素を腫瘍および腫瘍周辺に分布させるかということがKORTUC IIで治療効果を得るための大変重要な要因である．そのため，本法の正確性を確認できたことはKORTUC IIによる乳癌治療において大変重要なことであったといえる．

また，先ほど示した増感剤局注後CT画像で分かるように，増感剤の局注によって発生した酸素は塊のような形態で分布している．しかし，増感剤局注時には超音波画像上は腫瘍内部もしくは腫瘍周辺に微細な酸素の泡が広く存在している．これは増感剤局注後に時間の経過とともに微細な酸素の泡が比較的圧の低い部分に集合していって塊のような形状に変化していることを示している．そのため，CT画像上で少しの酸素の塊が腫瘍内部に存在しているだけの場合には，一見低酸素状態の改善には不十分であるように見受けられる．一部のみ酸素分圧が改善しただけでは，腫瘍全体としては放射線抵抗性の改善には至っていないようにみえるかもしれない．しかし，放射線抵抗性となる腫瘍の酸素分圧は3〜5mmHg以下と非常に低い．そのため，先ほど述べたように，画像でみられたような酸素分布であっても増感剤局注後24時間でその数値を大きく超えた酸素分圧が得られていることが過去の実験からすでに分かっている．また，KORTUC IIは，増感剤によって抗酸化酵素であるペルオキシダーゼ/カタラーゼを失活させることができる特徴をもつため，酸素分圧の上昇による治療効果の改善効果は十分大きなものであるといえるのである．

人体の腫瘍内に酸素を発生させていることを示した論文は今まで発表されていない．KORTUC IIにおいて腫瘍内および腫瘍周辺に酸素が存在している様子を示すことができたのは大変有益なことであると考えられる．

■文　献

1) Hall EJ ed：The oxygen effect and reoxygenation，(in) Radiobiology for the Radiologist，5th ed. JB Lippincott Co.，Philadelphia，91-111，2000
2) Ogawa Y, Takahashi T, Kobayashi T, et al：Mechanism of apoptotic-resistance of human osteosarcoma cell line HS-Os-1 against irradiation. *Int J Mol Med* **12**：453-458，2003
3) Ogawa Y, Takahashi T, Kobayashi T, et al：Apoptotic-resistance of the human osteosarcoma cell line HS-Os-1 to irradiation is converted to apoptotic-susceptibility by hydrogen peroxide：a potent role of hydrogen peroxide as a new radiosensitizer. *Int J Mol Med* **12**：845-850，2003
4) Ogawa Y, Takahashi T, Kobayashi T, et al：Immunocytochemical characteristics of human osteosarcoma cell line HS-Os-1：Possible implication in apoptotic resistance against irradiation. *Int J Mol Med* **14**：397-403，2004
5) 明間　陵，都築和宏，德廣志保・他：過酸化水素腫瘍内局注による放射線増感効果のマウス移植腫瘍を用いた実験的検討 – ヒアルロン酸添加の有用性について –. 臨床放射線 **54**：1683-1688，2009
6) Ogawa Y, Kubota K, Ue H, et al：Phase I study of a new radiosensitizer containing hydrogen peroxide and sodium hyaluronate for topical tumor injection：a new enzyme-targeting radiosensitization treatment, Kochi Oxydol-Radiation Therapy for Unresectable Carcinomas, Type II (KORTUC II). *Int J Oncol* **34**：609-618，2009
7) Ogawa Y, Nishioka A, Inomata T, et al：Conservation treatment intensified with an anti-estrogen agent and CAF chemotherapy for stage I and II breast cancer. *Oncol Rep* **7**：479-489，2000
8) Ogawa Y, Nishioka A, Inomata T, et al：Conservation treatment intensified with tamoxifen and CAF chemotherapy without axillary dissection for early breast cancer patients with clinically-negative axillary nodes. *Oncol Rep* **6**：801-805，1999
9) 小川恭弘，横田典和：乳房温存療法，照射の順序．臨床放射線 **45**：1409-1413，2000
10) 小川恭弘，西岡明人，刈谷真爾・他：cN1以上の乳癌患者に対するネオアジュバント治療効果の評価 – 特に腋窩リンパ節転移に関して –. 臨床放射線 **48**：1545-1553，2003
11) 高橋信次 編著：図解 コンピュータ断層法（改訂新版），秀潤社，東京，27-30，1983
12) Tokuhiro S, Ogawa Y, Tsuzuki K, et al：Development of a novel enzyme-targeting radiosensitizer (KORTUC) containing hydrogen peroxide for intratumoral injection for patients with low linear energy transfer-radioresistant neoplasms. *Oncology Letters* **1**：1025-1028，2010

第 2 章 高知大学における酵素標的・増感放射線療法 KORTUC の臨床

8 局所進行膵臓癌に対する開創増感照射（KORTUC-IOR）

西岡明人　刈谷真爾　片岡優子　宮武加苗　田所導子　濱田典彦　久保田 敬　小川恭弘

はじめに

われわれは，放射線抵抗性の骨肉腫細胞株（HS-Os-1）や前立腺癌細胞株（PC-3）を用いた実験的検討から，過酸化水素が抗酸化酵素を標的としてその作用を阻害すると同時に局所に酸素を供給することにより，強い放射線増感作用を発揮することを発見した[1,2]（図1）．その実験的検討結果をもとに現在われわれは，過酸化水素含有ヒアルロン酸を増感剤として用いる放射線治療，すなわち酵素標的増感放射線療法（Kochi Oxydol-Radiation Therapy for Unresectable Carcinomas（KORTUC））を，本学倫理委員会の承認を得た臨床治験として，乳癌や肝癌，転移性のものを含めたその他の表在性癌に対して実施している[3〜5]．

ところで，2002年の世界的な癌統計をみてみると，膵癌は13番目の発生頻度にもかかわらず死亡数は8番目に多い癌となっており，膵癌，特に進行膵癌の予後は決して良くはない[6]．膵癌全体の予後は5年生存率で5％以下であり[7]，手術不能の局所進行膵癌の中間生存期間は8〜10カ月と言われている[8]．

これらのことを踏まえて，今回は局所進行手術不能膵癌（IVa期膵癌）に対して，術中照射（intraoperative radiotherapy；IOR）にこの過酸化水素含有ヒアルロン酸を増感剤として用いた開創増感照射（KORTUC-IOR）の安全性と有効性について検討したので報告する．

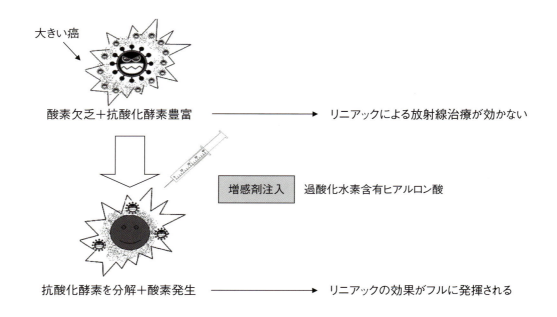

図1　酵素標的増感放射線療法（KORTUC）の概要

1. 対象と方法

対象は2008年2月から20010年9月までの2年8ヵ月間にKORTUC-IORにて治療を行った12症例である。内訳は全例IVa期の手術不能局所進行膵癌で，いずれも開腹手術を含めた検索で病期が確定された症例である。性別は男性が5例で，女性が7例，年齢は58歳から79歳で，平均69.2歳であった（表1）。また，いずれの症例も本学の倫理委員会にて承認されたプロトコールに従い，文書による説明と同意がなされた症例である。

KORTUC-IORは，まず手術室にて開腹手術を行い，腫瘍部を可能な限り露出させる。次に3％の過酸化水素水0.5mlを1％のヒアルロン酸2.5mlに混合した過酸化水素含有ヒアルロン酸を6～9ml準備し，その混合物を，放射線治療室にて超音波ガイド下に腫瘍の進展範囲を確認しながらすみやかに腫瘍内に注入する。そして，注入直後にLinac 12～15 MeV電子線を用いて腫瘍部に25Gyを照射した。

また全症例に対して，外照射と抗癌化学療法を併用した。外照射はKORTUC-IOR後2～4週で開始することを原則とし，Linac 10 MV X線を用いて1回2Gy，週5回の通常分割照射法にて総線量30Gyを3門照射で実施した。抗癌化学療法にはゲムシタビンとS-1を使用した。ゲムシタビンは原則的には外照射と同時に開始し，可能な限り継続して実施した。ゲムシタビンの1回投与量は，外照射中は300mg/bodyで，外照射中以外は1,000mg/m²を基本とし，3投1休で実施した。S-1は1日2回の内服で投与し，1日の投与量は80～100mgであった。4週内服2週休薬を1サイクルとして，やはり可能な限り継続して行った（表2）。

経過観察は可能な限り毎月1回の頻度で実施し，腫瘍マーカー（CEA，CA19-9，DUPAN-2，SPan-1）を含めた血液生化学検査も同時に実施した。また，腹部造影CT検査を治療前と同じ条件にてKORTUC-IOR後1ヵ月，（3ヵ月），6ヵ月，その後6ヵ月ごとにて実施した。

治療効果はKORTUC-IOR後1ヵ月と6ヵ月のCTで検討し，tumor responseはRECIST（the Response Evaluation Criteria in Solid Tumor）分類を用いて評価した。生存期間は最初の治療がなされた日から計測し，Kaplan-Meier法にて解析した。

2. 結果

2013年10月時点での全症例12例の経過観察期間は，最長2年9ヵ月，最短5ヵ月である。全例でKORTUC-IORによると思われる重篤な有害事象は認められていない（表3）。血清腫瘍マーカー値の低下は，KORTUC-IOR後1ヵ月，6ヵ月で，それぞれ75％（9/12），25％（3/12）の症例に認められた（表3）。Disease control rate（PR + SD）は，KORTUC-IOR後1ヵ月，6ヵ月で，それぞれ67％

表1 患者背景

症例	年齢／性別	TNM／病期	病変の局在
1	62歳／女性	T4N0M0／IVa	膵頭部
2	60歳／女性	T4N0M0／IVa	膵体部
3	71歳／女性	T4N0M0／IVa	膵頭部
4	58歳／女性	T4N1M0／IVa	膵頭部
5	72歳／男性	T4N0M0／IVa	膵体部
6	68歳／男性	T4N0M0／IVa	膵体部
7	72歳／女性	T4N0M0／IVa	膵頭部
8	68歳／男性	T4N0M0／IVa	膵体部
9	75歳／女性	T4N0M0／IVa	膵頭部
10	79歳／女性	T4N1M0／IVa	膵頭部
11	67歳／男性	T4N0M0／IVa	膵頭部
12	78歳／男性	T4N0M0／IVa	膵頭部

表2 各症例の治療法

症例	治療
1	S-1 → EBRT → KORTUC-IORT → GEM+S-1
2	EBRT → GEM → KORTUC-IORT → GEM+S-1
3	GEM+S-1 → KORTUC-IORT → EBRT +GEM → GEM
4	GEM+S-1 → KORTUC-IORT → EBRT+GEM → GEM+S-1
5	GEM → KORTUC-IORT → EBRT+GEM → GEM+S-1
6	GEM → KORTUC-IORT → EBRT+GEM → GEM+S-1
7	GEM → KORTUC-IORT → EBRT+GEM → GEM+S-1
8	KORTUC-IORT → EBRT+GEM → GEM+S-1
9	KORTUC-IORT → EBRT+GEM → GEM+S-1
10	KORTUC-IORT → EBRT+GEM → GEM+S-1
11	GEM → KORTUC-IORT → EBRT+GEM → GEM+S-1
12	KORTUC-IORT → EBRT+GEM → GEM+S-1

EBRT：External beam radiotherapy（外照射），IORT：Intraoperative radiotherapy（術中照射），KORTUC：Kochi Oxydol-Radiation Therapy for Unresectable Carcinomas（コータック），GEM：Gemcitabine hydrochloride（ゲムシタビン），Op：Operation（手術），Chemo：Chemotherapy（化学療法）

表3 各症例の副作用と腫瘍マーカーの推移

症例	副作用	腫瘍マーカー	
		1カ月後	6カ月後
1	軽度の肝機能障害	上昇	不変
2	なし	低下	
3	なし	上昇	上昇
4	なし	低下	上昇
5	なし	上昇	
6	なし	低下	低下
7	なし	上昇	
8	軽度の肝機能障害	低下	上昇
9	軽度の肝機能障害	低下	低下
10	なし	低下	
11	なし	低下	低下
12	軽度の肝・腎機能障害	低下	上昇

上昇：血清腫瘍マーカー値が治療前と比較して1種類以上で上昇傾向．
不変：血清腫瘍マーカー値が治療前と比較して変化なし．
低下：血清腫瘍マーカー値が治療前と比較して全種類で低下傾向．

表4 各症例の治療効果と予後

症例	治療効果		予後
	1カ月後	6カ月後	
1	PD	SD	死亡（33カ月）
2	SD		死亡（17カ月）
3	SD	PD	死亡（15カ月）
4	SD	PR	死亡（24カ月）
5	PD		死亡（28カ月）
6	PR	PR	死亡（16カ月）
7	SD		死亡（8カ月）
8	SD	PD	死亡（10カ月）
9	PD	SD	死亡（13カ月）
10	PR		死亡（5カ月）
11	SD	SD	死亡（15カ月）
12	PD	PD	死亡（23カ月）

治療効果はKORTUC-IOR後1カ月と6カ月で検討し，tumor responseはthe Response Evaluation Criteria in Solid Tumor（RECIST）を用いて評価した．
PR：Partial response，SD：Stable disease，PD：Progressive disease

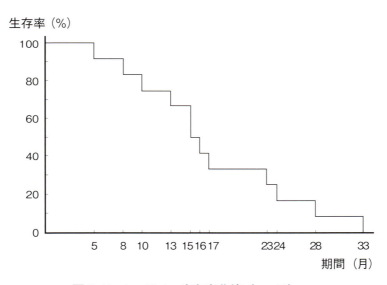

図2 Kaplan-Meier生存率曲線（n＝12）

(8/12)，42%（5/12）であった（表4）．全症例12例の1年生存率は75%，2年生存率は25%である．また中間生存期間は16カ月である（表4，図2）．

3. 考　察

　腫瘍に対する放射線の効果を増強させる薬剤（放射線増感剤）の開発の歴史は比較的古い．過去40年ほどの間にも，ミソニダゾールをはじめとする多くの放射線増感剤が開発されてきた[9,10]．しかしなが

表5 他施設の治療成績との比較

Author (inclusion period) (reference)	Number of the patients	Type of study	Treatment	Results		
				1-year survival rate	2-year survival rate	Median survival period
O'Connor et al. (1996-2001)[13]	68	Case series	Palliat surg +IORT +EBRT +Chemo			12 (months)
Ma et al. (1996-2001)[14]	81	Retrospective cohorts	Surg +IORT +EBRT +Chemo			12.2 (months)
Furuse et al. (1995-2001)[11]	30	Case series	IORT +EBRT +Chemo	57.9 (%)	0 (%)	12.9 (months)
Ogawa et al. (1995-2001)[12]	144	Retrospective cohorts	IORT +or-EBRT +or-Chemo		14.7 (%)	10.5 (months)
Sunamura et al. (1999-2002)[15]	48	Randomized Controlled trial	PR-350 +IORT +EBRT	36.4 (%)		318.5 (days)
Present study (2008-2010)	12	Case series	KORTUC +IORT +EBRT +Chemo	75 (%)	25 (%)	16 (months)

ら，それらの放射線増感剤の多くは末梢神経障害等の副作用のためにいまだ臨床応用されるには至っていない．今回われわれが開発した増感剤には現時点において明らかな副作用は認められておらず，既存の放射線増感剤と比較しても安全性に関しては問題ないものと思われる．実際，この増感剤の成分は過酸化水素とヒアルロン酸ナトリウムのみで，それ自体人体に対して無害である．またその分解生成物は水と酸素のみであり，血管内への誤投与などの手技的な問題に注意を払えば，理論的にも十分に安全な増感剤と考えられる．

有用性の点からみると，IVa期膵癌に限定したわれわれの治療成績は，1年生存率，2年生存率がそれぞれ75％と25％，中間生存期間が16カ月であった．日本における局所進行膵癌に対する術中照射を併用した治療成績を解析した結果として，1年生存率，2年生存率がそれぞれ57.9％と0％，中間生存期間が12.9カ月という報告がある[11]．また，2年生存率が14.7％，中間生存期間が10.5カ月との報告もみられる[12]．したがって，現時点でのわれわれの治療成績は，数値的には諸家の報告を凌駕している[11〜15]（表5）．われわれの検討は，いまだ症例数，経過観察期間ともに十分とは言えないが，IVa期膵癌，特にその中でも手術不能局所進行膵癌の治療成績としては非常に良好な成績と考えられ，KORTUC-IORの有用性が示唆される結果と思われた．

まとめ

本治療法は，いまだ症例数が少なく，経過観察期間も短いため，その安全性と有用性に対して断定的な判断を下すことはできない．しかしながら，現時点でKORTUC-IORの安全性に関して問題はないものと考えられる．また，手術が不可能な局所進行膵癌の生存率の向上に対しても有用性が示唆されるものと思われる．

■ 文　献

1) Ogawa Y, Takahashi T, Kobayashi T, et al : Apoptotic-resistance of the human osteosarcoma cell line, HS-Os-1 to irradiation is converted to apoptotic-susceptibility by hydrogen peroxide : A potent role of hydrogen peroxide as a new radiosensitizer. *Int J Mol Med* **12** : 845-850, 2003
2) Kariya S, Sawada K, Kobayashi T, et al : Combination treatment of hydrogen peroxide and X-rays induces apoptosis in human prostate cancer PC-3 cells. *Int J Radiat Oncol Biol Phys* **75** : 449-454, 2009
3) Ogawa Y, Ue H, Tsuzuki K, et al : New radiosensitization treatment (KORTUC I) using hydrogen peroxide solution-soaked gauze bolus for unresectable and superficially exposed neoplasms. *Oncol Rep* **19** : 1389-1394, 2008
4) Ogawa Y, Kubota K, Ue H, et al : Phase I study of a new radiosensitizer containing hydrogen peroxide and sodium hyaluronate for topical tumor injection : a new enzyme-targeting radiosensitization treatment, Kochi Oxydol-Radiation Therapy for Unresectable Carcinomas, Type II (KORTUC II). *Int J Oncol* **34** : 609-618, 2009
5) Miyatake K, Kubota K, Ogawa Y, et al : Non-surgical care for locally advanced breast cancer : Radiologically assessed therapeutic outcome of a new enzyme-targeting radiosensitization treatment, Kochi Oxydol-Radiation Therapy for Unresectable Carcinomas, Type II (KORTUC II) with systemic chemotherapy. *Oncol Rep* **24** : 1161-1168, 2010
6) Parkin DM, Bray F, Ferlay J, et al : Global cancer statistics, 2002. *CA Cancer J Clin* **55** : 74-108, 2005
7) Jemal A, Siegel R, Ward E, et al : Cancer statistics, 2008. *CA Cancer J Clin* **58** : 71-96, 2008
8) Philip A, Philip MM, Deborah J, et al : Consensus report of the national cancer institute clinical trials planning meeting on pancreas cancer treatment. *J Clin Oncol* **27** : 5660-5669, 2009
9) Jette DC, Wiebe LI, Chapman JD : Synthesis and in vivo studies of the radiosensitizer 4-[82Br] bromomisonidazole. *Int J Nucl Med Biol* **10** : 205-210, 1983
10) Coleman CN : Hypoxic cell radiosensitizers : Expectations and progress in drug development. *Int J Radiat Oncol Biol Phys* **11** : 323-329, 1985
11) Furuse J, Kinoshita T, Kawashima M, et al : Intraoperative and conformal external-beam radiation therapy with protracted 5-fluorouracil infusion in patients with locally advanced pancreatic carcinoma. *Cancer* **97** : 1346-1352, 2003
12) Ogawa K, Karasawa K, Ito Y, et al : Intraoperative radiotherapy for unresectable pancreatic cancer : A multi-institutional retrospective analysis of 144 patients. *Int J Radiat Oncol Biol Phys* **80** : 111-118, 2011
13) O'Connor JK, Sause WT, Hazard LJ, et al: Survival after attempted surgical resection and intraoperative radiation therapy for pancreatic and periampllary adenocarcinoma. *Int J Radiat Oncol Biol Phys* **63** : 1060-1066, 2005
14) Ma HB, Di ZL, Wang XJ, et al : Effect of intraoperative radiotherapy combined with external beam radiotherapy following internal drainage for advanced pancreatic cancer. *World J Gastroenterol* **10** : 1669-1771, 2004.
15) Sunamura M, Karasawa K, Okamoto A, et al : Phase III trial of radiosensitizer PR-350 combined with intraoperative radiotherapy for the treatment of locally advanced pancreatic cancer. *Pancreas* **28** : 330-334, 2004

第3章
各施設における酵素標的・増感放射線療法KORTUCの現状

第3章 各施設における酵素標的・増感放射線療法 KORTUC の現状

1 東京放射線クリニックにおけるKORTUC治療の現状

柏原賢一

はじめに

日本人の2人に1人が癌に罹患するほど患者数が増加している．そして，非侵襲的局所治療として有効性の高い放射線治療の需要増加もみられる．日本人の癌患者のおよそ30％が放射線治療を受けられるようになってきたが，まだまだ欧米の60〜70％に比べると少ない．また，技術進歩により高精度放射線治療として強度変調放射線治療（IMRT）や定位放射線治療（SRT），それらを安全に行うための画像誘導放射線治療（IGRT）が普及し始めている．しかしながら，定位放射線治療や強度変調放射線治療に対応できる施設はまだまだ限られている．さらに，日本の医療は保険診療にて行われているためこの規定の範疇の中でのみ実施されている．これら放射線治療をより気軽に受けられること，さらには保険診療の適応でなくても状況に応じて患者さんの希望を実現できることを目的に2008年4月に東京放射線クリニックは開院した．日本では放射線治療専門クリニックはまだ珍しいが，アメリカでは全体の放射線治療患者の約半数が放射線治療クリニックで施行されているともいわれている．

当院が開設された頃，高知大学にて過酸化水素を利用した増感剤併用放射線治療KORTUCの有効性が示された[1,2]．当院でも2009年1月から同意の得られた患者さんにKORTUC Ⅱの使用を始めた．

1. 対象

2014年4月までに表1のように56人を治療した．男性15人，女性41人，年齢は28歳から86歳（中央値60.5歳）である．

原疾患は乳癌が23人と最も多く，頭頸部癌11人，直腸肛門癌5人，肺癌4人，食道癌3人，子宮頸癌2人，子宮体癌2人，卵巣癌2人，胃癌1人，皮膚癌1人，軟部肉腫1人であった．組織型は腺癌34人，扁平上皮癌14人，その他6人，不明2人であった．その他の内訳は紡錘細胞癌1人，神経内分泌癌1人，アポクリン癌1人，腺扁平上皮癌1人，未分化癌1人，平滑筋肉腫1人である．

KORTUC対象病変に対する放射線治療が初回であるものが47人，再照射が9人いた．また初発原

表1 対象

- 2009年1月〜2014年4月　56人
- 男性／女性＝15人／41人
- 年齢　28〜86歳(中央値60.5歳)
- 原疾患：乳癌23人，頭頸部癌11人，直腸肛門癌5人，肺癌4人
  　　　　食道癌3人，子宮頸癌／子宮体癌／卵巣癌　各2人
  　　　　胃癌／皮膚癌／軟部肉腫　各1人
- 組織型：腺癌34人，扁平上皮癌14人，その他6人，不明2人
- 対象病変に対し，初回治療45人，再照射11人
- 原発巣18人，原発巣＋リンパ節4人，局所再発4人，転移巣30人
- 根治治療25人，対症療法31人
- 対象病変の大きさ
  　　　10〜113mm（中央値50mm）

表2 東京放射線クリニックにおける増感剤併用放射線治療の適応

- 患者さんの希望があり，同意の得られた方
- 放射線治療単独での局所制御が困難と考えられる，または再照射のため放射線量が制約される
- 局所制御が患者さんのQOL，予後の改善につながると考えられる
- 表在病変または骨盤内後腹膜病変

発巣のみに治療したものが18人，局所再発腫瘍4人，原発巣およびリンパ節4人，転移巣30人であった．治療目的が根治治療25人，対症療法31人であった．対象病変の大きさは，10〜113mm（中央値50mm）であった．

当院での治療適応は表2のごとくである．まずは放射線治療単独での局所制御が困難と考えられる場合，または再照射のため照射線量が制限される場合，そして遠隔転移を伴っていたりして根治治療とはなり得ないが，局所制御が患者さんのQOLや予後の改善につながると考えられる場合である．当院は外来患者のみのクリニックであるので，安全に穿刺が行われると考えられる表在病変または骨盤内後腹膜病変を対象としている．いずれもいうまでもなくこの治療に対し，文書で患者さんの同意が得られる場合に限られる．

2. 方　法

KORTUC IIは，増感剤併用放射線治療であるがまずは放射線治療単独で治療を開始する．放射線治療は従来法で施行することが多いが，症例に応じて頭頸部や骨盤などにはIMRTを使用している．1回線量は通常よりやや大きくしたものが多い．当院の使用機器は，Varian社製TrilogyでX線は6，10MVを部位に応じて使用している．頸部や乳房には，6〜12MeV電子線を使用することもある．治療計画装置はVarian社製Eclipseである．治療計画やCTガイド下穿刺に用いるのは，東芝社製Aquillion LB90である．また，穿刺誘導に用いている超音波装置は，フジフィルムFAZONE CBである．

KORTUC II導入当初25人は，放射線治療開始と同時に増感剤を併用していたがその後は1週ほど放射線治療単独で先行させた後に増感剤を開始している．これは，活動性の高い腫瘍に増感剤を直接注入することで転移を誘発する危険性を減らすためである．これについては，当院独自の臨床試験にて流血中の腫瘍細胞が当該治療により増加する可能性があるか否かを検討中である．

増感剤は，1％ヒアルロン酸ナトリウム2.5mlに3％過酸化水素0.5mlを混合する．また，過酸化水素は局所反応性が高く痛みを生じるため，疼痛緩和目的に1％キシロカイン1mlを添加する．これらをよく振盪混合させたのちに，エコーまたはCTガイド下に局所へ注入する．1回の最大投与量は過酸化水素として1mlとしている．穿刺針には，20〜25Gの皮内・静注針を用いることが多い．深部にはカテラン針やスパイラル針を用いることもある．エコーガイド下に注入したのちにも，終了後酸素の分布をCTにて確認している．その後当日の放射線治療を施行している．この手技は，週2回の頻度で通常当院では月・水曜日に実施している．これは高知大学の報告では，ヒアルロン酸と混合した過酸化水素は約48時間組織に滞留するという根拠に基づいている．

3. 結　果

放射線治療が初回であるもの45人，再照射となるもの11人である．既照射線量は30〜70Gyのため今回の追加線量は18〜50Gy（中央値22Gy）である．初回治療例での投与線量は，10〜68Gy（中央値51.56Gy）である．BEDに換算すると$\alpha/\beta=3$として10〜113Gy，中央値は83である．

照射法は，通常多門照射を用いるが乳房接線照射はF-f法を用いている．従来法での1門照射10人，2門照射14人，3門以上2人，乳房接線のみ2人，乳房接線従来法＋腫瘍ブースト15人，複合照射野を用いたもの5人（胸壁接線＋鎖上1門，2門から3門に変更，1門＋2門が各1人，2門＋電子線が2人），IMRTが8人である．IMRTの内訳は骨盤内腫瘍6人，頭頸部癌1人，胸壁1人である．骨盤内腫瘍6人の内訳は以下のとおりである．1例目は直腸癌術後両側腸骨リンパ節転移が右腸骨浸潤をきたした症例で，腸管を保護目的にIMRTを採用した．2例目は，化学療法後子宮頸癌IIIb期症例としてターゲット子宮頸部から基靭帯にかけての大きな腫瘍を含み腸管を保護するためにIMRTを採用した．3例目は，多発肝転移を伴った乳癌術後症例で70mm右内腸骨領域リンパ節転移をターゲットとしたもので，疼痛緩和目的に治療を依頼されたが外側の右腸骨転移に対し，

他院にて30Gy既照射であったため同部を避けるためIMRTを採用した．4例目は，直腸癌術後局所再発に対し，すでに60Gy照射後同部再々発例である．傍直腸領域のため，直腸保護目的にIMRTを行った．5例目は，子宮体癌術後ですでに骨盤内に65Gy照射後の局所再発である．腸管保護目的に，IMRTを採用した．6例目は，肛門癌初発例だが右鼠径部に7cmを超えるリンパ節転移を伴った症例で直腸や膀胱などを保護目的にIMRTを採用した．いずれもIMRTを用いることにより，臓器線量を減量でき下痢，膀胱炎などの急性障害を訴えることはなかった．

頭頸部癌にIMRTを用いたのは，中咽頭癌で原発巣から左頸部リンパ節への転移が連続し，しかも対側頸部リンパ節転移を認めたので，できるだけ口腔粘膜，咽頭部への線量を下げるためである．

胸壁に対してIMRTを用いたのは，乳癌術後接線照射後の反対側第1・2肋骨骨転移中心に胸壁浸潤を伴うもので，接線照射を用いれば患側肺線量が制約を超えるためである．

乳房接線照射はウェッジを用いる方法が広く使われているが，当院では背側の線量不足となる部分に線量を補うため，さらに小さな照射野を2〜3門増設するF-f法を採用している．照射線量はオンタリオグループの提案した2.66Gy/回×16回＝42.56Gyを用いている[3,4]．小結節に対する根治照射の場合，腫瘍へのブーストは深さに応じて6〜12MeV電子線にて3Gy/回×3回を追加している．

最近は，日々の線量計算の煩雑さから2.65Gy×16回＝42.4Gyに変更している．$\alpha/\beta=3$としてBEDは前者80.3Gy，後者は79.9Gyと差はないと考えられる．

増感剤投与は，週2回を原則として行い，1〜10回（中央値5回）であるが治療中止例5人を除いても2〜10回（中央値5回）と変わりはない．
症例を供覧する．

症例1

患者：58歳，男性，中咽頭癌T4N3M0（図1）．

全身化学療法を拒否し，自分で治療法を検討後，他院にて局所への動注化学療法を施行されたが改善せず，当院受診された．初診時上段左のように，左頸部腫瘤は下顎骨から大きく突出していた．腫瘍は，上咽頭側壁から中咽頭まで側壁に沿い，外側リンパ節まで一塊となっていた．頭側は，頭蓋底浸潤を伴っていた．そのため頸部痛のみならず，後頭部痛も強く，開口障害と咽頭腫瘤のため，食事も強く制限されていた．患者希望は，疼痛軽減および摂食の改善であった．図1上段中の治療前MRI T2WIでは，左扁桃原発部位から左傍咽頭，左上内深頸リンパ節と融合する大きな腫瘍（最大82mm）がみられた．上段右のFDG-PETでも，腫瘍に一致して左側に高集積を示し，対側リンパ節へも小さいが集積を認めた．右の線量分布図のように，両側リンパ節を含めた根治的照射目的に6門IMRTを計画した．この状況で放

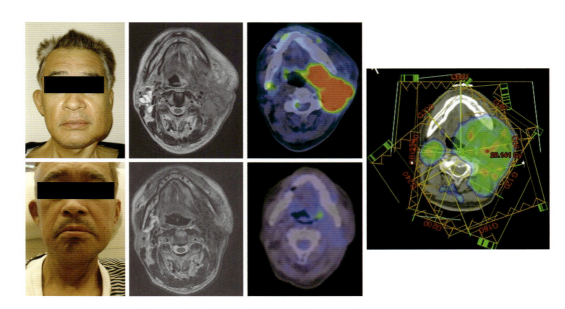

図1 58歳，男性，中咽頭癌（T4N3M0）
IMRT64.2Gy/31回＋⑩増感剤．

射線単独治療にて腫瘍制御は困難であるため、患者に説明・同意の上、増感剤併用を行った．

増感剤は、大きな左頸部リンパ節を中心にCTガイド下に10回の投与を行った．途中40Gy時点で3度の口腔粘膜炎のため、1週間の休止期間がもたれた．その後は、順調に64.2Gy/31回（$\alpha/\beta=3$としてBED109Gy）の放射線治療を完遂した．しかし、1週間休止後の増感剤投与における腫瘍穿刺は以前に比べ明らかに硬くなっていた．今後は、なるべく休止期間を置かないように配慮する必要があると考える．下段は、治療2カ月後の結果を示すが頸部腫瘍は縮小し、局所の疼痛は消失した．開口障害も改善され、摂食も可能となった．しかし2カ月後肝転移をきたし、3カ月後には増感剤投与していた腫瘍近傍に数個のリンパ節転移を生じるようになってきた．その後、他院にて全身化療なども施行されたが効果なく、12カ月後に死亡された．

症例2

患　者：65歳，男性，直腸癌術後再発（図2）．

8年前直腸癌にて、低位前方切除術が施行されていた．左上の治療前CTにて多数の腫大した右腸骨リンパ節が融合し腫瘍を形成し（最大99mm）、外側腸骨に浸潤し、骨破壊をきたしているのがわかる．疼痛と運動障害をきたしていた．骨破壊が強く、さらに両側リンパ節を含めた照射野で腸管を保護するためにIMRTを採用した．照射線量は、53.2Gy/20回（$\alpha/\beta=3$としてBED100Gy）で、増感剤は9回投与している．上段中は、線量分布図を示している．右腸骨領域リンパ節は臼蓋内側を取り巻くように存在するため、放射線治療のみでの制御は困難であり、同部位に対し増感剤局注を施行した．1方向のみでは不十分のため、CTガイド下に仰臥位にて腹側からと腹臥位にしての背側からの2方向でアプローチした．1回の治療にて両体位をとることは、困難なため交互に行った．上段右は、増感剤局注後の確認CTだが腸骨内に酸素発生がみられる．下段左は、31.92Gy照射時のものであるがすでに硬化像が右腸骨内部にも辺縁にも認められ、疼痛緩和も著効であった．治療終了時には痛みもなく、下段左2列目のCTのように1カ月後にはほぼ骨も再造成されていたため、ゴルフも許可したが、プレーには支障なかった．下段左2列目の3カ月後CTでは、さらに硬化像が進み反対側に比べて皮質骨はほぼ完成していた．治療後31カ月では右下のように骨破壊はなく、リンパ節も著明に縮小していた．

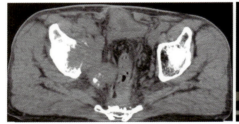 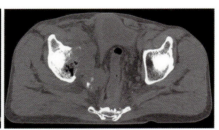

初診時　　　　　　　線量分布図　　　　　　増感剤局注後

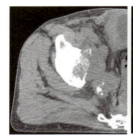 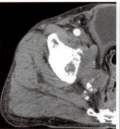 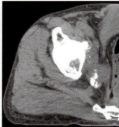 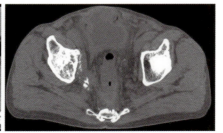

31.92Gy後　　1カ月後　　3カ月後　　31カ月後

図2　65歳，男性，直腸癌術後骨盤内再発（リンパ節転移の骨浸潤）
IMRT53.2Gy/20回＋⑨増感剤．

症例3

患　者：77歳，女性，乳癌術後多発肝・リンパ節転移（図3）．

右乳癌術後乳房接線照射後，5年前に右腸骨転移に対し，疼痛緩和目的に30Gy/10回の照射を他院にて施行されている．今回5cmを超える3個の多発肝転移にて再発．これの腹膜刺激症状による腹痛緩和目的に，照射を行っていた．肝表面に突出した腫瘍2か所に対し，まず最大の腫瘍に30Gy/10回照射した．その2カ月後他の腫瘍に，39Gy/13回の照射を行った．疼痛は自制内となったため，経過観察していたが4カ月後右股関節から臀部，大腿背側の疼痛，しびれを訴え，再来院された．左上CTのように右坐骨神経浸潤を伴うと考えられるリンパ節は70mmに及び，疼痛緩和目的の照射を勧めたが患者希望により同部位に対し直腸，股関節の線量制約内で上段中のような線量分布で42Gy/10回（$\alpha/\beta=3$としてBED100Gy）のIMRTを決定した．同時に3回の増感剤投与をCTガイド下，腹臥位にて背側から行った．使用針は，23Gカテラン針で長さは約60mmである．穿刺前の位置確認CTを10cm位の範囲撮影後，穿刺ルートを確定し，深さを測定する．そして安全な深さまでまず穿刺し，確認CTを数cm幅で再撮影．上段右はその状況で穿刺針の先端部と目的位置との距離，方向の再確認を行う．その後穿刺を進め，最終位置を確認後，増感剤注入をゆっくりと行う．通常腫瘍は堅く，ヒアルロン酸が粘性も高いため注入には抵抗が強い．注射シリンジは，ロック付のものを使用している．下段左2枚は，増感剤注入後のCTであるが異なる日のものである．穿刺手技は，1度ではないので1回の手技ですべての腫瘍内に均一に薬剤を拡散する必要はないと考えている．確認CTにて不足している部分を中心に，次回の穿刺注入を行うことで補えるものと考える．下段右2枚は，治療後経過観察のものである．1カ月後には，腫瘍サイズに大きな変化はない．5カ月後には，横径は縮小しているが最大長径は70mmが60mmとなったのみで効果はSDとなる．治療終了時に痛みは自制内となったが，しびれは持続していた．

症例4

患　者：50歳，女性，右乳癌T3N0M0，浸潤性乳管癌，硬癌（図4）．

以前より乳癌の診断は受けていたが，手術拒否にて腫瘍増大している．左上の当院初診時には腫瘍は

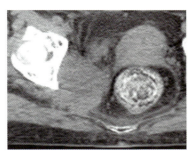
治療前

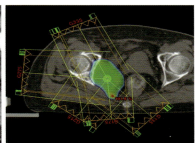
放射線治療

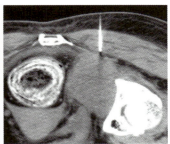
穿刺時

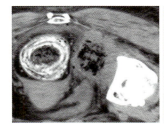
注入後

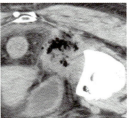
1カ月後

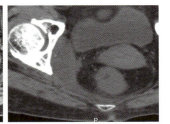
5カ月後

図3　77歳，女性，乳癌骨転移（右臼蓋骨転移に30Gy/10回照射歴あり）
IMRT42Gy/10回＋③増感剤．

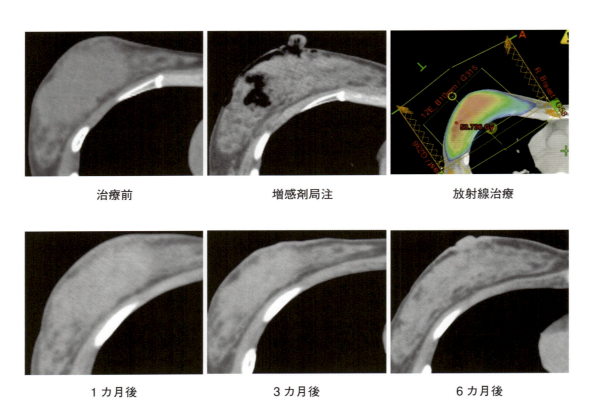

図4 50歳，女性，右乳癌（T3N0M0），浸潤性乳管癌，硬癌
接線 42.56Gy/16回＋ブースト 9Gy/3回＋⑤増感剤．

68mmになっていた．化学療法も拒否されていたため，放射線治療のみ許容された．この大きさの腫瘍は，単独療法では困難であることを説明，同意されたため増感剤の併用を行った．右上がF-f法による線量分布である．上段中は，増感剤局注後の確認CTである．実際の穿刺注入は乳癌の場合ほとんどエコーガイド下に行う．腫瘍に穿刺針が侵入するときには多くの場合抵抗があるため，腫瘍内に穿刺針が侵入したことが実感される．増感剤注入開始とともに，エコー下に高エコーが拡散するのが確認される．エコーにて腫瘍内全体に増感剤の拡散を確認後さらにCTにて広範囲に確認撮影を行っている．これは皮下，血管内などへの酸素の拡がりがないかを確認するためである．少量の酸素が皮下や静脈内にみられることもあるが臨床上問題となったことはない．

下段は治療経過を示すCTであるが，1カ月後には縮小がみられ，3カ月ではさらに縮小し，6カ月後には腫瘍を同定できない．同時期に施行したMRIにても，腫瘍は同定できなかった．現在他院にてホルモン療法のみ継続中である．

症例5

患　者：52歳，女性，右乳癌乳房温存療法後左胸壁再発粘液癌（図5）．

右乳癌に，乳房部分切除術後接線照射にて50Gy/25回の放射線治療を受けている．4年後胸骨転移をきたし，ホルモン療法，ゾメタなどにて治療されていた．一時縮小したが18カ月後再増大し，他薬剤によるホルモン療法施行された．これに効果を認めなかった．

左頸部から肩，上肢に及ぶ疼痛と運動障害を主訴に当院受診された．左1列は，初診時のCTを頭側から並べている．腋窩リンパ節転移と上部1，2肋骨転移による骨破壊と周囲に軟部腫瘍が取り巻いていた．CT計測上最大径46mmであるも病変内側は胸骨正中腹側にあり，外側は腋窩中線よりも背側まで進展していた．このため，通常の接線照射では心肺線量が制約を超えることが考えられた．しかも対側正中から右乳房には，50Gy/25回の接線照射が施行されていた（右上は過去の照射線量も合わせて表示した線量分布図である）．このため左鎖骨上窩を中心にした領域と上部肋骨を中心にした領域に分け，

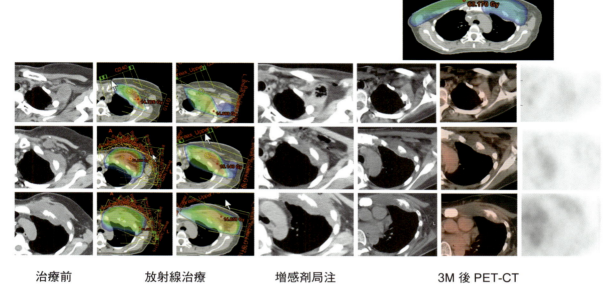

図5 52歳，女性，右乳癌乳房温存療法後左胸壁再発，粘液癌（右胸壁接線50Gy/25回の既往あり）
50Gy/25回＋⑧増感剤．

IMRTと多門照射の複合にて50Gy/25回（α/β=3としてBED83Gy）を投与した．36Gy時点で腫瘍頭側は，2門から3門へ尾側は8門IMRTから2門照射に変更している．治療開始6回目から増感剤併用を開始した．左から2列目は開始当初の線量分布で，3列目は変更後のものである．4列目は，増感剤注入後の確認CTである．肋骨より背側の腫瘍まで穿刺針先端を侵入させることは危険性もあり進めていない．治療終了時に痛みは消失し，運動障害は部分的に改善したが完全には戻っていなかった．右3列は，3カ月後他院にて撮影されたPET-CTである．これでは治療部位の集積はほとんど消失し，腫瘍も縮小し，PRとなっていた．しかし下部頸椎への転移が発見され，IMRTにて追加治療がなされている．

KORTUC治療患者56人中根治照射を目指したもの25人，対症治療を行ったものが31人であるが予定治療を完遂したものは51人である．中止となったものは，根治照射で2人，対症照射3人である．その理由はそれぞれキシロカイン混注以前のため痛みと炎症が強く治療継続を拒否された，持病の肝硬変が悪化した，傍大動脈リンパ節転移が増悪した，癌性腹膜炎のため腹水が増加した，癌性胸膜炎による胸水増加のため呼吸困難を生じたことである．原疾患，合併症の悪化がほとんどであり，疼痛に関してもキシロカインを混合してからは全例自制内で治療を完遂している．頭頸部癌など大きな腫瘍に増感剤を注入した後に痛みが強い傾向があるが，それでも非ステロイド系消炎鎮痛剤の数回の投与にて制御可能であった．

その他に有害事象として2度の皮膚炎9人，皮膚潰瘍が2度2人，3度1人，口腔粘膜炎2度1人，3度1人であった．皮膚潰瘍の2度2人はいずれも頭頸部癌の60Gy，70Gy既照射例でその後のリンパ節再発に対する再照射で20Gy/10回と増感剤治療を行っている．治療後1カ月で，いずれも潰瘍形成を認めた．3度の皮膚潰瘍は肛門癌からの70mmの鼠径リンパ節転移に対し，56Gy/28回の照射と増感剤投与を1回に複数本の穿刺を行ったことが誘因と考えられる．しかも治療前から皮膚は，血流が悪く褐色調を呈していた．穿刺部位やルートを考慮すること，皮膚のケアに対するアセスメントを徹底するなどの対策が必要と考える．穿刺による出血や神経損傷，薬剤の他への流出などによる有害事象はみられなかった．

以降治療完遂例51人について検討する．

表3は，治療完遂例51人の治療効果を定期的に判定したものである．ただし，測定可能病変を持たない1人，治療後受診歴のない8人を除いた42人を対象としている．治療開始同時から増感剤を併用したものと，治療開始1週後から増感剤の併用を

表3 治療完遂例の効果判定（42人）

		1カ月後	3カ月後	6カ月後	12カ月後
増感剤同時開始 50Gy 以上照射 （n=10）	CR	0	0	0	0
	PR	8	4	3	2
	SD	2	0	0	0
	PD	0	1	0	0
増感剤同時開始 50Gy 未満照射 （n=4）	CR	0	0	0	0
	PR	1	0	0	0
	SD	3	0	0	0
	PD	0	0	0	0
増感剤1週後開始 50Gy 以上照射 （n=21）	CR	0	3	4	4
	PR	10	8	5	3
	SD	7	2	2	1
	PD	1	2	1	1
増感剤1週後開始 50Gy 未満照射 （n=7）	CR	0	0	0	0
	PR	4	2	0	0
	SD	3	2	0	0
	PD	0	0	0	0

始めたもの．それぞれに，治療線量と考えられる50Gy/25回相当（BED83Gy）以上照射されているか否かで比較した．治療開始時に他部位に転移を伴っている例も多いため，今回の評価は増感剤を併用した部位に限定し，その最大長にて記載している．多発病巣は，それぞれの最大長を3個までの和をもって比較している．RECISTでは，リンパ節は短径評価となっているが原発巣とリンパ節が一塊となっていることも多く，リンパ節が副評価病変ではなく主病変であることもあるため今回はすべての長径を対象としている．

50Gy 未満の照射群は対症療法の方が多いため，経過観察期間も短くなっている．傾向として1週間照射を先行させた群にCRが多くみられるが，これはこの頃からKORTUCを知る患者さんが増え，特に乳癌乳房温存療法の対象となるT1の2例が加わったためである．これら症例については後述する．

当初の25例は，放射線治療と増感剤を同時に開始している．50Gy/25回相当以上照射例の増感剤局注同時開始群は10例ある．治療後の効果判定は，CR，PR，SD，PD それぞれが1カ月後0例，8例，2例，0例，3カ月後0例，4例，0例，1例，6カ月後0例，3例，0例，0例，12カ月後0例，2例，0例，0例である．放射線治療と増感剤を同時に開始したが，50Gy/25回に及ばないものは4例あり，1カ月後0例，1例，3例，0例でその後の受診は記録されていない．26例目以降は，増感剤注入を1週の放射線治療単独に続いて開始した．これら症例では50Gy/25回相当以上の照射例は21例あるが，これにおいて1カ月後0例，10例，7例，1例，3カ月後3例，8例，2例，2例，6カ月後4例，5例，2例，1例，12カ月後4例，3例，1例，1例である．照射線量が50Gy/25回相当に及ばないものでは，1カ月後0例，4例，3例，0例，3カ月後では0例，2例，2例，0例でその後の受診歴はみられない．当然照射線量の少ない群は対症療法対象者が多く，経過観察も短期で終わっていることが多い．線量が少ないながらも，初期治療効果は線量の多い群と遜色がないものと考える．しかしその後の経過観察に具体的な画像による計測がされていないため，記載はされていないが対症治療における初期効果は良好であるが，その後の腫瘍の再増殖も比較的早期にみられる傾向があるようだ．

総じて治療1カ月後では腫瘍サイズはあまり変化しないことが多く，その後数カ月して縮小を認めることが多い．この理由として，放射線治療は通常分

表4 根治治療例（23人）

原疾患	年齢	性別	組織	転移	再発	対象部位	大きさ	1カ月後	3カ月後	6カ月後	12カ月後	BED	増感剤
乳癌	28	女	浸潤性乳管癌	×	×	原発	10	SD	PR	PR	PR	98	4
乳癌	64	女	浸潤性乳管癌	×	×	原発	10	PR	CR	CR	CR	98	5
乳癌	47	女	浸潤性乳管癌	×	×	原発	13	PR				98	4
乳癌	78	女	浸潤性乳管癌	×	×	原発	17	SD	SD	SD	SD	98	5
乳癌	54	女	浸潤性乳管癌	×	×	原発	21	SD	CR	CR	CR	98	4
乳癌	69	女	浸潤性乳管癌	×	×	原発	25	PR	CR	CR	CR	98	5
乳癌	58	女	浸潤性乳管癌	×	×	原発	25	PR				98	4
乳癌	52	女	浸潤性乳管癌	○	○	リンパ節	30	PR	PD			80	7
乳癌	62	女	非浸潤性乳管癌	×	×	原発	30	SD	−			98	8
乳癌	78	女	浸潤性乳管癌	×	×	原発	30	PR	PR	PR		98	5
乳癌	54	女	浸潤性乳管癌	×	×	原発＋リンパ	50	PR	PD	PD	PD	98	5
乳癌	53	女	浸潤性乳管癌	○	×	原発	60	−		CR		98	6
乳癌	50	女	浸潤性乳管癌	×	×	原発	68	PR	PR	PR	CR	98	5
乳癌	48	女	浸潤性乳管癌	×	×	原発	84	SD	PR	PR		98	4
頭頸部癌	84	男	扁平上皮癌	×	×	原発＋リンパ	35	SD	−			86	10
頭頸部癌	64	男	扁平上皮癌	○	×	リンパ節	37	SD	SD			90	5
頭頸部癌	66	女	扁平上皮癌	○	○	原発＋リンパ	45	PR	PR	PR	−	83	8
頭頸部癌	58	男	扁平上皮癌	○	×	原発＋リンパ	82	PR	PR	−	−	109	10
直腸癌	73	女	腺癌	×	○	再発腫瘍	34	SD				43	3
直腸癌	62	男	腺癌	○	×	転移腫瘍	99	SD	PR	PR	PR	100	9
子宮体癌	61	女	腺癌	○	○	リンパ節	34	PR	PR	PR	PR	100	9
子宮頸癌	34	女	扁平上皮癌	×	×	原発	58	PR	−	−	−	113	4
肛門癌	69	男	腺扁平上皮癌	○	×	リンパ節	70	PR	−			93	10

割照射でも局所に浮腫が起こるが，今回1回分割線量はそれよりもやや高いことが多い．そのため，局所の炎症反応は強くなる．さらに，炎症反応を引き起こす過酸化水素を用いることで反応は強くなる．また過酸化水素は腫瘍内で酸素を発生し，これが腫瘍を内部から外向きに圧迫するためみかけ上腫瘍が大きくなったかのようにみえる可能性もある．これらの複合的な変化は腫瘍の大きさや部位によっても異なるが，経験上増感剤併用2週間くらい強くみられる．このため，治療後1カ月で腫瘍がみかけ上縮小していないことも多くなる．効果判定の時期についても，通常の放射線治療単独や化学放射線治療とは異なった基準を考える必要があると思われる．

表4は根治照射を目指したもののうち治療完遂し，評価可能病変を持つ23例についてまとめたものである．

対象疾患は，乳癌14人，頭頸部癌4人，直腸癌2人，子宮頸癌1人，子宮体癌1人，肛門癌1人である．年齢は28～84歳（中央値61歳）と全症例と比べて変わらない．男性5人，女性18人である．PSはほとんど0～1であるが，疼痛や運動障害を伴った症例1の頭頸部癌，症例2の直腸癌術後再発，T2N2bM0の84歳頭頸部癌がPS2であり3以上はいない．初回治療13人，手術後4人，化学療法後3人，放射線治療後1人，手術化学療法後1人，手術放射線治療後1人であった．原発巣のみを対象としたものは13人，原発巣とリンパ節を含めたものが4人，領域リンパ節のみを対象としたものが5人，局所再発腫瘍が1人である．対象病変の大きさは，10～99mm（中央値34mm）．照射線量はBEDに換算して43～113Gy（中央値98）（$\alpha/\beta=3$と

表5　根治照射例の大きさと効果の関連（23人）

病変の大きさ(mm)	照射線量(BED)	増感剤回数		1カ月後	3カ月後	6カ月後	12カ月後
～20mm(n=5)	全例98	4～5回(5)	CR	0	1	1	1
			PR	3	0	0	0
			SD	2	3	3	2
			PD	0	0	0	0
21～50(n=11)	43～113(98)	3～10(5)	CR	0	2	2	2
			PR	5	3	3	1
			SD	5	1	0	0
			PD	0	1	0	0
50～(n=7)	93～113(98)	4～10(6)	CR	0	0	1	1
			PR	4	4	3	1
			SD	2	0	0	0
			PD	0	0	0	0

して），増感剤投与回数は3～10回（中央値5回）である．対象の中で3カ月以降にCRとなった症例は，すべて乳癌初回治療例に原発巣を対象病変としたものである．また経過観察中PDとなったものも2人いるが，これは多発乳癌のリンパ節および対側乳房転移に対し，治療を行ったもので乳房内病変および腋窩リンパ節が再増大をきたしたものと，トリプルネガティブ乳癌術後化療後鎖骨上窩リンパ節転移に対し，治療したものである．前者は治療対象病変の再増大か近傍腫瘍の増大かの区別は困難である．後者は増感剤注入後の確認CTでも腫瘍内に酸素の発生が均一にみられたことも確認しているため，再発した原因がよくわからない．

対症病変の大きさを20mmまで，21～50mm，51mm以上に分類した．症例数は5例，11例，7例である．それぞれ1カ月，3カ月，6カ月，12カ月後の効果判定との関連を調べた．数字の下のカッコ内の数字は，中央値を示す．それぞれの群の照射線量は$\alpha/\beta=3$として記載している．腫瘍長径20mm以下の群のBEDは5例全例で98Gy，21～50mm群は43～113Gy（中央値98），51mm以上群では93～113Gy（中央値98）と大きな腫瘍にやや高線量にみえるも明らかな差はなかった．増感剤投与回数は4～5回（中央値5回），3～10回（中央値5回），4～10回（中央値6回）とこちらも51mm以上にてやや多いも明らかな差を示していない．

治療後期間ごとに効果をみると，CR，PR，SD，PDの順に20mm以下の群ではそれぞれ1カ月後0例，3例，2例，0例，3カ月後1例，0例，3例，0例，6カ月後1例，0例，3例，0例，12カ月後1例，0例，2例，0例であった．21～50mm群では1カ月後0例，5例，5例，0例，3カ月後2例，3例，1例，1例，6カ月後2例，3例，0例，0例，12カ月後2例，1例，0例，0例であった．51mm以上群では1カ月後0例，4例，2例，0例，3カ月後0例，4例，0例，0例，6カ月後1例，3例，0例，0例，12カ月後1例，1例，0例，0例であった．それぞれの群が少なく有意差は出せないが，1カ月後にCRと判定されることはなく，3～6カ月，最も遅いものでは12カ月後に初めて腫瘍がみえなくなり，CRと判定されることもあった．経過観察可能期間内では，いずれの群でも効果に差はないとみられるも経過観察ができなくなっているのはやはり大きな腫瘍に多く，これらは電話追跡などではやはり再発や転移をきたしており，他院にて治療されていることもあった（表5）．

表6には乳癌初回治療例13人をまとめた．28～78歳（中央値54歳），病変のT分類は，Tis 1人，T1 5人，T2 2人，T3 2人，T4 3人で臨床上リンパ節転移を認めたのはT4のうちの1人のみである．照射線量は，全例BEDに換算すると98Gy（$\alpha/\beta=3$）で，増感剤投与回数は最初の上皮内癌のみ治療開始時より増感剤使用していたため8回でそれ以後は4～6回である．

表6 乳癌初回治療症例（13人）

年齢	T	N	1カ月後	3カ月後	6カ月後	12カ月後	線量（BED）	増感剤
62	is	0	SD	−			98	8
28	1b	0	SD	PR	PR	PR	98	4
78	1c	0	SD	SD	SD	SD	98	5
64	1c	0	PR	CR	CR	CR	98	5
47	1c	0	PR	PR			98	4
58	1c	0	PR	CR			98	4
69	2	0	PR	CR	CR	CR	98	5
54	2	0	SD	CR	CR	CR	98	4
50	3	0	PR	PR	PR	CR	98	5
53	3	0	−	−	CR		98	6
54	4a	3	PR	PD	PD	PD	98	5
78	4a	0	PR	PR	PR	−	98	5
48	4b	0	SD	PR	PR		98	4

　上皮内癌例は，治療3カ月後に乳腺外科医の勧めにより全摘術を施行されている．その他12人は，ホルモン剤を投与されているものもあるが，全例経過観察中である．T1-3の9人は，原発巣についてはCR-SDと増悪傾向を認めたものはいない．SDと判断されているものも，1年以上エコー上大きさ不変の病変である．T4病変3例のうち2例は局所に増悪を認めていないが，1例は当初からリンパ節転移を伴っていた症例であるが，乳房内に多発病変（5個以上）をもち治療前から強く乳房切除を勧めていたが頑なに拒絶されたものである．乳房内の目立った腫瘍と腋窩リンパ節に対し，増感剤投与を行い，これらについては酸素の均一な発生も確認していたがC領域の乳房内の腫瘍が再増大している．

　対症療法を目的としたものは，31人でそのうち28人は目的の治療を完遂した（表7）．11人は治療対象部位にすでに放射線治療が施行されており，その線量は30～70Gy（中央値50Gy）である．今回の投与線量は緩和照射であっても，予後がみ込めるものに対しては50Gyを超えて投与しているため10～56Gy（中央値37.5Gy）となり，通常の緩和照射より多い．緩和治療の目的は，17人が疼痛に対してである．治療後来院のなかった1人を除くと16人で，疼痛の緩和はなされていた．一人効果を認めなかったのは乳癌（粘液癌）の肋骨転移に，以前緩和照射として30Gy/10回の放射線治療が他院にて施行されていた．同部位の腫瘍が再増大したもので，30Gy/15回の接線照射と6回の増感剤投与を併用した．腫瘍は，11cmを超えるほど大きなものであった．1カ月後の来院では痛みの軽減なく，腫瘍の縮小効果もみられなかった．おそらく痛みは，肋骨近傍の肋間神経への浸潤による痛みによるものであったと推測される．しかも増感剤の穿刺注入が穿刺針先端を肋骨より内側までは進めていないため，腫瘍内側部位には到達していなかったかもしれない．それ以外は，BED30Gy（$\alpha/\beta=3$）以上の照射と2～9回の増感剤投与で全例疼痛改善をみている．

　また28人中腫瘍の大きさの評価可能であったものは，炎症性乳癌の1人，治療後来院のなかった8人を除いた19人で可能であった．このうち4人は，縮小効果不良であったが15人はPR以上の縮小を認めた．うち2人は60Gy，70Gy照射後の再照射であり，20Gy/10回のみの照射に終わっている．前者は，食道癌の再発腫瘍が気管浸潤したものに対する治療で明らかな線量不足と考えられた．後者は，頭頸部癌の頸部リンパ節転移65mmに対するものでこれも明らかに線量不足と考えられた．3人目は平滑筋肉腫の胸骨転移腫瘤に対するもので，多発肺転移もある状況で患者希望により行ったが，39Gy/13回と増感剤3回の投与を行った．局注後確認CTでは酸素分布は腫瘍内で良好であったため，治療効果を期待したが線量不足であったかもしれない．4人目は頭

表7 対症治療完遂例 (28人)

年齢	性別	原疾患	初回・再照射	照射線量	増感剤	症状	結果	疼痛	改善	腫瘍	改善
77	男	胃癌	初回	10	2	腹壁腫瘍・腹痛	−	○	−	○	−
81	女	甲状腺癌	再照射45	18	4	頸部腫瘍, 疼痛	1カ月後痛み消失, 腫瘍縮小	○	○	○	○
74	女	子宮体癌	再照射65	20	4	骨盤内腫瘍, 肛門痛	1カ月後痛み消失, 腫瘍縮小	○	○	○	○
65	女	食道癌	再照射60	20	4	縦隔腫瘍, 呼吸困難	呼吸困難持続	−	−	○	×
56	男	頭頸部癌	再照射70	20	9	頸部腫瘍	腫瘍不変	−	−	○	×
56	女	頭頸部癌	再照射60	20	5	頸部腫瘍	腫瘍不変	−	−	○	−
64	男	肺癌	再照射30	24	3	骨盤腫瘍, 疼痛	疼痛消失	○	○	−	−
70	男	食道癌	初回	25	4	鼻翼腫瘍	鼻尖の腫瘍は縮小	−	−	○	○
68	女	乳癌	再照射50	30	6	皮膚発赤/疼痛	1カ月後痛み消失	○	○	−	−
69	女	乳癌	再照射30	30	6	胸壁腫瘍, 疼痛	痛み変わらず	○	×	−	−
64	男	肺癌	初回	30	2	皮膚腫瘍	疼痛消失	○	○	−	−
40	女	卵巣癌	再照射30	30	4	腹壁腫瘍, 疼痛	腫瘍縮小するも再増大	○	○	○	○
62	男	肺癌	初回	33	6	胸部腫瘍	−	−	−	○	−
86	男	皮膚癌	初回	36	5	肩腫瘍	−	−	−	○	−
43	男	軟部腫瘍	初回	39	3	胸骨腫瘍	腫瘍大きさ不変	−	−	○	×
56	女	頭頸部癌	初回	39	4	多発骨転移, 肺結節	疼痛軽減	○	○	−	−
63	男	肺癌	初回	39	3	皮膚腫瘍	腫瘍不変	−	−	○	−
60	女	直腸癌	初回	39	3	右鎖骨上窩腫瘍	疼痛軽減, 腫瘍縮小するも2M再増大	○	○	○	○
77	女	乳癌	再照射30	42	3	骨盤腫瘍	疼痛軽減	○	○	−	−
52	女	子宮頸癌	初回	42	4	左鎖骨上窩腫瘍	疼痛軽減, 腫瘍再増大	○	○	○	○
35	女	乳癌	初回	42.56	5	両側乳腺腫瘍	−	−	−	○	○
57	女	乳癌	初回	48	6	鎖上腫瘍, 頸部痛	腫瘍不変, 疼痛軽減	○	○	○	−
37	女	乳癌	初回	50	5	胸壁腫瘍, 疼痛	腫瘍縮小, 痛み軽減	○	○	○	○
52	女	乳癌	再照射50	50	8	左前胸部腫瘍, 疼痛	疼痛消失, 腫瘍縮小	○	○	○	○
70	女	乳癌	初回	53.2	5	両側乳腺腫瘍	腫瘍縮小	−	−	○	○
56	女	乳癌	初回	54.56	4	乳腺腫瘍	腫瘍縮小	−	−	○	○
48	男	頭頸部癌	初回	55.8	9	腋窩腫瘍	疼痛消失, 腫瘍PR	○	○	○	○
41	女	頭頸部癌	初回	56	8	頸部腫瘍, 疼痛	腫瘍増大, 疼痛軽減	○	○	○	×

頸部癌の頸部リンパ節94mmに対して56Gy/28回と8回の増感剤投与を行ったが, 治療中から腫瘍はさらに増大し, 効果がみられなかったものである.

線量が通常より少ないと効果がないと考えられるが, 照射のみでは制御困難と考えられる線量でも効果を認めた例もある. 81歳, 女性. 甲状腺癌ですでに頸部に45Gyが照射された後の8cm再発腫瘍に対し, 18Gy/9回と増感剤3回の投与でもPRとなっている. また61歳女性, 食道癌術後両側鎖骨上リンパ節転移にKORTUCを開始したが, 目的治療を

病勢の進行のため26Gy/13回にて治療を中断した．しかし，その2週後には鎖骨上リンパ節の著明な縮小を認めた．

緩和治療としてのKORTUCの疼痛緩和効果は良好であり，有害事象は既照射頭頸部癌に2度の皮膚潰瘍を2人に生じたことであるが，これは当初より予想されたものである．腫瘍縮小効果については照射線量が少なくても効果をもたらすこともあるが，やはり長期間効果を持続させるためには可能であれば根治量を照射することが望ましいと考えられる．

4. 考 察

4年4カ月に56人のKORTUC IIを施行した．

根治治療目的が25人，疼痛緩和や患者希望による部分的腫瘍縮小を希望された緩和治療が31人であった．疼痛緩和についての効果は，再照射などのために照射線量が制限されていても効果は良好であった．また腫瘍縮小効果については，甲状腺分化癌の頸部リンパ節転移のように線量が既照射で18Gy/9回と少なくてもPRとなる症例があったり，頭頸部癌で初回治療であり56Gy/25回と十分と考えられる線量でも効果の認められない例もあったりで一定しない．疼痛緩和などを目的とするときには，たとえ既照射例で線量が制限されていても試みる方法であると考えられる．またある程度の腫瘍縮小を図るのであれば，やはり放射線線量は線量制約まで投与することが望ましいと考えられる．

頭頸部癌11人中8人は，頸部リンパ節に対する治療を行っている．照射のみでも炎症反応が強く起こるが，それに増感剤による効果が加わり，炎症反応はかなり強くなる．そのため治療開始直後からみかけ上腫瘍が大きくなることもある．さらに治療前から腫瘍の大きい場合には，特に顕著に反応が認められる．6cmを超える腫瘍は4人いたが増感剤局注開始とともに腫瘍の増大があり，また炎症のため皮膚反応も強くなり，頻回の多数回の穿刺は皮膚潰瘍も誘発する危険性もある．大きなリンパ節は単一でなく複数個のものが融合していることも多く，CTで確認しても判然としないことも多い．穿刺の危険性の高い動静脈も腫瘍近傍にあることも多いため，できるだけ穿刺本数を減らして皮下の長い距離を通過させることにも問題がある．これら諸問題のために，増感剤の分布が不十分であった可能性は否定できない．

KORTUC IIの適応を考えるときに表在であり，疾患の多さからも乳癌と頭頸部癌がまず選ばれる．しかし頭頸部癌は特にリンパ節は皮膚直下に存在し，また重要な動静脈と隣接し，穿刺ルートについての制限も多い．通常の放射線治療のみでも口腔粘膜や皮膚，耳下腺など急性の有害事象が問題となることも多いため広範囲の照射野の時には細心の注意が必要である．

KORTUC IIの治療側の因子として決定しなければならないのは放射線治療にかかる因子，すなわちターゲット（GTV, CTV, PTV），照射方法（対向2門，F-fを含む多門，IMRT，電子線の併用など），分割線量，投与回数と増感剤の投与にかかる因子すなわち増感剤の投与時期，投与部位，投与量，投与頻度などである．ターゲットの決定に対しては，MRIまたは造影CT，可能ならPET-CTを参考にする．血管の描出はターゲット境界を決定するのみでなく，増感剤投与ルート決定のためにも必要である．放射線に対し危険臓器の脊髄や口腔粘膜，耳下腺などを保護するためにIMRTはよい方法であるが，治療中の腫瘍の大きさの変化が生じる可能性があるときには好ましくない．また固定具使用により，皮膚に負担のかかることも考慮する必要がある．当院の治療器は高エネルギーX線として6, 10MVを持っているが，頭頸部にはほとんどは6MV X線を用いている．分割線量は増感効果を期待するため通常より少し高い線量を用いることが多いが，これは治療前の皮膚の変色状態などに応じて変更している．総線量は，60Gy/30回程度を目標としている．

増感剤の投与時期は照射開始1週間が過ぎてから投与を始めている．しかし皮膚のケア，有害事象の観点からは，穿刺回数は少ない方がよい．多くは4～5回の手技で問題なく効果が得られているので，開始時期を遅らせてもよいのかもしれない．ただし穿刺回数が多いときには，全体に均等な酸素分布がみられなくても次回に補うことが可能であるが，回数が少なくなると毎回慎重な投与が必要となる．注入量については，ヒアルロン酸やキシロカインと混合した増感剤4mlで約5mlの酸素が発生する．目安として腫瘍内1cm間隔ぐらいに1ml程度の増感剤注入を行っているが，腫瘍により酸素の発生の量には大きな差がある．中には直腸癌術後の鎖骨上リンパ節転移6cmの腫瘍に4mlの増感剤を注入後抜針時に酸素が噴出したことがある．この症例の治療後の反応は良好で，2週後には腫瘍はPRとなっていたが，その2週後には穿刺部と考えられる皮膚に小結節を生じ，皮膚転移と判断された．その後急速に進展し，脳転移をきたした．肝癌の治療に用いられる

PEIT 時に，穿刺針のルートを通じて腫瘍播種がみられることもある．同様の機序が考えられるので，注入量は慎重に決定する必要がある．エコーガイドにて穿刺，増感剤を注入するときには注入を始めると高エコーが拡がるところが確認できるが，この高エコーの拡がりと CT 上で確認される air density の量や分布とは一致しない．

また，増感剤穿刺注入後の確認 CT にて腫瘍の導出静脈と考えられる血管内に air density が確認されることもある．当然腫瘍内に注入しているので，導出静脈から環流される．このとき活動性の高い癌細胞が一緒に出て行けば，遠隔転移の誘発につながることも否めない．最大限これらを防ぐためにも照射を先行させて腫瘍の活動性を下げておくことと，無用に腫瘍内圧を高めるような過量の増感剤注入を避けることが必要である．

最後に効果判定についてであるが，治療終了1カ月後では放射線治療による炎症のためのみならず，増感剤による炎症と発生する酸素による内部からの圧迫のため病変の悪化ではなくても増大してみえることもある．3カ月もたてば反応は治まるが，腫瘍としてみえなくなるときと肉芽や瘢痕として残る場合がある．もちろん検査するモダリティにより，所見は異なってくる．乳癌の場合でもエコーではみえないが，MRI では検出されるときもあればその逆の場合もあり得る．いずれにしても，慎重な経過観察は必要である．

まとめ

KORTUC II を種々の病変 56 人に対し，施行した．表在および骨盤内腫瘍に対し行っているが，手技による合併症はみられなかった．緩和治療としての症状の軽減に有効であり，腫瘍縮小においても通常の放射線治療単独では考えられない効果が期待されると考える．ただ個々の場合での増感剤投与量，放射線分割線量や総線量，効果判定時期など今後の課題も認められる．

■文　献

1) Ogawa Y, Kubota K, Ue H, et al：Phase I study of a new radiosensitizer containing hydrogen peroxide and sodium hyaluronate for topical tumor injection：A new enzyme-targeting radiosensitization treatment, Kochi Oxydol-Radiation Therapy for Unresectable Carcinomas, Type II (KORTUC II). *Int J Oncology* **34**：609-618, 2009
2) Ogawa Y, Kubota K, Ue H, et al：Safety and effectiveness of a new enzyme-targeting radiosensitization treatment (KORTUC II) for intratumoral injection for low-LET radioresistant tumors. *Int J Oncology* **39**：553-560, 2011
3) Whelan T, MacKenie R, Julian J, et al：Randomized trial of breast irradiation schedules after lumpectomy for women with lymph node-negative breast cancer. *J National Cancer Inst* **94**：143-150, 2002
4) Whelan T, Pignol JP, Levine M, et al：Long-term results of hypofractionated radiation therapy for breast cancer. *N Engl J Med* **362**：513-520, 2010

第3章 各施設における酵素標的・増感放射線療法KORTUCの現状

2 長崎県島原病院におけるKORTUCの現状

小幡史郎

はじめに

いまから遡ること7年前，2007年の春に横浜で開催された第66回日本医学放射線学会総会で，酸素増感比（OER）[1]（図1, 2）を有効利用できる放射線増感剤の完成の発表に衝撃を受けた[2]．周知のようにこれまでも多くの方々がその開発に力を注いできたのだが，なかなか臨床に応用できるレベルに達することはなかったからである．いまの癌放射線治療限界の意味は，放射線治療そのものが効かないのではなく，癌細胞に抗酸化酵素が過剰に発現し，低酸素状態のため治療が効かない状態に陥っていることを示している可能性が考えられる．

高知大学からの報告が論文として掲載され[3]，その治療効果に驚嘆し，できる限り早く目の前の患者に対して臨床適用できることを願い，当院では2010年倫理委員会を開催し，承認を得ていよいよ実地臨床で使えるようになった．ただし，新しい治療法であり，開発されたわが国でもいまだ治療症例数はごくわずかで未知数なところが多く，より慎重に適応症例を決定する必要があるとの助言をいただき，1）放射線治療抵抗性である，2）再発を繰り返している，3）他の標準的な治療では効かない，というような従来の治療法では制御困難な症例3項目に限って行うこととした（表1）．現在，約4年が経ち，52例の様々な種類の悪性腫瘍症例を経験するに至っ

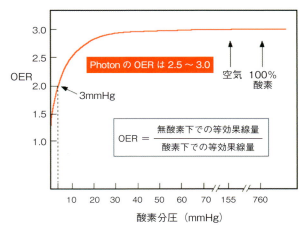

日本アイソトープ協会：放射線アイソトープ 講義と実習，p125,図4，丸善，1992，改変

図1 OER（酸素増感比）

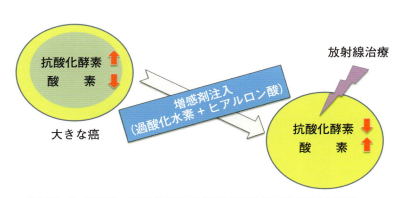

小川恭弘・他：酵素標的・超音波ガイド下での増感放射線療法KORTUC IIによる非手術でのI，II期乳癌乳房温存治療．癌の臨床57（6）：p286，図7，篠原出版新社，2011，改変

図2 酵素標的増感放射線療法の作用機序
増感剤により抗酸化酵素を分解・失活させ，同時に酸素を発生し，放射線治療の効果がフルに発揮される．

表1 当院におけるKORTUC対象疾患

1. 放射線治療抵抗性である
2. 再発を繰り返している
3. 他の標準的な治療では効かない

長崎県島原病院倫理委員会規定（平成22年1月14日審査・承認）

たが（図3），効果の速効性はいうまでもなく，有効性が高いこと，有害事象の少なさは想像した以上であった．

1. 症例提示

当院での症例は前述したように適応対象がいずれも難治性であり，また癌種も様々に異なるものを取り扱っているため，統計学的処理という手法ではなく，縁あって治療することとなった種々多様な症例提示という形態で，この治療の意義・本質をくみ取ってもらえればはなはだ幸いと考えている．

2014年7月までにKORTUCを行った52症例の原発部位別の内訳では（図3），12種類の癌種を取り扱っており，そのうち，乳癌15例（29％），肺癌12例（23％）の2種類の癌種で過半数（52％）を占めている．直腸・結腸・胃・食道・肛門原発の癌を消化管癌としてまとめると，31％と最も多くなる．原発性病変，局所再発，転移に対するKORTUCはそれぞれ6例（11.5％），11例（21.2％），35例（67.3％）と，転移が全体の約3分の2を占めていた．

転移35例の中で最も多かった部位はリンパ節転移で13例（37.1％），次いで皮膚転移11例（31.4％，そのうち2例はリンパ節転移に対してもKORTUC施行），骨転移10例（28.6％）とつづく．KORTUCには，皮膚表面に露出している病変に対するオキシドールガーゼ貼付によるKORTUC Ⅰと，深部病変に直接増感剤を穿刺注入するKORTUC Ⅱ，および両者を同時に併用する方法がある[2]．当院ではエコーやCT透視下に直接増感剤を注入するKORTUC Ⅱが48例（92.3％）と大半を占め，KORTUC Ⅰ，Ⅱ両者同時併用は6例（11％）であった．

予後は3カ月から長くて1年，緩和的治療の適応としか予測できなかった，直腸癌術後局所に巨大腫瘍を形成再発した症例1をまずは提示する（図4）．症例は60歳代で，当院外科でMiles（腹会陰式直腸切断術）術後，近医で経過観察中UFTによる補助的化学療法を行っていたが，徐々に臀部痛が出現し，日常生活が困難となったため当院外科に再紹介され造影骨盤CTを撮影すると，骨盤腔中央を占拠する最大径13.5cmの腫瘍性病変を認め，腫瘍内部は不整に染まり，仙骨，尾骨および右坐骨を破壊・浸潤し，一部筋組織との境界不明瞭，再手術は困難な状況と判断され，除痛目的の緩和的放射線治療目的で当科紹介された．骨転移はあるものの病変は限局しており，疼痛以外は特に症状なく60歳代で比較的お元気であったので，KORTUCの適応と考え，増感剤をエコー下に週2〜3回注入し，高圧X線4/10MVで3次元的最適照射2.75Gy×16回＋3Gy×3回/4週間（1回2Gy換算で56.5Gyに相当）を施行した（図5）．（治療初期は一般的に，病変内の細胞密度が高く増感剤が入りづらいので，照射を1週間ほど

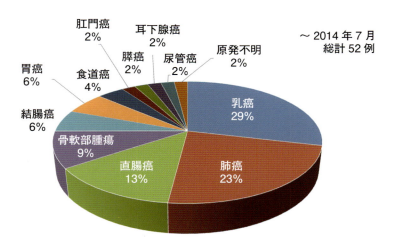

図3 当院におけるKORTUCの原発部位別集計

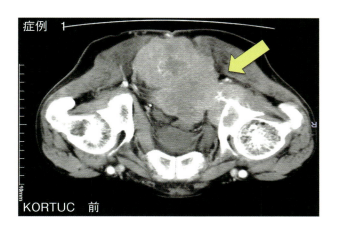

図4 60歳代,進行直腸癌術後局所再発例(症例1)

術後UFT経口で近医経過観察中に臀部痛出現,徐々に増強.当院外科を再紹介され,CTで仙骨・坐骨を破壊する最大径13.5cmの腫瘍を認めた.CEA12.1ng/mlと上昇し,局所再発の診断.摘出困難で当科紹介となる.

先行させて,病変内のスペースを確保したのちに増感剤の注入を開始した.)その後,mFOLFOXなどをはじめとする化学療法を併用した.病変サイズと総線量の関係からは,緩和的総線量といわざるをえない内容であった.しかし,局所病変は1年ほどで著明に縮小し(図6,7),骨の再生良好で,臀部痛も緩和し,すでに治療から4年の月日がたっているが,お仕事をしながらご存命である.一般的な外照射ではこのような結果を導き出すことはまず不可能と考えられ,増感剤の治療効果上乗せは予想以上であった.参考として,早期肺癌における定位体幹部照射(2Gy換算で総線量100Gy以上)の適応は最大径5cmであり,この症例1における径13.5cmという腫瘍の大きさが,照射された2Gy換算56.5Gyでいかに制御困難であるかということが理解できると思う.また,骨再生は,置換されていた病変の制御により元ある形態に回復していこうとする位置情報が,外科的切除をしない限りは,体内に記憶されていることを示しており,非常に興味深い事象である.

この際,手技上で疑問だったのは病変サイズが大きく,エコー下では右坐骨周囲病変の確認が難しく増感剤を同部に注入できなかったにもかかわらず,他と同様に縮小し,破壊された骨の再生も行われたことである.その理由として,病変内の酸素飽和度は30mmHg以上になるとOERはプラトーとなり[1](図1),つまり酸素の飽和するレベルはそこまで高くなくてよく,腫瘍内に発生した酸素が同部にまで拡散し,その飽和度に達した可能性がまずは考えられる.ほかにはシグナル効果によるものが挙げられる.この症例も,他の症例と同様に増感剤注入の回数を重ねるたびに,注入時の抵抗が減少し,徐々に増感剤が病変内に容易に入るようになり,エコー下でも病変内に一気に酸素産生を示していると考えられる高エコーの広がりが,確認できる範囲で広がり,細胞密度の低下を

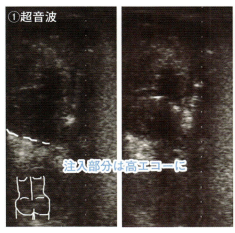
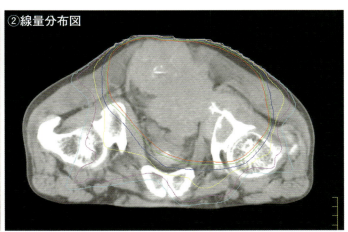

図5 症例1に対するKORTUCの手技

痛み以外は全身状態良好で,他に転移みられず,できれば根治を目指す気持ちでKORTUC Ⅱを選択.
腫瘍サイズが大きく,放射線単独では制御不能.
①エコー下で週3回腫瘍内に酵素標的増感剤3mlを穿刺注入.
②高圧X線4/10MVで,2.75Gy×16回+3Gy×3回照射(2Gy換算で56.5Gy).

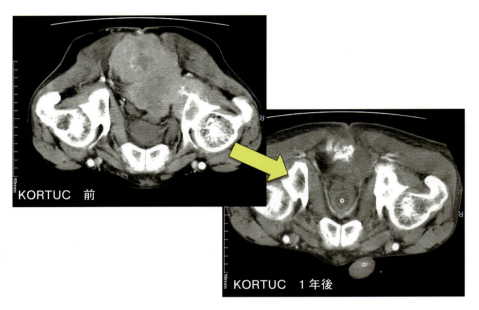

図6 直腸癌術後局所再発例（KORTUC Ⅱ）1年後
病変は縮小し，骨再生，症状改善．

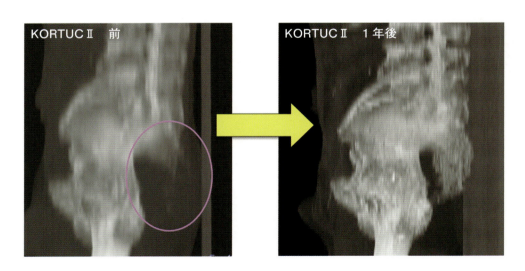

図7 KORTUC Ⅱ前後のCT矢状断MIP像（骨条件）
破壊・融解された骨盤骨（楕円に囲まれた部分）の再生がみられている．

強く示唆する所見は認められていた．急性期有害事象は穿刺時の痛みのみで，キシロカインを混注するとその程度も軽減した．3カ月以降の晩期有害事象として，イレウスが認められ，保存的に軽快・消失している．約4年を経過した現在，経過観察のため撮像された躯幹部CT上，局所病変の形状は治療1年後と大差みられず，コントロール良好である．しかしながら，両肺に転移の出現が疑われ，KORTUC治療後正常値に復し3年以上平低化していた腫瘍マーカーCEAの値も再上昇してきている．

次の症例2は60歳代，尿管癌の仙骨転移による疼痛，多発性肝転移および傍大動脈リンパ節転移の患者である．他施設の緩和医療チームよりオピオイド（オキシコンチン，オキノーム）量を120mgにまで増やしたが，仙骨転移に伴った右下肢疼痛の薬物によるコントロールはきわめて不良ということで

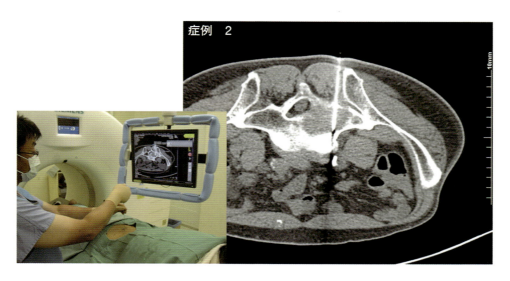

図8 尿管癌,仙骨転移による疼痛・歩行不能例(症例2:8Gy×1回＋3Gy×8回照射,CT下に増感剤注入)

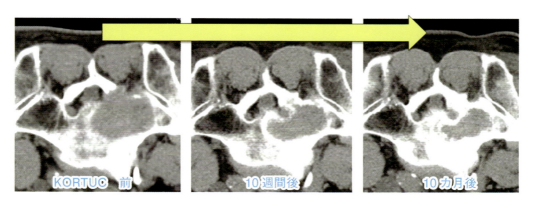

図9 KORTUC Ⅱによるすみやかな治療効果

KORTUC Ⅱ開始後疼痛緩和は数日で発現し,歩行可能となり,オピオイドはすみやかに120mgから20mgへと減量できた.KORTUC Ⅱ後の腫瘍サイズの縮小,および神経孔周囲をはじめとする腫瘍により破壊された骨の再生は,経時的に明らかである.死亡されるまでの1年間,緩和効果は良好であった.

紹介があり,仙骨の溶骨性病変に対してCT透視下に週1回ペースで増感剤を注入(図8),8Gy×1回＋3Gy×8回照射にてすみやかに除痛効果を発揮,数日後には容易にコントロール可能となり,最終的には1日のオピオイド(オキシコンチン,オキノーム)総量20mgと紹介時投与量の6分の1にまで減らすことができた.KORTUC開始後10週目のCTでは病変サイズの縮小,病変辺縁の石灰化もしくは骨化,骨破壊が顕著であった仙骨右側の神経孔周囲や同骨背側皮質部分の骨再生が起こっているのが明らかである.さらに,その局所の治癒的変化は10カ月後,さらに進んでいる(図9).脊椎転移における痛みの主なる機序として転移性病変による骨膜の刺激,神経根の刺激がいわれているが,このケースの場合,病変サイズの縮小に伴い,いずれの変化も修復してきているのが除痛効果につながったものと思われる.

他に症例3は,60歳代で6年前に他県で進行直腸癌ⅢA期に対するMiles術後,局所再発をきたし再手術,その後,再び局所に再発し,両肺に多発する肺転移も認められ,化学療法(FOLFOX 6を3クール)を施行されていた患者である.化学療法開始後も病変サイズは増大し,小骨盤から,右坐骨,同側恥骨,閉鎖筋,鼠径靭帯,前立腺に広がる再発巣による疼痛・歩行不能を来し,最終的に症状緩和・治

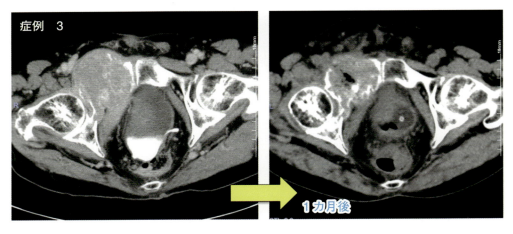

図10 直腸癌術後，骨転移による疼痛・歩行不能例（症例3）
KORTUC II 開始1カ月後，右恥骨の骨破壊を伴った転移性病変は著明に縮小し，骨の再生も認められている．疼痛緩和し，歩行可能となった．

療目的で当院紹介となった．5Gy×1回＋1.8Gy×24回照射後，ブースト1.8Gy×4回照射に加え，週2回の増感剤注入のメニューでKORTUCを開始した．約1カ月後には腫瘍サイズの著明縮小とともに溶骨性変化部分の骨再生も画像上認め，すみやかな治療効果の印象を得た（図10）．KORTUCを開始2〜3日後には疼痛も緩和傾向を示し，歩行可能となるのにも週単位で比較的すみやかであった．1年2カ月後の今も，局所コントロール良好である．ちなみに病変内部には増感剤を注入すると気体が産生されるのが画像上，容易に見て取れる．酸素電極で確認したわけではないが理論的には，これは病変内の過剰な抗酸化酵素と増感剤の主成分である過酸化水素が化学的に反応して発生した酸素を表しているものと考える[4]．

このように疼痛を伴う溶骨性骨転移に対するKORTUCにおいて，症状緩和や破壊された骨の再生が比較的速い印象を与える理由として，次のようなことが想定される．1) OERの原理により殺細胞効果が2.5〜3倍に上がり[1]，癌組織内の細胞密度が急激に減少し，骨が形成されるスペースが確保された．2) 殺細胞効果の増強により，癌細胞から産生されるサイトカインやプロスタグランジンE2が減少し，破骨細胞の活動性を抑制した[5]．3) 再酸素化により低酸素誘導因子（HIF-1α）の分解が促進し，破骨細胞の活動性を抑制した[6]．造骨細胞においては低酸素環境下の方が活動性が上がるとの報告があり[7]，こちらは負の理論になってしまうが，破骨細胞と造骨細胞の活動性におけるダイナミックさから考える

と，その差は大きく相対的には骨増生の方に傾いたのかもしれない．4) 細胞外マトリックスであるヒアルロン酸が，最終的に骨再生に関与した[8]．これらの事象の裏打ちが，臨床的にも基礎的にもさらに明確なものになれば，溶骨性骨転移に対するKORTUCのアドバンテージといえるのかもしれない．

これまで過剰な抗酸化酵素と低酸素細胞の存在によって治療効果が期待できなかったものが，KORTUCの併用により今までとは異なる次元の効果を期待できるときに，本来だと総線量は低くても実は制御できたかもしれないという嬉しい誤算が容易に想像される．つまり，過剰な抗酸化酵素を分解・失活化し，再酸素化が達成できれば，根治を目指す至適線量は今想定されているよりもさらに低くてよい可能性が出てくる．それに付随して，つまり線量を下げることによって，さらに照射野に含まれる正常組織のダメージも軽減され，治療効果・安全性の両面からこの治療がつよく推奨されることとなる．

ここで症例4をみてもらいたい（図11）．80歳代で進行性非小細胞肺癌術後再発の患者である．化学療法を長期施行してきたが左残存肺病変がパンコースト様に広がり，リンパ節転移，ついには，その皮膚直上にあたる左鎖骨上窩に計2cm大の隆起性皮膚転移を併発してきた．皮膚病変自壊に伴うQOL低下予防のため，当院呼吸器内科より当科紹介となった．KORTUCで治療開始1か月半後には同病変は脱落し，4か月半後も同病変の再発を認めていない．この際使用した総線量は33Gy（11回分割で2週間照射）で，本来であれば制御できる線量とはとても

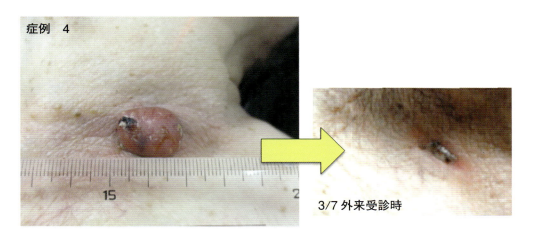

図11 肺癌の左鎖骨上窩皮膚転移例（症例4：33Gy11回分割2週間照射＋増感剤注入週2回）
KORTUC Ⅰ＋Ⅱ開始1.5カ月後に病変脱落，4.5カ月後再発認めず．

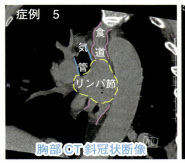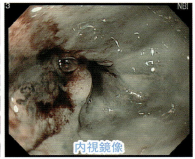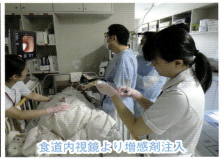

図12 肺癌術後再発，縦隔リンパ節転移に伴う食道・気管支狭窄（症例5）

言い難い．線量を軽減したためか周囲の皮膚の変化もほとんどみられていないのがわかる．

増感剤を病変にデリバリーさえできれば，明らかな腫瘍制御が期待できることを経験すると，さらに発展して他科の医師の協力のもと，様々なデバイスを利用してあらゆる局面に同治療の適用をすすめていこうと決心した．次の3症例はいずれも内視鏡からのKORTUCである．

最初の症例5（図12）は，80歳代で進行扁平上皮肺癌ⅢB期，気管分岐下リンパ節転移による気管，主気管支および胸部中部食道への高度な浸潤・圧排・狭窄の患者である．間質性肺炎を合併していた．呼吸苦はなかったが摂食を可能にする目的で当科紹介された．間質性肺炎合併例で，照射野を絞り，より線量低減をさせる必要があり，しかし，なおかつ殺細胞効果を下げないようにするためにKORTUCの適応と考えた．当初気管支内視鏡エコーから同病変に対しての増感剤注入アプローチを考えていたが，食道内に同病変が明らかに突出しているのが目視できたため消化器内科医に依頼して上部消化管内視鏡よりアプローチ，側孔より針を病変内に刺入し増感剤を注入，照射施行した．とくにそれに伴った有害事象を認めなかったが，急速に肺癌が増大し，全身状態の低下もそれにつれて進み，同治療は36Gy（1回2Gy照射）で中止となった．治療効果は判別できなかったが，安全に行える手技であることは理解した．

症例6は（図13），60歳代でS状結腸癌にて左半結腸切除後に子宮，膀胱，左尿管，小腸および左腸腰筋への浸潤を伴った再発病変である．持続性血尿がみられ，Hb7g/dlと低下し濃厚赤血球を輸血．止血目的で当院外科より当科紹介．血尿は，膀胱浸潤した病変に起因するものと考えられた．膀胱からの出血を抑え，さらに放射線による小腸障害を軽減さ

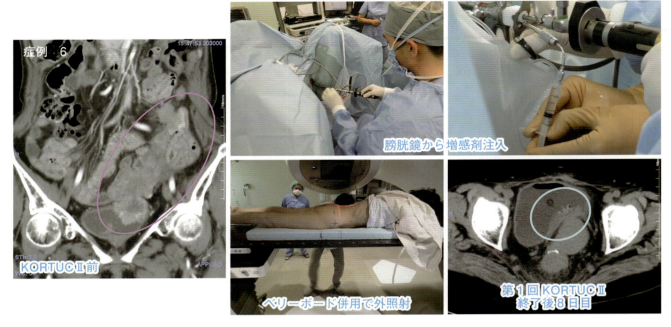

図13 直腸癌術後再発，膀胱浸潤，血尿（症例6）

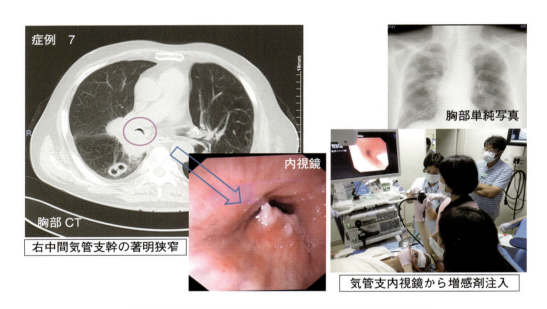

図14 肺癌再発による気管支狭窄・呼吸障害（症例7）

せるためKORTUCの適応と考えた．当院泌尿器科医に依頼し，膀胱鏡側孔からの増感剤注入を施行．ベリーボードを併用して同病変に対して1.8Gy×25回を5週間で照射．2回目の増感剤注入の際，膀胱鏡ではすでに隆起性病変は消失しており，止血効果も良好であった．増感剤注入の回数は合計2回であった．10カ月後に癌性腹膜炎が進行し，全身状態悪化して死亡された．

症例7（図14）は70歳代で，9年前に扁平上皮肺癌で左肺上葉切除術施行された．術後7年経過して，気管分岐下にリンパ節転移が出現し，さらに気管支内視鏡では右中葉枝，左第2分岐部に粘膜所見を認め，化学療法施行するもPDであった．ひきつづき放射線治療2Gy×32回施行．照射1年後，両肺に

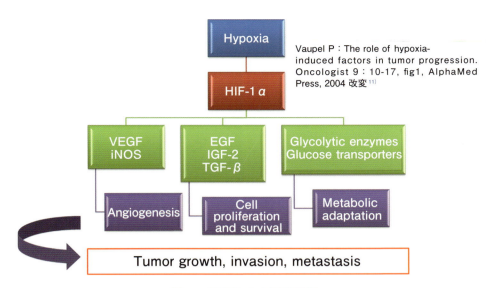

図15 癌細胞の内因性因子

転移性病変が出現し，縦隔肺門部にもリンパ節転移が累々と認められた末期状態の患者である．糖尿病の既往があり，上記治療中に糖尿病のコントロールが不良となった．その後5th lineまで化学療法が継続されたが，結果PD．徐々に呼吸障害が出現し，酸素投与でも呼吸苦改善が芳しくなく，CTでは，肺門部腫瘍の増大および右中間気管支幹の狭窄が認められた．気管支内視鏡では，同部に白苔を伴った隆起性病変を認めた．同部の狭窄が解除されれば，少なくとも数カ月は，希望されている自宅での，QOLが保たれた生活が送れるだろうと，呼吸器内科より当科紹介となった．まずは速効性のステント留置を勧めたが，易感染性の状態でステント留置は二次感染を誘発しかえって状態悪化を助長する恐れがあると紹介医より情報あり，気管支内視鏡側孔からの増感剤注入にて，QOLを落とさないように同狭窄部位を中心に計画標的容積（PTV）を絞り，つまり臨床的標的容積(CTV)よりも小さなPTVで1回1Gy朝・夕それぞれ6時間あけて計2回（1日計2Gy）で総線量45Gyの照射とし，KORTUC Ⅱを施行．増感剤注入は計1回のみであった．治療終了時には酸素を必要とせず，血痰も消失し，独歩で帰られ，平穏な2か月を自宅で過ごされた．退院3カ月後に様態徐々に悪化し，再入院後死亡された．再入院時の気管支内視鏡では治療部位の病変は縮小し，粘膜の不整を認めなかった．

この他，肺腫瘍，すなわち原発性肺癌や転移性肺癌原発巣においても，また食道癌，胃癌，十二指腸癌，直腸癌原発巣などにも同様な内視鏡での到達経路で増感剤のデリバリーが可能と考え，近日中に施行する予定である．今後さらに増感剤を徐放的に病変内に放つシステム，たとえばカプセルなどを構築できれば，1回の穿刺挿入で行えることとなり，穿刺することで播種するリスクも低減できる可能性が出てくる．参考として肺生検の場合，播種のリスクは0.04％（10件/25,000例）と低く，浮遊癌細胞の大半は生着できない[9]．また，18〜20G細径針を使用すればさらにその頻度は下がるとの報告がある[10]．ちなみに当院で頻用している針のゲージはさらに小さな22Gのスパイナル針や22GのPTC針であるため，理論上はほとんど播種の危険性は考えなくてよいことになる．しかし，穿刺する回数が増せばそのリスクは当然上がっていくものと考えられ，回数は少ないに限る．後に言及するが，低酸素を改善し再酸素化できた場合には，悪性サイクルが停滞し，転移のリスクが下がる可能性がある[11]（図15）．ここが生検とは大きく異なることを理解する必要がある．

現在使用されている増感剤は希釈した過酸化水素とヒアルロン酸に静脈注射用キシロカインを混ぜたものである（図2）．過酸化水素は，腫瘍内の過剰な抗酸化酵素と化学的反応を起こし，抗酸化酵素を分解・失活させ，なおかつ低酸素状態を改善させる主なる役割を果たしている．ヒアルロン酸は，過酸化水素による疼痛などの刺激を和らげ，また徐放的に過酸化水素を放出する支持体の役目をしており，その治療効果は48時間保持される．

また，ヒアルロン酸は様々な固形癌幹細胞のマーカーといわれている接着因子CD44と接着する[12]．

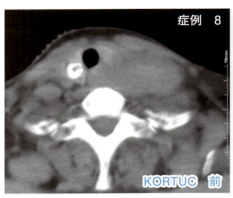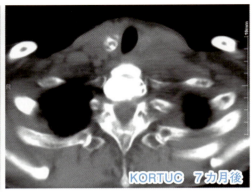

図16 有害事象1（症例8）

迷走神経反射によるショック（副交感神経優位）．
1）進行乳癌術後に左頸部，鎖骨上窩，上縦隔の転移性リンパ節で気管圧迫され，臥位で呼吸停止を起こし眠れない．
2）8カ月後に予定している子供の卒業式に出席希望．
ホルネル症候群（交感神経障害）を合併しており，自律神経のアンバランスのため，迷走神経反射が易発現と考えられた．
毎回静脈ルートを確保し，穿刺注入前に硫酸アトロピンを0.5～1mg筋注．ショックに陥ったら昇圧剤などで回復手技施行．

CD44はさらに，酸化ストレスへの抵抗性や転移の機序に関わっており[13,14]，KORTUCの治療効果にも影響を及ぼす可能性がある．

過酸化水素およびヒアルロン酸は生体内に存在しているものであり，つまり過酸化水素は唾液内に，ヒアルロン酸は関節，硝子体，皮膚，脳などに元来存在し，これらがアレルゲンとなるリスクは明らかに低い．そのため，それら自身での有害事象としてはとくに目立ったものはないといえる[3]．

ただし，1967年に報告された，直に過酸化水素を脈管内に注入した場合の1例に脳血管の酸素塞栓が認められたことについては[15]，記憶にとどめておく必要がある．とくに頸部や肺における病変に対する増感剤注入においては，ドップラーエコーや造影CTにて脈管の走行をあらかじめよく理解しておかなければならない．

当院で経験した，特殊な有害事象を呈した2例を以下に示す．

症例8（図16）は40歳代で末期の進行乳癌患者である．左下頸部から同側鎖骨上窩，および上縦隔にリンパ節転移が累々とみられ，それによる気道狭窄，とくに就眠時にその狭窄度合いが増すためか呼吸停止を起こし，就眠困難な状態の患者である．肝転移，肺転移は化学療法で消失，右胸水が出現し，癌性胸膜炎を疑われ化学療法を行っていた．左眼瞼裂狭小化，左瞳孔縮瞳傾向，同側皮膚温低下がみられ，ホルネル症状の合併も認められた．すみやかなる症状の改善消失が必要な病態であり，殺細胞効果が高いと思われるKORTUC（2Gy×25回を5週間で照射，週2回増感剤をエコー下に注入）の適応と考えた．同病変にエコー下で増感剤を注入すると1～2分後に収縮期血圧が50mmHgまで低下し，ショック状態となった．昇圧剤などで救急処置を行い平常に戻ったが，ショックとなった原因として，同病変による交感神経の障害（ホルネル症状陽性）による相対的な副交感神経優位状態であると考えられた．つまり何らかの刺激を得ると，迷走神経反射が起こりやすい病態と考えられた．そのため上記症状が発生したものと判断した．そうであれば，今後も増感剤を注入すれば毎回同様な有害事象を惹起するものと考えられ，医療従事者側からは同治療のリスクから消極的にならざるを得なかったが，ご本人・ご家族からは，就眠時の呼吸停止が改善してきたため，何があっても同治療をつづけてほしいとの強い要望があり，予防的対策をとりながら治療を継続することとした．この前処置の説明時に，就眠時にも実は迷走神経反射と思われる脈拍低下，血圧低下はしばしば起こっていたということを患者から聴いた．就眠時の発作に，同病態も深く関連している可能性を否定できなかった．不整脈や緑内障の既往がなかったので，増感剤注入前に硫酸アトロピン0.5～1mgを筋注し，その後感剤を注入．予測していた通り，注入後は（最終日の注入以外は），毎回ショック状態となったが，昇圧剤などでショック状態を脱した．治療は完遂し，病変は縮小．ご本人・ご家族とも，就眠可能となった．ホルネル症状の改善も認められ

症例 9

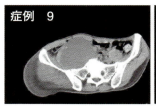
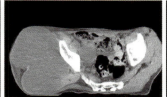
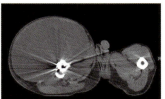

図17　有害事象2（症例9）

全身熱感．
右腸腰筋内側から大腿部，膝上部にかけて巨大脂肪肉腫あり．肺転移もあり，切除不能例．
同側下肢の疼痛制御困難なため KORTUC Ⅱを開始．日単位で疼痛はすみやかに軽減．
サイズが大きいので増感剤を通常の2倍量注入，さらに3倍量注入すると発汗強く全身熱感の訴えがあり，注入量の限界は原則2倍量とした．

た．この方は7カ月半後にせまったわが子の卒業式に出席をしたいという強い希望があり，その願いがかなった．8カ月後に癌性胸膜炎が増悪し，死亡された．

症例9（図17）は30歳代の右大腿部巨大脂肪肉腫の患者である．病変は右後腹膜から同側大腿下腿に大きな脂肪肉腫を形成し，すでに肺に転移を伴っていた．治療困難例であり，また患者ご自身があらゆる治療を拒否されていた．しかしながら病変サイズの大きさに伴い，徐々に大腿部の緊満感が助長され，疼痛が出現し制御不良となり，患者の希望もあり，当院整形外科より疼痛緩和治療のため，当科紹介となった．KORTUC を開始しすみやかに病変サイズが縮小し，緊満感がとれ，痛みは軽減した．病変サイズが大きく，通常の注入する増感剤の量は 4ml と少なく，さらに治療効果を求めて2倍量を投与した．とくに著変みられず，さらに3倍に増感剤の注入量を増やした．3倍量（12ml）を注入すると，体熱感を注入直後より訴えられ発汗量が多く，同夜38度から39度と体温の上昇をみた．翌日は平熱に戻ったものの，やはり増感剤の量に伴い反応が強く出たものと判断し今後治療において，増感剤の使用量は多くても原則，2倍量（8ml）とした．（ただし，熱発以外はとくに重篤な症状はみられなかったため，やむを得ず増感剤の量をさらに増やさなければならないと判断された場合は，解熱剤を1日投与でよいのではとも考えてはいる．）この方はその後，補助療法をつづけ，4年間ご生存された．

有害事象を減らすために色々と工夫していることを述べる．

症例10（図18）は50歳代で進行直腸癌臨床病期Ⅲbの患者である．5-FU/LV によるネオアジュバントの化学放射線療法を施行し，その後 Miles 手術となった．経過は順調であったが，3年半程すると，右の大腿臀部から大腿部下腿にかけて痛みが出現し，徐々に増悪した．PET/CT で骨盤右側にフルオロデオキシグルコース（^{18}F-FDG）の異常集積を伴った，最大径4cmの単発性腫瘤を認め，右閉鎖リンパ節への転移と考えられた．他には再発や遠隔転移はなく，再度外科的に同病変を摘出しようと試みたが，周囲組織の硬度が高く癒着剥離困難で，外科より治療目的で当科紹介となった．すでに術前に 43.2Gy の照射を行っており，線量を下げる必要があると考え，また病変が限局していたため照射野を絞り，総線量 45Gy を25回分割で5週間照射の KORTUC の適応と考えた．増感剤注入の際，病変に近接する坐骨神経や腸骨動脈分枝の損傷予防のため，あらかじめ穿刺注入する腹臥位で，動脈相を含む複数相の造影 CT により脈管ならびに坐骨神経の走行を確認した．また，穿刺時は18Gの短針をまず軟部組織の浅い部分に刺入し，同針内を介してさらに22GのPTC 針を挿入し，右下肢への放散痛をはじめ症状の出現がないことを口頭で把握しながら，針先を病変内に進めた．KORTUC により，症状はすみやかに改善し，病変サイズの縮小（治療途中 39.6Gy 時にてすでに50%の容積低下）を認めている．また，再酸素化により抗癌剤の効果も増強する可能性があり，KORTUC 開始時より TS-1 を 100mg 朝・夕2回分割で照射日のみ内服とし，KORTUC 終了後も2週間休薬ののち，TS-1 を4週間投与および2週間休薬のパターンで継続とし，月1回のペースで CT 透視下増感剤注入を同時併用することを考えている．^{18}F-FDG PET/CT による経過観察は，4カ月後に予定している．

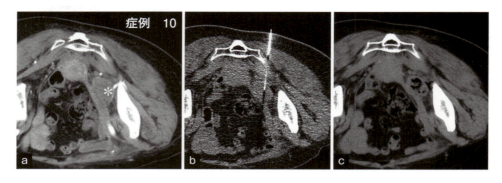

図 18 有害事象を予防（症例 10）

進行直腸癌術後右閉鎖リンパ節転移（*）による疼痛出現．
a：あらかじめ穿刺時と同様な体位で造影 CT（この場合腹臥位）を行い，脈管の走行を把握．
b：CT 透視下に 18G ガイド針から coaxial に 22G 針を病変に穿刺し，増感剤注入．
c：注入後病変内に気体（おそらく酸素）が発生．重篤な有害事象を認めず．

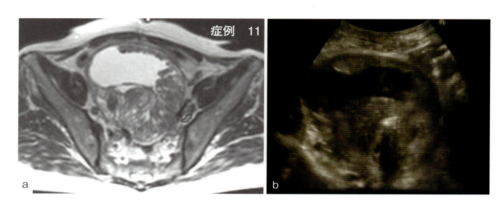

図 19 直腸癌術後子宮転移．さらに術後子宮断端部より再発し，巨大腫瘤形成，疼痛・水腎症出現（症例 11）
a：T2 強調 MRI 骨盤横断像．b：増感剤注入 5 日目の骨盤エコー像．
エコー下に 22G 針にて穿刺注入．内容物の腹腔内への漏れを少しでも予防するために塞栓物質を混注．5 日目のエコーで腫瘍内実質成分に高エコーレベルの残存を認める．注入された薬物の効果が延長している？→注入の回数を減らすことが可能かもしれない？

　症例 11（図 19）は 50 歳代で進行直腸癌術後に子宮への転移が認められ，同病変からの出血でショック状態に陥り，子宮病変を摘出．その後，子宮断端に転移性病変が再発，径 11cm とサイズ大きくなり，それに伴った周囲臓器の圧排による腹背部痛が出現し，外科から疼痛緩和のため当科へ紹介があった．すでに両側尿管圧排に対する両側尿管カテーテルが留置されていたが，ドレナージが完全でないのか両側水腎症や水尿管症は残存していた．他に両肺転移を伴っていた．病変サイズも径 11cm 以上と大きく，周囲の小腸と広く接していたため，照射後の腸管イレウスや穿孔を予防するために，可及的に低い線量での治療が望まれた．患者は 50 歳代と比較的若く，痛み以外は症状に乏しくお元気であったので，以上のことから KORTUC II の適応と判断した．増感剤を経腟的にデリバリーすることも考えたが，術後硬化している怖れがあり，毎回同部位よりのアプローチはなかなか困難と考えられたので，エコー下において遊離腹腔内を介し，22G の PTC 針を使用し，腸管や血管を穿刺しないようドップラーエコーなどで毎回確認後，増感剤注入を行った．腹腔内に播種しないように増感剤内に塞栓物質を混入し，注入を行った．病変は 6 週間で容積 50％ に縮小し，病変による圧排程度が軽減したためか尿路系拡張は著明改善し，腹背部痛も消失した．エコーで病変を見ると，5 日前に注入した，おそらく塞栓物質（ヒアルロン

酸および過酸化水素は残存？）と思われる高輝度のエコー部分が残存していた（図19）．一般にヒアルロン酸と過酸化水素という組み合わせで48時間の徐放効果があるといわれているが[3]，高知大学からはさらに過酸化水素と（その支持体として）生理活性物質の徐放用hydrogelの組み合わせで，in vivoにおいて1週間程度は徐放効果が保持できるとの報告がなされている[16]．今回の症例では元来，腫瘍内容物が遊離腹腔内に漏れ出ないようにと塞栓物質（多孔性ゼラチン粒）を併用したのだが，その副産物として，つまり上記と同様な組み合わせにさらにゲル状のヒアルロン酸を付加したことになり，長期の過酸化水素の徐放効果を持てる可能性も否定はできない．ちなみに当院で使用した同塞栓物質は，18～46日かけて体内で代謝・吸収される[17]．また，塞栓物質の付加により，新たな有害事象の発生は認めていない．上記のように，過酸化水素の徐放効果のさらなる長期化が臨床的に証明されることになれば，病変内への穿刺回数を減らすことができ，安全面からも，塞栓物質に対する過敏反応を示さない症例においては，増感剤に支持体を組み合わせ，使用する方向へと転換されていくことだろう．

　KORTUCの適応について，社会的ではなく純粋に病態生理学的な観点から，いくつかの場合を考察してみたい．

　癌細胞が毛細血管から200μm離れると低酸素の状態になるといわれている[18]．つまり腫瘍径が0.2mm以上になると低酸素の状態がはじまり，KORTUCの適応と考える．サイズからすると，現段階で画像上可視化されたら，すべての病変は適応となる．造影で濃染される病変においてはどうであろう？一見，血管増生ということで低酸素状態でないように思うが，流れが悪いため染まるのであって，むしろ単位時間あたりの血流量は少なく，つまり血流不足を表し，結果として酸素や栄養の供給量が減少する[19]．造影CTや造影MRI，血管造影で濃染される場合も，理論的にはKORTUCの適応となる．また，^{18}F-FDG PET/CTにおける高集積する腫瘍の場合はどうか？^{18}F-FDGの集積が表現しているのは，低酸素環境下の影響でグルコース取り込みに働くグルコーストランスポーターの発現が亢進し，^{18}F-FDGが大量に取り込まれていることである[19]．低酸素環境下の影響でということであるから，この場合もKORTUCの適応となる．他に，リンパ節転移はどうか？リンパ内皮細胞は元来，酸素分圧が30～40mmHgと低いレベルで生理機能を発揮するようになっており[20]，転移後は容易に低酸素状態に陥るものと考えられ，リンパ節転移もKORTUCの適応と考える．

　病変の治療効果として，さまざまな画像での経過観察がなされているが，酸素濃度がどの程度その病変の中で広がっているのか，病変内のどこに何mmHgの濃度で酸素が存在しているのかということをより明確にすることが，このKORTUCにおいては非常に重要なポイントとなってくる．形態・機能的な観点からいうと（図15），たとえば低酸素が誘導する，血管増生においては造影CTや造影MRIまた，ドップラーエコーなどが役に立つのかもしれない．病変サイズの増大の変化においては，多くのモダリティで把握することが可能である．グルコーストランスポーターの惹起においては^{18}F-FDG PET-CTが最たるものである[14]．そのすべての元凶となる低酸素状態を可視化できないか，つまり機能を可視化できないかということをつきつめていくと，フルオロミソニダゾール（^{18}F-FMISO）PET-CTをはじめとする低酸素イメージングに行き着く[21]．FMISOはニトロイミダゾール系の化合物で，還元された化合物が細胞内のタンパク質と結合し，低酸素細胞内に停滞する性質を利用して低酸素の状態を画像化している．同薬剤の脂溶性は高く，体内からのクリアランスが遅いため，病変集積をバックグラウンドに対して明瞭にするのに2～4時間の待機時間が必要となってくる．最近はその時間を短縮させるような薬剤の開発[22,23]，低酸素イメージング製剤を多くの施設がフレキシブルに使用できるように，Tc標識化合物SPECT製剤での新規低酸素プローブの報告もみられている[24]．さらには低酸素に誘導される転写因子HIF-1αの活性を可視化しようという試みも行われている[25]．他に，機能性DNAオリゴマーが酸素応答性を持つ，りん光を発する特徴を利用して担癌マウスの癌組織内低酸素環境の酸素濃度イメージングを行う報告もみられている[26]．これらの製剤が汎用的に使用できる日々が待ち遠しい．

　わが国で普及しているMRIを使用し，同様な低酸素状態を間接的に把握可能と思われる方法としてMR spectroscopy（MRS）がある．MRSとは，周囲の環境によって，同じ原子核であってもわずかに共鳴周波数の違いを生じ，そのシフトの大きさと信号強度を利用して分子の種類や成分を調べる方法のことである[27]．これは前述した症例11，直腸癌術後に子宮に転移して，その術後，子宮断端に再発した骨盤内巨大腫瘍のMRS画像である（図20）．治療計画とともに病変内に存在する物質のスペクトラムを調べたところ，乳酸（Lac）が著しいピークを示していた．乳酸は低酸素下における解糖の結果，産生

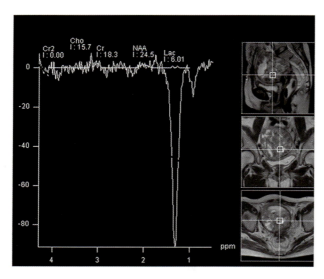

図20 症例11のMR Spectroscopy

KORTUC前に高いピークを示している乳酸（Lac）は，嫌気性解糖の副産物と考えられ，低酸素状態であることを間接的に表わしている．

表2 癌の放射線感受性に影響を与える因子

| 1. 環境因子 |
| 2. 内因性因子 |
| 3. 周期 |

平岡眞寛：第6回癌治療増感研究会抄録集，低酸素－がん細胞のサバイバル戦略－『低酸素と放射線・化学療法抵抗性』，2000年，改変

されるものであり[28]，治療開始時においては低酸素下における解糖が腫瘍内で優位に行われていただろうということが容易に推測される．嫌気性代謝機構の発達が，癌の特徴のひとつといわれており[29]，上記結果はその特徴によく合致している．これがKORTUCにより，経時的に著しい乳酸の減少が認められた場合，低酸素下から酸素下における解糖系に有意に変化した，もしくは血糖を欲さない状態つまり死滅状態に陥っているのではないかと推測することが可能と思われる．いまだこれについては情報も少なく何ともいえないが，前述した血管増生や，病変サイズの増大や糖の摂取率の増加などの悪性化の増強がすべて，低酸素環境を源流として起こっていることから考えると（図15），MRSでの乳酸のピークの程度は，KORTUCを含むあらゆる治療法の効果を癌のviabilityをはじめとする根本的な部分での把握という意味で，また悪性サイクルが動き始める初期の段階で癌を同定する，重要な画像情報となり得る可能性は否定できない．

癌の放射線治療感受性に影響を与える因子として，1）癌細胞の環境因子，2）癌細胞の内因性因子，3）癌細胞の周期，の3項目が挙げられている（表2）．

環境因子において，最大の影響をおよぼすものは酸素といわれている．過剰な抗酸化酵素を分解・失活化し，低酸素細胞を再酸素化するだけで，治療効果は2.5〜3倍になる[1]ということからも容易に理解されることだろう．理論から，KORTUCはこの環境因子を変えることにより，癌の治療感受性を高めている．

次に癌細胞の内因性因子においては[11]，図15のように低酸素がトリガーとなって低酸素誘導因子（HIF-1α）という転写因子を介し，いかなる手段を講じてでも劣悪な環境の中から癌細胞自身が生き延びるために悪性度を高めていくのが理解される．最終的には転移にまで至り，癌が患者を蝕む状態を加速化する．逆の見方をすれば，低酸素が再酸素化できれば，このような様々な悪性度の増強を食い止めることが理論的には可能となる．つまり，KORTUCによる酸素化は，悪性度の増強を抑制する力を持っている可能性を否定できない．

治療が終了したにもかかわらず再び癌が病勢を取り戻す病態として問題になるのがおそらく，癌幹細胞（様細胞）の存在である[30]．幹細胞はさまざまな治療に抵抗性を示し[31]，これに対する方策を考えていかなければ，癌の征圧は事実上不可能ということになる．ここで癌の放射線治療感受性に影響を与える因子である，癌細胞の周期が関係してくる．癌幹細胞は大半がG0期，つまり休眠状態で活動性に乏しい，細胞分裂周期から逸脱した状態にあるといわれている[31]（図21）．一般にM期やG2期後半の細胞周期に癌細胞が当てはまってくると放射線治療の感度が良くなるといわれているが[18]，G0期，休眠状態であれば，なかなかその治療効果を期待することは難しい．そこで，いかにしてそのG0期から治療効果が望める周期，M期やG2期に追い込むかということが，癌幹細胞を撃破する唯一の方法と，今のところ考えている．実際に，白血病の患者においてそのようなG0期から幹細胞の追い出しをかけ，引きつづきそれに対する抗癌剤治療を行うと治療効果が上がったという報告がある[32]（図22）．それによるとG0期にとどまるためには，ある特殊なタンパク質の存在が不可欠であり，見方を変えるとこのタンパク質さえなくなれば，（この場合は同タンパク質

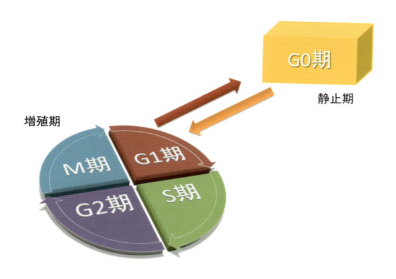

図 21 細胞周期

幹細胞の大半は静止期（G0）に止まり，治療効果の期待できる増殖周期になかなか降りてこない．

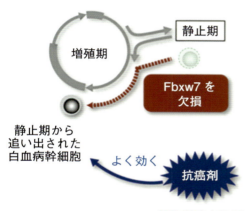

図 22 静止期を破綻させることにより白血病幹細胞を根絶

が欠如したノックアウトマウスを使用されているが）G0 期にとどまることが難しいということになる．他の報告[33]によると，このタンパク質は低酸素の存在下で増えることがわかっている．つまり再酸素化によって G0 期に幹細胞はとどまることができなくなる．最終的には酸素化により，癌幹細胞は治療効果の期待できる細胞周期に追い込まれることになる．つまり，この手法が他の固形癌でも応用できると証明された場合は，KORTUC による酸素化は，癌幹細胞を静止期から増殖期に追い込み撃破できる可能性がある．

以上のことより，KORTUC という治療法は，環境因子の変化にとどまらず，癌細胞が持つ内因子や周期に対しても働きかけていることは否定できない（表 2）．つまり，KORTUC という治療法は放射線感受性を上げ，遠隔転移にまで至る悪性サイクルを制御し，さらには，癌幹細胞を分裂サイクルに牽引するマルチな分子標的薬の利点を兼ね備えている可能性がある．

また，化学療法においても，再酸素化によって治療効果が上がるということが理論的に分かっているため[34]，これからの治療法の組み合わせとしては，たとえば図 23 に示すような案が提示される．まずは病変内に増感剤が注入されるスペースを作る，つま

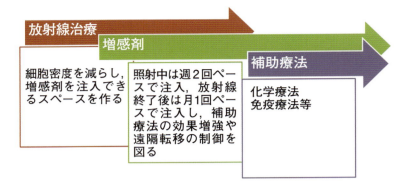

図23 今後のKORTUC II治療スケジュール（案）

り細胞密度を低下させるために照射を先行させ，そののち増感剤を注入開始しOERの価値を利用する．予定総線量の照射終了後，増感剤については投与継続し，加えてアジュバントの化学療法などを施行することによって，集学的治療法の長所を引き出す可能性がある．

今後は，前述した当院での3項目の適応症例に加えて，4）集学的治療の一環として，また5）手術拒否例に対して，たとえば高知大学で行われている早期乳癌に対するKORTUCなどのように，さらに根治を目指せる多くの症例にも適応を拡大していく予定である．

最後に

今後，このKORTUCという実をともなった，放射線生物学の基本理論にかなった素晴らしい治療を普及させていく必要がある．すでにわが国でこの治療が臨床に応用され始めて，少なくとも7年以上の時間が経過しているわけであるが，KORTUCを開始している施設はいまだ，総治療施設の3％にとどまっている．この少なさは私にとっては，なんとも理解し難い．確かに，新たな治療に手を染めるというのは，それだけ医療従事者は社会的リスクを背負うことになり，今ある治療法で満足しようという気持ちもわからないではない．日々の診療に追われ，新たな治療に手を出すことが難しい施設も多々あるのかもしれない．しかしながらやはり，安全性が担保されており，治療効果をより高めることができるのであれば，目の前の患者のために勇気をもって，新たな治療法を行っていくその努力を遂行する義務があると思うし，行える立場にあるのは私たち以外には，存在しない．放射線生物学の教科書に『酸素効果』についての記載がないことはまずなく，その内容も読者ならば，みな周知のことと思う．この最も強力な理論を実臨床に活用できる時代に入っている今，現在なのに，それを利用しないという事実を，やはり私は到底理解できない．

『科学的根拠があるのか』，という質問を口演時にされたことがある．基礎的なことについてはすでに高知大学からの報告があり，その根拠に基づいて臨床応用に至っているのは事実である[35～44]．臨床的にはこの治療を行っている施設が3％と少ない，種々多様な病変に対応ということで症例数の少ない発表しかなされていないのも，また事実である．どのようなことも，はじまりは同じようなものであって，あとは多くの施設の参画により，その臨床的価値を目の当たりにして自ら動き，そして変わっていく以外のやり方では，おそらく質問者の答えを作ることは不可能と考える，ちょうどレントゲン博士が放射線を発見したあとのように．KORTUCに関わっている，もしくは今から関わっていくであろうすべての施設が新たな科学的根拠を作っていかなければいけないと思う．臨床的にはもちろん，新たに見い出される知見においては基礎による裏打ちを行っていきながら．そのデータがどこそこから自分の理想と考える形で発表されない限り，自ら行動に移さないという消極的な態度を貫き通すことは一見賢いやり方にみえるかもしれない．しかし，その治療対象と考えられる，困窮している患者が現に目の前にいるにもかかわらず，率先して行わないその姿勢は，医療の中心が患者から，ややその当人にずれてきている感が否めない．強いて挙げるならば，わが国の医療を衰退させる，ものの考え方だとさえ思ってしまう．

他に,『穿刺注入は専門外だから』,といわれた方がおられたが,医療は医師一人だけで行っているものでは,決してない.様々な人々とコミュニケーションをとり合い,チームワークを計り,医療は多くの人々の手によって,よりよいものへと創造されていくものと信じている.どうぞ,専門家と手を結び,新たな治療の領域に,果敢に挑戦していただきたい.

やはり,新たな治療の難しさは,どれだけそれに対して準備をしておくかということだと思うが,この教科書がその一助になることを信じて疑わない.読んでいただいて万一不明な点があれば,記載されている施設に直接出向いていただくか,もしくは呼んでいただけるのであれば私が責任を持って治療に携わり,目の前でその手技を披露させていただく準備がある.

患者のよりよい幸せのため,前進あるのみ

みんなで手を取り合って,頑張っていきましょう!

*本論文の122頁右段12行目から124頁右段2行目までの文章は,「小幡史朗,永山拓希,太田嘉昭,管 恒彦,鐘ヶ江真弥,井上陽太,黒岩 瑛,谷口 堅,松尾繁年:直腸癌術後の巨大腫瘍局所再発に酵素標的・放射線増感剤治療(KORTUC)が奏功した1例.長崎医学会雑誌 **88**(2):124-129,2013」より許可を得て転載したものです.

■文 献

1) Chapman JD, Dugle DL, Reuvers AP, et al:Studies on the radio-sensitizing effect of oxygen in Chinese hamster cells. *Int J Radiat Biol* **26**:383-389,1974
2) 小川恭弘,久保田 敬,植 博信・他:新しい局注用の放射線増感剤(過酸化水素含有ヒアルロン酸ナトリウム)の開発とその臨床応用.日本医学放射線学会学術集会抄録集 **66**:S233-S234,2007
3) 小川恭弘,久保田 敬,植 博信・他:新しい酵素標的・増感放射線療法 KORTUC の臨床応用の現状と将来展望.臨放 **54**:1251-1263,2009
4) 林 直弥,小川恭弘,徳廣志保・他:KORTUC IIにおける増感剤局注後の酸素の分布状態の検討.第20回癌治療増感研究会抄録集 **20**:22,2014
5) 藤田直也,鶴尾 隆:がん転移研究の新しい展開-分子研究から臨床へ-II 転移の生物学と実験動物モデル 7 骨転移形成の分子機構.第119回日本医学会シンポジウム記録集 **119**:44-48,2001
6) Miyauchi Y, Sato Y, Kobayashi T, et al:HIF$α$ is required for osteoclast activation by estrogen deficiency in postmenopausal osteoporosis. *Proc Natl Acad Sci USA* **110**:16568-16573,2013
7) Tseng WP, Yang SN, Lai CH:Hypoxia induces BMP-2 expression via ILK, Akt, mTOR, and HIF-1 pathways in osteoblasts. *J Cell Physiol* **223**:810-818,2010
8) 茶薗昌明:ペースト状 $β$-tricalcium phosphate 顆粒・ヒアルロン酸複合体注入後の骨新生と吸収に関する検討.慈恵医大誌 **120**:9-18,2005
9) Christensen ES:Iatrogenic dissemination of tumor cells-dissemination of tumor cells along the needle track after percutaneous, transthoracic lung biopsy. *Danish Medical Bulletin* **25**:82-87,1978
10) Sinner N, Zajicek J:Implantation metastasis after percutaneous transthoracic needle aspiration biopsy. *Acta Radiologica Diagnosis* **17**:473-480,1976
11) Vaupel P:The role of hypoxia-induced factors in tumor progression. *Oncologist* **9**:10-17,2004
12) Nakshatri H, Srour EF, Badve S, et al:Breast cancer stem cells and intrinsic subtypes:controversies rage on. *Curr Stem Cell Res Ther* **4**:50-60,2009
13) Ishimoto T, Nagano O, Yae T, et al:CD44 variant regulates redox status in cancer cells by stabilizing the xCT subunit of system xc(-) and thereby promotes tumor growth. *Cancer Cell* **19**:387-400,2011
14) Yae T, Tsuchihashi K, Ishimoto T, et al:Alternative splicing of CD44 mRNA by ESRP1 enhances lung colonization of metastatic cancer cell. *Nat Commun* **3**:883,2012
15) Chasin WD, Gross CC, Wang CC:Hydrogen peroxide and irradiation of tumors. *Arch Otolaryng* **85**:151-155,1967
16) 徳廣志保,小川恭弘,横田典和・他:KORTUC の実験的検討 - Hydrogel を用いた KORTUC の開発.第20回癌治療増感研究会抄録集 **20**:21,2014
17) Barth KH, Strandberg JD, White RJ Jr:Long term follow-up of transcatheter embolization with autologous clot, oxycel and gelfoam in domestic swine. *Invest Radiol* **12**:273-280,1977
18) Hall EJ, Giaccia AJ:Time, dose, and fractionation in radiotherapy. Radiobiology for the Radiologist, 7th ed. Lippincott Williams & Wilkins, Philadelphia, 391-411,2011
19) 小林正伸:がん組織の低酸素環境とがんの悪性化-転移を中心に-.www.hoku-iryo-u.ac.jp Epub 2010
20) Kawai Y, Mizuno R, Ikomi F, et al:Characterization and lymphangiogenic properties of cultured rat lymphatic endothelial cells. *Microcirculation Annual* **31**:77-78,2005
21) 島野靖正:18F-fluoromisonidazole(FMISO)PET/CT による低酸素イメージングの定量法の検討.埼玉医科大学雑誌 **40**:21-28,2013
22) Dehdashti F, Mintun MA, Lewis JS, et al:In vivo assessment of tumor hypoxia in lung cancer with 60Cu-ATSM. *Eur J Nucl Med Mol Imaging* **30**:844-850,2003
23) Allen JG, Dische S, Lenox-Smith I, et al:The pharmacokinetics of a new radiosensitiser, Ro 03-8799 in humans. *Eur J Clin Pharmacol* **27**:483-489,1984

24) Kimura S, Umeda IO, Moriyama N, et al : Synthesis and evaluation of a novel (99m) Tc-labeled bioreductive probe for tumor hypoxia imaging. *Bioorg Med Chem Lett* **21** : 7359-7362, 2011
25) Ueda M, Kudo T, Mutou Y, et al : Evaluation of [^{125}I] IPOS as a molecular imaging probe for hypoxia-inducible factor-1-active regions in a tumor : comparison among single-photon emission computed tomography/X-ray computed tomography imaging, autoradiography, and immunohistochemistry. *Cancer Sci* **102** : 2090-2096, 2011
26) 孫 安生, 芳原和希, 田邉一仁 : 機能性DNAオリゴマーを利用した癌組織内低酸素環境の酸素濃度イメージング. 第20回癌治療増感研究会抄録集 **20** : 33, 2014
27) Miraldi F : Potential of NMR and PET for determining tumor metabolism. *Int J Radiat Oncol Biol Phys* **12** : 1033-1039, 1986
28) Hirschhaeuser F, Sattler UG, Mueller-Klieser W : Lactate : a metabolic key player in cancer. *Cancer Res* **71** : 6921-6925, 2011
29) Semenza GL : HIF-1 mediates the Warburg effect in clear cell renal carcinoma. *J Bioenerg Biomembr* **39** : 231-234, 2007
30) Clevers H : The cancer stem cell : premises, promises and challenges. *Nat Med* **17** : 313-319, 2011
31) Li L, Bhatia R : Stem cell quiescence. *Clin Cancer Res* **17** : 4936-4941, 2011
32) Takeishi S, Matsumoto A, Onoyama I, et al : Ablation of Fbxw7 eliminates leukemia-initiating cells by preventing quiescence. *Cancer Cell* **23** : 347-361, 2013
33) Iriuchishima H, Takubo K, Matsuoka S, et al : Ex vivo maintenance of hematopoietic stem cells by quiescence induction through Fbxw7 & alpha ; overexpression. *Blood* **117** : 2373-2377, 2011
34) 小林 稔, 原田 浩 : 低酸素ストレスとHIF. 生化学 **85** : 187-195, 2013
35) Ogawa Y, Takahashi T, Kobayashi T, et al : Mechanism of apoptotic resistance of human osteosarcoma cell line, HS-Os-1, against irradiation. *Int J Mol Med* **12** : 453-458, 2003
36) Ogawa Y, Takahashi T, Kobayashi T, et al : Apoptotic-resistance of the human osteosarcoma cell line HS-Os-1 to irradiation is coverted to apoptotic-susceptibility by hydrogen peroxide : a potent role of hydrogen peroxide as a new radiosensitizer. *Int J Mol Med* **12** : 845-850, 2003
37) Ogawa Y, Kobayashi T, Nishioka A, et al : Reactive oxygen species-producing site in radiation and hydrogen peroxide-induced apoptosis of human peripheral T cells : involvement of lysosomal membrane destabilization. *Int J Mol Med* **13** : 655-660, 2004
38) Ogawa Y, Takahashi T, Kobayashi T, et al : Immunocytochemical characteristics of human osteosarcoma cell line HS-Os-1 : possible implication in apoptotic resistance against irradiation. *Int J Mol Med* **14** : 397-403, 2004
39) Ogawa Y, Ue H, Tsuzuki K, et al : New radiosensitization treatment (KORTUC I) using hydrogen peroxide solution-soaked gauze bolus for unresectable and superficially exposed neoplasms. *Oncol Rep* **19** : 1389-1394, 2008
40) Ogawa Y, Kubota K, Ue H, et al : Phase I study of a new radiosensitizer containing hydrogen peroxide and sodium hyaluronate for topical tumor injection : a new enzyme-targeting radiosensitization treatment, Kochi Oxydol-Radiation Therapy for Unresectable Carcinomas, Type II (KORTUC II). *Int J Oncol* **34** : 609-618, 2009
41) Kariya S, Sawada K, Kobayashi T, et al : Combination treatment of hydrogen peroxide and X-rays induces apoptosis in human prostate cancer PC-3 cells. *Int J Radiat Oncol Biol Phys* **75** : 449-454, 2009
42) Tokuhiro S, Ogawa Y, Tsuzuki A, et al : Development of a new enzyme-targeting radiosensitizer (KORTUC) containing hydrogen peroxide for intratumoral injection for patients with low linear energy transfer (LET) radioresistant neoplasms. *Oncol Lett* **1** : 1025-1028, 2010
43) Miyatake K, Kubota K, Ogawa Y, et al : Non-surgical care for locally advanced breast cancer : radiologically assessed therapeutic outcome of a new enzyme-targeting radiosensitization treatment, Kochi Oxydol-Radiation Therapy for Unresectable Carcinomas, Type II (KORTUC II) with systemic chemotherapy. *Oncol Rep* **24** : 1161-1168, 2010
44) Ogawa Y, Kubota K, Ue H, et al : Safety and effectiveness of a new enzyme-targeting radiosensitization treatment (KORTUC II) for intratumoral injection for low-LET radioresistant tumors. *Int J Oncol* **39** : 553-560, 2011

第3章 各施設における酵素標的・増感放射線療法KORTUCの現状

3 大阪医科大学におけるKORTUC治療の現状

新保大樹　猪俣泰典

はじめに

　KORTUCは平成18年より高知大学の小川恭弘が提唱し、わが国で現在もっとも実際の臨床で使用されている放射線増感剤である。過酸化水素を腫瘍内に注入することで、抗酸化酵素を分解すると同時に酸素を供給することにより放射線増感効果を狙った方法である[1〜3]。大阪医科大学では倫理委員会の承認の上、平成22年5月より導入。54例（平成26年6月現在）に施行し、いずれの症例においても著明な効果を得ている。今回、当院におけるKORTUC治療の現状について論ずる。

1. 対象と方法

　KORTUCの対象となる患者は1）通常の放射線治療単独では局所制御が困難と思われる症例、2）再照射にて線量制限がある症例、3）放射線抵抗性と推定される組織型で3カ月以上の予後が見込まれる症例でかつ、増感剤治療の同意が得られた患者に施行した。

　増感剤投与方法は病変の状態や存在部位に応じて以下のごとく行った。

1. ガーゼボーラス法／スプレー法：KORTUC I

　オキシドールをしみこませたガーゼを毎回、放射線治療直前に腫瘍にのせ、腫瘍に揉み込む方法。電子線の照射ではオキシドールガーゼがボーラスの役割を兼ねる。大きい周堤を伴った凹凸のある陥凹性病変に対しては、オキシドールを毎回、放射線治療前にスプレーで直接、腫瘍に噴出飛散させる。

2. 局注法：KORTUC II

　深在性の病変に対しては増感剤として3％オキシドール0.5mlにヒアルロン酸ナトリウム（アダント®ディスポ）2.5ml、1％キシロカイン1mlを直前に混合したものを4〜8ml（巨大腫瘍に対しては最大投与量20ml）を放射線治療直前に、週2回、直視下ないし超音波やCTガイド下、ステレオガイド下に腫瘍に局注した。

　超音波ガイド下では、腫瘍内に増感剤が注入されると、酸素が発生しすぐに高エコー域として認識できるため、腫瘍全体へ酸素が分布するように注入した。注入に際しては腫瘍表面から増感剤を注入すると、深部は酸素による音響陰影にてみえなくなるため、腫瘍深部から注入した。症例によっては増感剤局注後にCTで腫瘍内のair densityの分布や合併症がないかを確認し、分布が不十分な場合は追加投与した。増感剤の局注開始時期は、約20Gyの照射を行った時点を基準に開始した。これは局注による腫瘍内圧上昇により、腫瘍細胞のリンパ管・血管への流入増加の可能性が想定されるため、新鮮な腫瘍細胞の脈管への浸潤を増加させないためである[4]。また、注射による穿刺経路の播種を防ぐため、必ず照射野内の皮膚面より注入した。

　小線源治療にKORTUC IIを併用しているのも当院の特徴である。1）技術的、時間的問題にてIGRTによる組織内照射が行えない時や、2）線量不足分を補う目的にて腔内照射に増感剤の追加が良いと判断した時、3）リスク臓器を保護するため処方線量を軽減したい時、4）再照射、再々照射にて線量制限がある時などに有用と考えている。

2. 結　果

　平成22年5月より平成26年6月までにKORTUCを54例に施行した。平均年齢は66.1歳（39〜99歳）で男性19例、女性35例である。症例の内訳は、初発乳癌10例、再発乳癌9例、皮膚癌（悪性黒色腫含む）9例、頭頸部癌8例、骨、胸壁・腹壁、腹膜、リンパ節転移8例、婦人科癌5例、その他の悪性腫瘍5例であった。KORTUCを行ったことにより新たに生じた急性期障害として、注射部の疼痛、発熱3例、軽度気胸1例であった。注射部の疼痛は増感剤注射直後に認める症例があったが、1％キシロ

カイン1m*l*を混合しているため，帰院後以降には認めなかった．

本法による治療の一次効果は，経過観察できた43例のうち，CR25例，PR18例，奏効率100％とすぐれた治療効果を得た．ただし，効果判定の時期は決定していない．また，増感剤使用によると考えられる追加される晩期有害事象は現在のところ認めていない．

3. 症例およびまとめ

大阪医大で経験した症例のうち，経過観察できた外照射の代表例や問題のあった症例，小線源例を提示する[5,6]．

1. 外照射症例

症例1：99歳，男性，頭皮外毛根症癌．頭皮に多発する腫瘍に対し，ガーゼボーラス法：KORTUC Iにて54Gy/27回の放射線治療外照射を施行した．治療3カ月後の診察時には腫瘍は全て消失しCRとなった（図1〜3）．

症例2：57歳，女性，右局所進行乳癌．初診時，右乳房皮膚全体に炎症性乳癌と皮膚面に露出し出血を伴った巨大進行乳癌を認めた．病理組織は浸潤性乳管癌，ER/PR（－／－），Her2強陽性（3＋）であった．治療はTrastuzumab，Docetaxelと同時併用でKORTUC Iと局注法，KORTUC IIを施行した．放射線治療は4MVX線にて接線照射44Gy/16Fr施行後，腫瘍局所に15MeV電子線 Boost15Gy/5Fr追加，総線量59Gy/21Fr照射した．増感剤は計7回局注投与した．現在，治療後32カ月経過し，局所コントロールは良好である（図4〜6）．

症例3：70歳，女性，右局所進行乳癌．乳房腫瘤を自覚も放置していた．最近，右乳房腫瘤の皮膚潰瘍が増大し，腫瘍より出血を認めた．初診時，右乳房に皮膚面に露出し潰瘍出血を伴う巨大進行乳癌，右腋窩

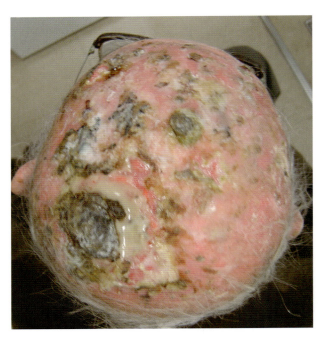

図2 治療前（症例1）

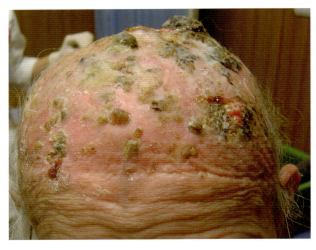

図1 治療前（症例1）

99歳．男性．頭皮外毛根症癌．KORTUC Iにて放射線治療

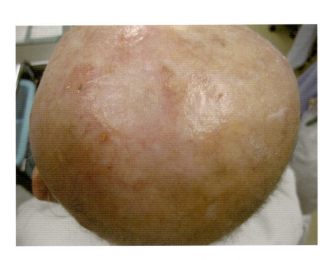

図3 治療3カ月後（症例1）

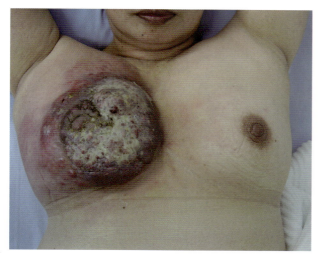

図4 治療前（症例2）

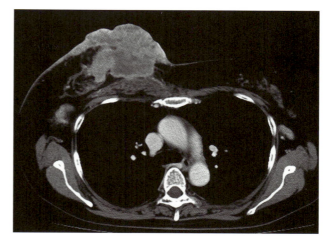

図5 治療前造影CT（症例2）

57歳，女性．右局所進行乳癌．KORTUC I ＋ KORTUC II にて同時化学放射線治療．

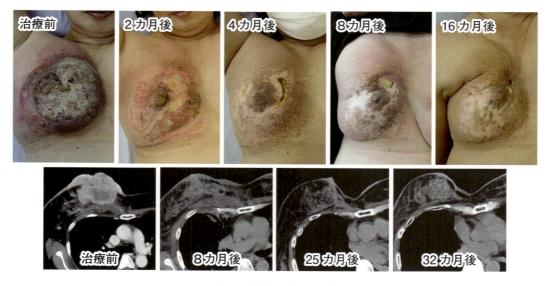

図6 治療後（症例2）

リンパ節転移を認めた．アロマターゼ阻害剤を開始したが腫瘍は増大し，出血コントロールの不良にて放射線科紹介となった．病理組織は浸潤性乳管癌，ER/PR（＋/−），Her2：陰性（1＋）であった．治療はまず，局所止血を目的として15MeV電子線（10mmボーラス＋KORTUC I）17.5Gy/5Fr照射開始した．止血が図れたため，その後，右乳房胸壁および右腋窩鎖骨上窩に接線照射＋前後対向照射50Gy/20Fr/週4回照射．総線量67.5Gy/26Fr投与した．増感剤の腫瘍局注は計6回投与した．現在，治療後30カ月経過し，局所コントロールは良好である（図7～9）．

症例4：68歳，女性．乳癌左腋窩リンパ節再発．27年前に右乳癌にて乳切後，多発リンパ節再発，骨転移を認め，ホルモン治療を施行していた．今回は左腋窩リンパ節転移のみ著明に増大し，皮膚面に露出，出血，浸出液を認め，局所制御目的にて放射線科紹介となった．治療はホルモン治療と同時併用で左腋窩リンパ節再発腫瘍部のみKORTUC I と局注法にて接線照射で総線量54Gy/18Fr/週4回施行した．増感剤の腫瘍局注は計5回投与した．現在，治療後7カ月経過し，照射部位はCRとなっている（図10～13）．

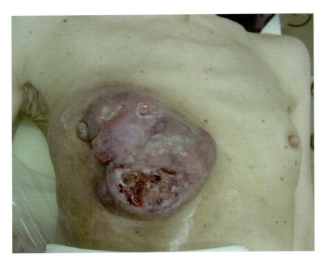

図7 治療前（症例3）

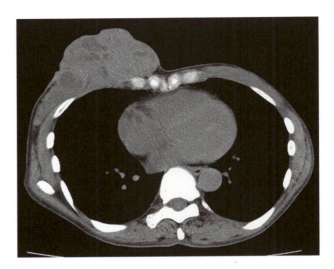

図8 治療前単純CT（症例3）

70歳，女性，右局所進行乳癌．KORTUC Ⅰ + KORTUC Ⅱ にて放射線治療．

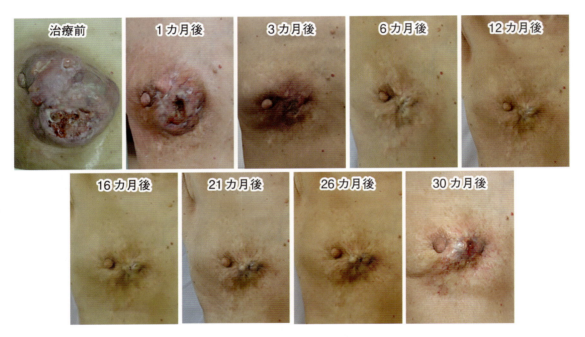

図9 治療後（症例3）

　症例5：60歳，女性，右進行乳癌．5年前に右乳癌と診断された，病理組織は浸潤性乳管癌，ER/PR（＋/－），Her2：陽性（3＋）であった．様々な化学療法や温熱療法，民間療法が施行されていたが，腫瘍は増大し局所コントロールが不良のため，KORTUC目的にて紹介された．治療は放射線治療単独で，KORTUC Ⅰと腫瘍の凹凸が大きいためスプレー法とKORTUC Ⅱを併用した．放射線治療は右鎖骨上窩，腋窩，乳房の範囲に接線照射にて49.5Gy/18Fr施行後，腫瘍局所に15MeV電子線Boost10Gy/4Fr追加，総線量59.5Gy/22Fr照射した．増感剤は計6回局注した．腫瘍は著明に縮小し治療5カ月後にはほぼ消失し浸出液や出血はほぼなくなった．皮膚欠損はまだ軽度残存していた．その後，脳転移等の多発転移にて死亡した（図14～18）．

　症例6：59歳，女性，乳癌左腸骨転移．9年前に

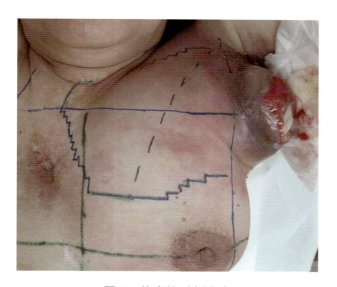

図10 治療前（症例4）

68歳，女性，乳癌左腋窩リンパ節再発．KORTUC I + KORTUC II にて放射線治療．

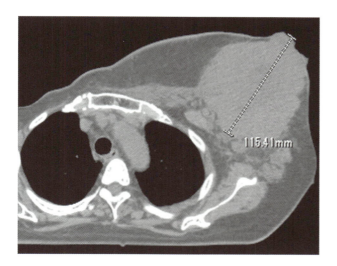

図11 治療前単純CT（症例4）

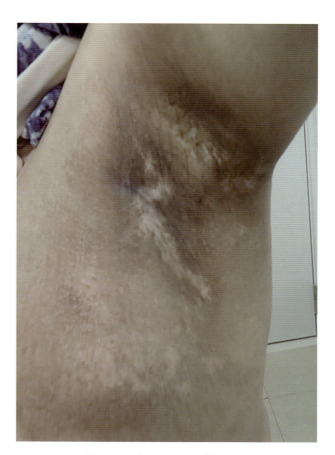

図12 治療後6カ月（症例4）

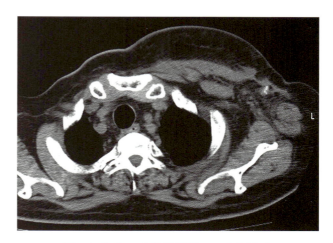

図13 治療6カ月後単純CT（症例4）

両側乳癌にて両側乳切後，化学療法，ホルモン治療を施行していた．5年前に多発骨転移が出現し，ゾレドロン酸を開始，左腸骨転移のみ増大し疼痛が出現してきたため，除痛目的にて紹介となった．放射線治療は左腸骨転移巣に対して前後対向照射にて20Gy/10Fr/週5回施行後，増感剤局注法にて30Gy/12Fr/週4回追加，総線量50Gy/22Fr照射．増感剤は計6回局注した．現在，治療後36カ月経過し，照射部位はCRとなり，疼痛も消失している（図19～22）．

症例7：66歳，女性，悪性神経線維腫瘍．元来，神経線維腫症の方で，右腋窩腫瘤が増大してきたため生検を施行，神経線維腫の悪性転化と診断された．右腋窩に径14cm大の腫瘍を認め，右上肢は挙上困難であった．腫瘍から出血，多量の浸出液漏出を認めていた．放射線治療単独で，増感剤局注法にて腫瘍に63Gy/21Fr/週4回照射した．増感剤は計7回

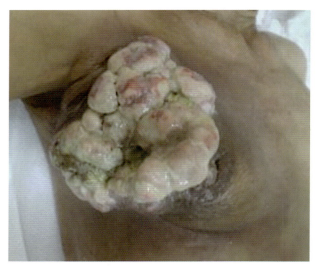

図 14 治療前（症例 5）

60 歳，女性，右進行乳癌．KORTUC I + KORTUC II にて放射線治療．

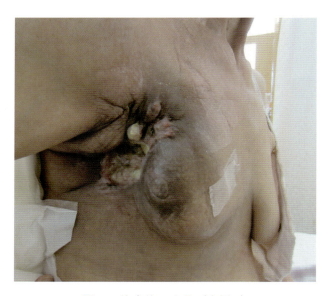

図 17 治療後 5 カ月（症例 5）

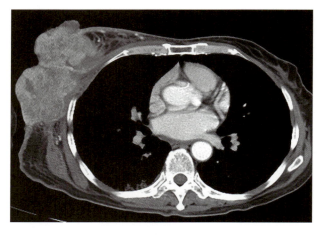

図 15 治療前造影 CT（症例 5）

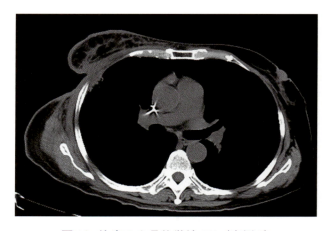

図 18 治療 5 カ月後単純 CT（症例 5）

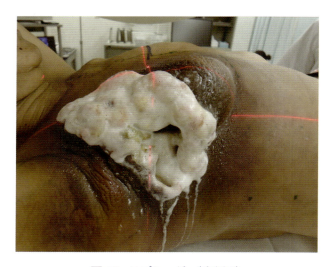

図 16 スプレー法（症例 5）

局注した．現在，治療後 12 カ月経過し，照射部位はほぼ CR となり，皮膚潰瘍も認めていない．浸出液や出血はなくなった．治療後より肺転移が出現し 6 カ月後まで増大したが，その後は無治療であるが肺転移は SD で経過している（図 23 ～ 27）．

症例 8：69 歳，男性，切除不能顎下腺癌．1 年前より左下顎の腫脹を自覚も放置していた．肺腫瘍を指摘され，肺と唾液腺，両側の生検の結果から，唾液腺癌，肺転移と診断された．唾液腺腫瘍は増大し，疼痛が強いため，症状緩和目的にて紹介された．放射線治療単独で左下顎腫瘍，近傍の左頸部リンパ節に 3 門照射にて 18Gy/9Fr/ 週 5 回施行後，増感剤局注法にて 39Gy/13Fr/ 週 4 回追加，総線量 57Gy/22Fr 照射．増感剤は計 7 回局注した．治療後

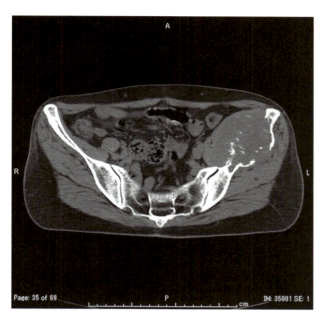

図 19 治療前単純 CT（症例 6）
59 歳，女性，乳癌左腸骨転移．KORTUC II にて放射線治療．

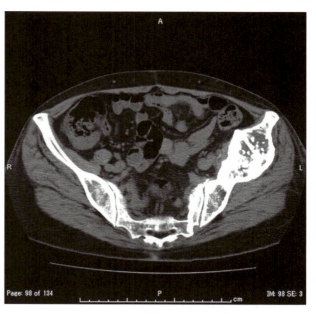

図 21 治療 36 カ月後単純 CT（症例 6）

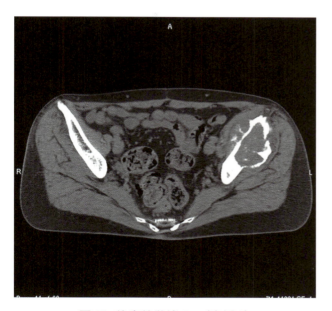

図 20 治療前単純 CT（症例 6）

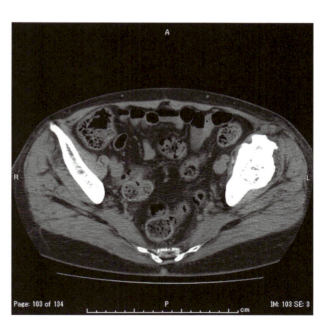

図 22 治療 36 カ月後単純 CT（症例 6）

5 カ月経過し，局注を施行した唾液腺腫瘍は著明に縮小（PR）し，疼痛は消失した．照射野内で辺縁下端部位より増大を認め，再照射施行後に，緩和ケアにて転院され経過観察できなくなった（図 28 〜 32）．

症例 9：59 歳，男性，切除不能耳下腺癌．病理組織は多形腺腫由来癌で，T4aN0M0 であった．

治療は化学療法（FP）先行も副作用にて day 4 で中止となり，TS-1 同時併用で放射線治療を左耳下腺腫瘍，左頸部リンパ節に対して，3 門照射にて総線量 66Gy/33Fr 施行．増感剤局注は 20Gy 後より開始し，計 10 回局注した．現在，治療後 26 カ月経過し，照射部位はほぼ CR となっている（図 33, 34）．

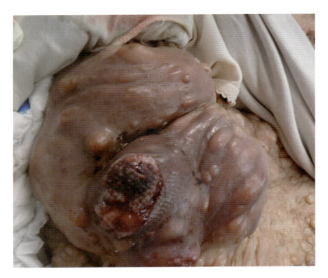

図23 治療前(症例7)

66歳,女性,悪性神経線維腫瘍.KORTUC Ⅱにて放射線治療.

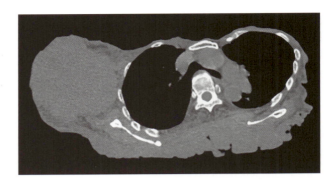

図25 治療前単純CT(症例7)

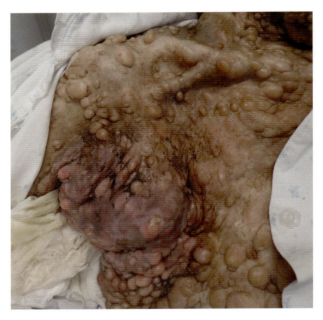

図26 治療1カ月後(症例7)

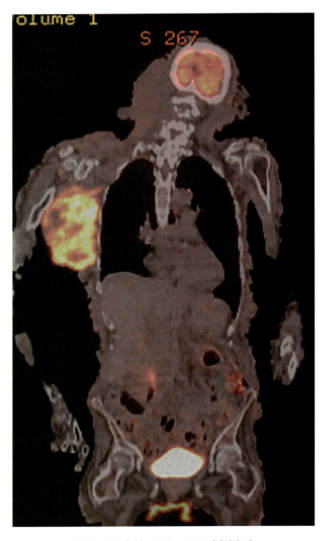

図24 治療前FDG-PET(症例7)

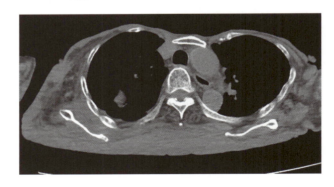

図27 治療12カ月後単純CT(症例7)

2. 外照射症例のまとめ

切除不能局所進行乳癌は病巣部からの多量の浸出液や出血,異臭により患者のQOLが非常に損なわれる.様々な治療が試みられているが確立した方法

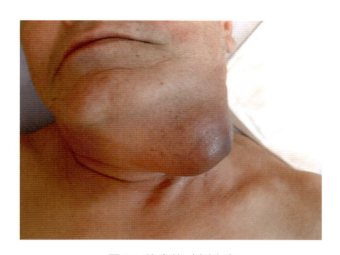

図 28 治療前（症例 8）
69 歳，男性，切除不能顎下腺癌．KORTUC II にて放射線治療．

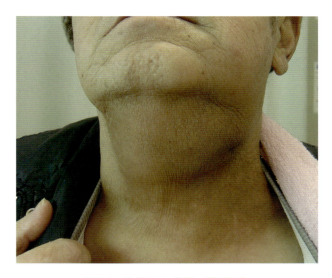

図 30 治療 5 カ月後（症例 8）

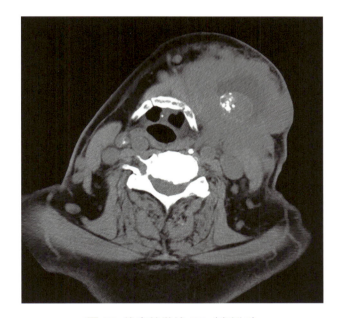

図 29 治療前単純 CT（症例 8）

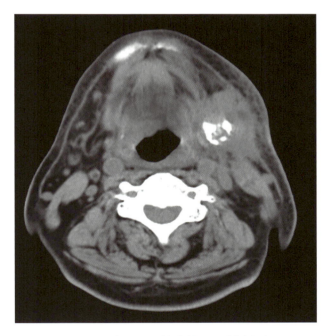

図 31 治療 5 カ月後単純 CT（症例 8）

はない．2013 年版の日本乳癌学会診療ガイドライン治療編では局所進行乳癌に対して薬物療法を中心として，手術・放射線治療を加えた集学的治療が推奨されている．しかし切除不能，薬物療法無効例に対して，通常の放射線治療が施行されても十分な結果が得られないことが多い．大阪医大では特に皮膚面に露出する様な径 10cm 以上の局所巨大進行乳癌に対し KORTUC を経験し，いずれも著明な局所効果を得ている．また QOL の改善効果も大きく，KORTUC は患者にも大変喜ばれている．

KORTUC はこれまでの（化学）放射線治療では十分な治療効果が得られなかった悪性黒色腫や肉腫などの放射線抵抗性の腫瘍に対しても大きな局所効果が得られている．症例 7 の悪性神経線維腫瘍においては外照射単独で著効した報告は検索した範囲では認めなかった．KORTUC により，放射線抵抗性腫瘍の局所制御において，リニアックによる放射線治療が新たな選択枝となり得る可能性がある．

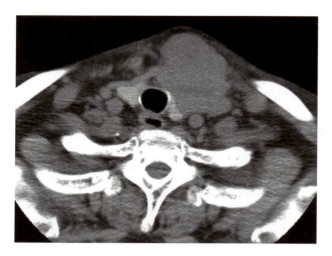

図32 治療5カ月後単純CT（症例8）
非注射部の腫瘍は増大した．

3. 問題症例

症例10：54歳，女性，左乳房進行乳癌（炎症性乳癌），左腋窩リンパ節転移，多発肺転移．cT4dN3cM1 stage Ⅳ，病理組織は浸潤性乳管癌，ER/PR（－/－），Her2：陰性（1＋）であった．化学療法を施行も腫瘍は増大，局所疼痛，浸出液が増悪し，放射線治療目的にて紹介となった．Docetaxel と同時併用でKORTUC ⅠとKORTUC Ⅱを施行した．放射線療法は左乳房胸壁＋腋窩に対し施行．接線照射44Gy/16Fr 施行後，腫瘍局所に15MeV電子線Boost15Gy/5Fr 追加，総線量59Gy/21Fr 照射した．増感剤の腫瘍局注は22Gy 時点より計3回局注した．放射線治療終了後2カ月経過し局所腫瘍は縮小し局所疼痛や浸出液は消失したが，多発骨転移が出現，肺転移は増悪した．その後，皮膚欠損は増悪し，癌性胸膜炎，心膜炎にて5カ月後に癌死となった．胸壁の軟部組織壊死は他病変増悪と同じ時期に出現した（図35～37）．

症例11：67歳，女性，右乳癌再発．2年前に初発右乳癌にて乳切後，pT2N1M0 stage ⅡBにて，胸壁照射50Gy/25Fr を施行．半年前に再発（右胸壁，対側乳房，領域リンパ節転移，癌性胸膜炎）あり，化学療法施行もPDであった．胸壁再発からの多量の浸出液，少量出血あり，局所制御目的にて紹介された．放射線治療は再照射となり，KORTUC Ⅰ（局注なし）にて36Gy/12回の電子線による外照射を施行した．放射線治療終了後4カ月経過し局所腫瘍はやや縮小し浸出液，出血ともなくなった．治療8カ月後に多発皮下転移，肝転移が出現し，他病変増悪と同じ時期に照射部の胸壁の軟部組織壊死が出現した（図38～40）．

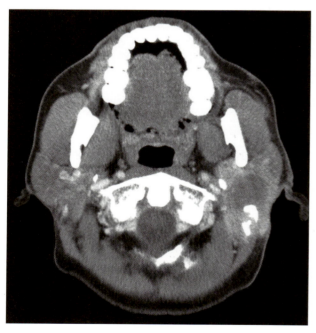

図33 治療前造影CT（症例9）
59歳，男性．切除不能耳下腺癌．KORTUC Ⅱにて放射線治療．

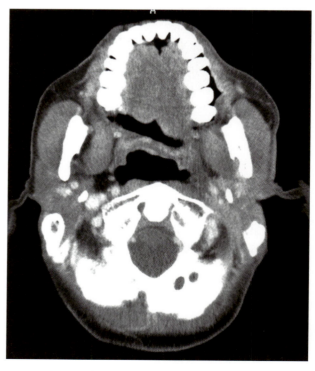

図34 治療26カ月後造影CT（症例9）

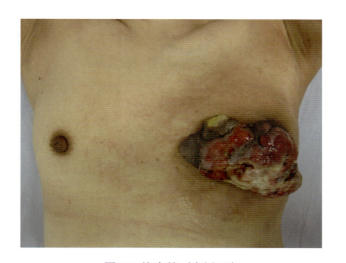

図35 治療前（症例10）

54歳，女性，左乳房進行乳癌（炎症性乳癌），左腋窩リンパ節転移，多発肺転移．KORTUC Ⅰ + KORTUC Ⅱにて放射線治療．

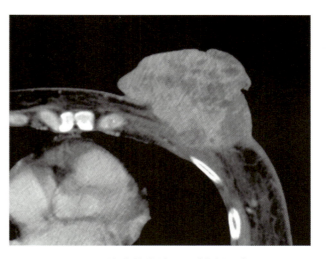

図36 治療前単純CT（症例10）

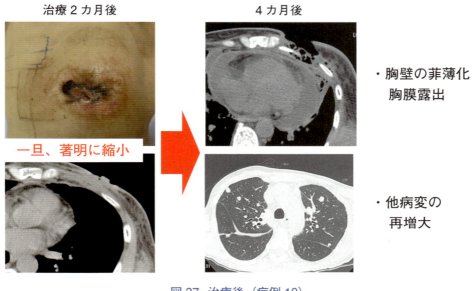

図37 治療後（症例10）

4. 問題症例のまとめ

胸壁の軟部組織壊死が出現した2例の共通点として，胸壁深部まで腫瘍浸潤があったこと，他病変増悪と同じタイミングで出現したことが挙げられる．正常組織の回復阻害，腫瘍組織壊死により，軟部組織壊死が出現したと思われる．全身rushに増悪している場合にKORTUCは施行しない方がよさそうである．

5. 小線源症例

症例12：68歳，女性，膀胱癌，腟，尿道再発．浸潤性膀胱癌（尿路上皮癌）にて膀胱全摘除術＋回腸導管造設術＋子宮・付属器切除施行，10カ月後に再発を認めた．人工肛門になることを断固拒否し，再手術は拒み，放射線治療を希望された．放射線治療は小骨盤外照射40Gy/20Frと腔内照射15Gy/3Fr/週1回を施行した．腔内照射は当院手製の上下3本カテーテルが入る腟シリンダーを使用した．再発巣の形態上，CTVの頭側まで抗腫瘍線量を投与しよう

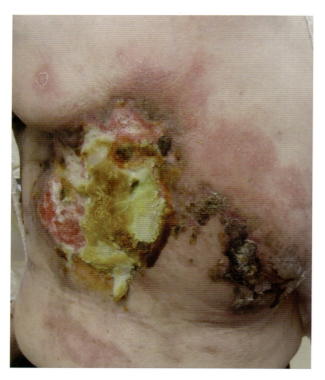

図38 治療前（症例11）
67歳，女性，右乳癌再発．KORTUC Iにて放射線治療．

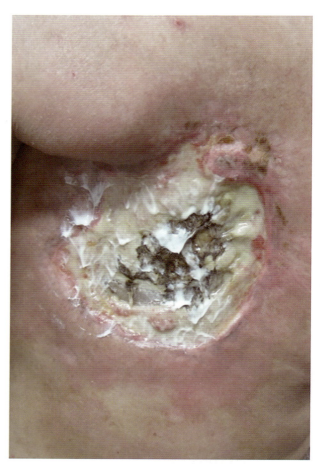

図39 治療4カ月後（症例11）

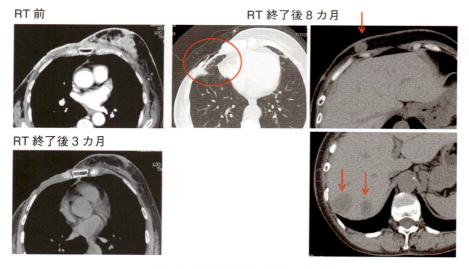

図40 治療後変化（症例11）

とすると直腸が過線量となりえるため，小線源治療時のみ線量不足部位に増感剤局注を行った．増感剤は計3回局注した．現在，治療後25カ月経過し，膣細胞診，尿道細胞診とも陰性，画像上もCRとなっている．晩期有害事象は認めていない（図41～44）．

症例13：47歳，女性，子宮頸癌術後局所再発．子

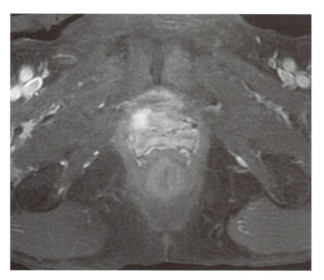

図41 治療前造影 MRI（症例12）

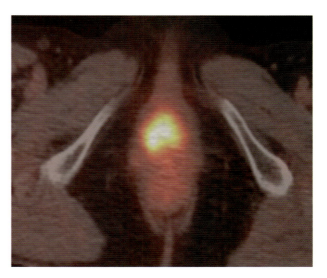

図42 治療前 PET-CT（症例12）

68歳，女性，膀胱癌，腟，尿道再発．KORTUC II にて小線源治療．

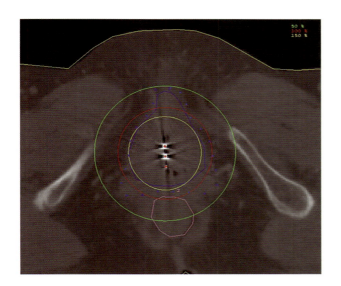

Target：再発巣全体
Target vol　49.9cc
OAR　：　直腸

	Target
D90（Gy）	5.65
D100	3.15
V100（%）	95.1

	直腸
D2cc（Gy）	5.26
D1cc	5.97
D0.1cc	8.40

図43 小線源治療時の線量分布（症例12）

宮頸部扁平上皮癌，FIGO I B1 にて広汎子宮全摘術＋両側付属器切除術後に腟断端部に局所再発を認めた．再発腫瘍の厚みは最大9mmあり，通常のオボイドを用いた腔内照射では線量不足と考えられた．放射線治療は小骨盤外照射50Gy/25Frと腔内照射24Gy/4 Fr/週1回を施行し，小線源治療時に腫瘍に増感剤局注を行った．増感剤は計3回局注した．現在，治療後24カ月経過し，腟細胞診陰性，画像上もCRとなっている．晩期有害事象は認めていない（図45～48）．

6. 小線源症例のまとめ

技術的に可能であれば，腔内照射にて線量不足部に組織内照射を組み合わせた IGRT にすることで線量分布の良い治療が可能と思われるが，どの施設でもすぐにできる治療法ではない．線量不足部位に増感剤局注し，局所効果を高めるのも一つの方法かもしれない．また，小線源治療は1回線量が大きく，照射分割が少ないため，KORTUC に向いていると考えられる．ただし，注意点として KORTUC 局注により air space（酸素の発生）ができ，線源からの

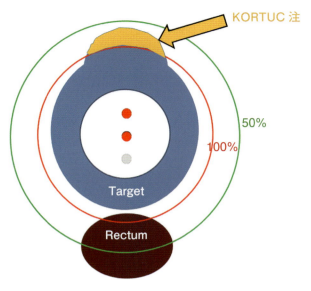

図44 線量分布の模式図（症例12）
黄色の部位にKORTUCを施行．

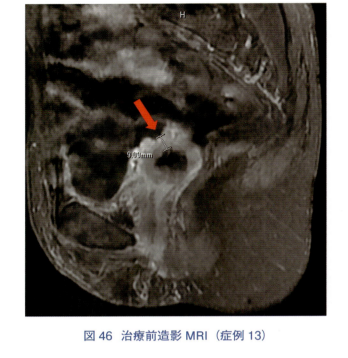

図46 治療前造影MRI（症例13）

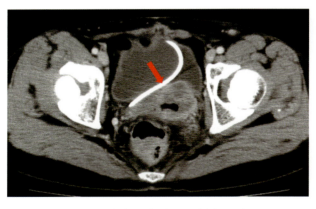

図45 治療前造影CT（症例13）

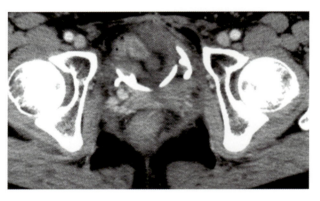

図47 治療23カ月後造影CT（症例13）

47歳，女性，子宮頸癌術後局所再発．KORTUC Ⅱにて小線源治療．

距離が変わることがあり治療計画時に注意が必要となる．また局注後のCTにて治療計画を行う際に酸素の発生でCTVが同定しにくくなる場合がある．

おわりに

KORTUCにて通常の放射線治療単独では得られない著明な局所制御効果を呈した．

この増感剤の主成分は過酸化水素とヒアルロン酸のみで，分解産物を含めて人体に対して無害であり，適量を用いかつ血管内への誤投与などの手技的な問題に注意を払えば，理論的にも安全な増感剤と考えられる[7,8]．大阪医大にても治療後3年以上経過している症例においても晩期有害事象は出現していない．KORTUCは安価で大きな放射線増感効果を有する極めて有望な放射線治療として今後に大きな期待が持てる．

■文　献

1) Ogawa Y, Kubota K, Tadokoro M, et al：KORTUC Ⅱ -A new image-guided, enzyme-targeted, and breast cancer stem cell targeted radiosensitization treatment for patients with stage Ⅰ and Ⅱ breast cancers. *Int J*

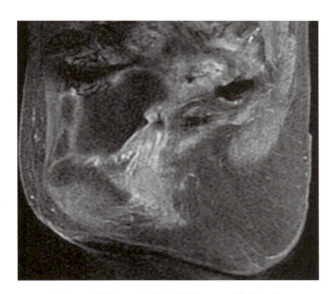

図48　治療23カ月後造影MRI（症例13）

Radiat Oncol Biol Phys **81**：S221，2011
2) Ogawa Y, Kubota K, Ue H, et al：Phase I study of a new radiosensitizer containing hydrogen peroxide and sodium hyaluronate for topical tumor injection：a new enzyme-targeting radiosensitization treatment, KORTUC Ⅱ (Kochi Oxydol-Radiation Therapy for Unresectable Carcinomas, Type Ⅱ). *Int J Oncol* **34**：609-618, 2009
3) 小川恭弘, 久保田　敬, 植　博信・他：新開発の放射線増感剤（過酸化水素含有ヒアルロン酸ナトリウム）による著明な臨床効果. 癌の臨床 **55**（4）：255-271, 2009
4) 小川恭弘, 久保田　敬, 岩佐　瞳・他：Ⅰ, Ⅱ期乳癌に対する化学・放射線療法 KORTUC Ⅱによる非手術での乳房温存療法. 癌の臨床 **57**（2）：85-95, 2011
5) 猪俣泰典, 新保大樹, 吉川信彦・他：KORTUC が開く新しい世界－歴史的経緯をふまえて－. 癌の臨床 **57**（6）：307-312, 2011
6) 新保大樹, 吉川信彦, 吉岡裕人・他：切除不能巨大進行乳癌に対し酵素標的・増感放射線治療 KORTUC が著効した3例. 臨床放射線 **58**：1881-1886, 2013
7) 西岡明人, 濱田典彦, 刈谷真爾・他：進行膵癌に対する酵素標的・術中増感放射線療法（KORTUC-IORT）の安全性と有用性. 癌の臨床 **57**（6）：295-299, 2011
8) Ogawa Y, Kubota K, Ue H, et al：Safety and effectiveness of a new enzyme-targeting radiosensitization treatment（KORTUC Ⅱ）for intratumoral injection for low-LET radioresistant tumors. *Int J Oncol* **39**（3）：553-560, 2011

第3章 各施設における酵素標的・増感放射線療法 KORTUC の現状

4 犬の鼻腔内腫瘍に対する酵素標的・増感放射線療法 KORTUC の応用例

夏堀雅宏　菅井匡人　大橋絵美　坂大智洋　勝村桃子　冨永牧子　堀内　大
山下傑夫　市川美佳　小川恭弘

はじめに

　放射線療法（RT）に対する放射線抵抗性腫瘍の性質の一つに，増殖し大きく腫大した結果，腫瘍組織内部が低酸素状態であるとともに比較的豊富な抗酸化酵素を有していることが知られている．放射線生物学的に，X線などの低LET放射線に対する低酸素状態の腫瘍細胞と酸素化された腫瘍細胞の感受性の比（酸素効果比：OER）はおよそ3倍といわれており，低酸素状態の腫瘍細胞に対する治療効果改善のための増感剤がこれまで実験的に試みられてきた．

　近年，オキシドールとヒアルロン酸注射液による酵素標的増感放射線療法（KORTUC）が高知大学医学部を中心に人のRTに試みられ，乳癌を始め多くの原発性/転移性腫瘍に対する顕著な効果が報告されてきた．KORTUCは放射線抵抗性腫瘍に対し，RT直前にオキシドールとヒアルロン酸注射液を混合し，腫瘍組織周囲または内部に浸潤するよう局所に投与することで腫瘍組織内に局所的に多量の酸素を発生させ，この過程で腫瘍細胞内の抗酸化酵素を失活させ，酸素分圧を最大限上昇させる．このことで in vivo での腫瘍細胞に対する酸素効果を安全かつ最大限に引き出し，RTに対する感受性を最大限に上昇させる治療法である．

　動物の腫瘍ではそのほとんどの例で他覚的，客観的に腫瘍が疑われるまで詳細な検査が実施されないことが多く，結果として数cm以上に腫大した腫瘍を発見することは珍しくはない．これらの腫瘍は低酸素化による放射線抵抗性を獲得している可能性が高く，単純なRTを超える効果を腫瘍組織局所に照射することで根治療法が期待できるかもしれない．今回われわれが経験した頭頸部の切除不能部位の犬の鼻腔内腫瘍4症例に対する根治療法を目的としたKORTUC併用の現在までの成績について報告する．

1. 症例

1. 症例1

　ラブラドール・レトリーバー，避妊メス，8歳7カ月齢，体重20kg．交通事故後の鼻出血および顔面の変形を主訴として紹介されたが，CT検査後の生検にて鼻腔内未分化肉腫（T3N0M0）と診断された．

　初診時CT検査所見（鼻腔）：左右鼻腔内に充満する軟組織性占拠性病変を認め，鼻腔内の骨および軟骨を含む鼻甲介構造は重度に破壊されていた．同病変は鼻中隔，上顎骨，鼻骨，前頭骨および口蓋骨を破壊しながら左右前頭洞，右眼窩，鼻咽頭，口腔および鼻梁部皮下へ浸潤し，篩板は軽度に破壊されているが，明らかな頭蓋内浸潤は認められなかった．また，頭頸部リンパ節の腫脹は観察されなかった．

　RT：KORTUC II 併用低分割 MLC 多門照射（32Gy/4fr/4wks，4門，0.5cm bolus 設置）を実施した．

　治療効果：PR．

　放射線障害：Veterinary Radiation Therapy Oncology Group（VRTOG）による分類[1]（図1）．皮膚 Grade 3，口腔粘膜 Grade 2，眼 Grade 2．

　RT直後のCT検査所見（最終照射日，図2）：左右鼻腔内には依然として占拠性病変が認められ，同病変は鼻中隔，上顎骨，鼻骨，前頭骨および口蓋骨を破壊し左右前頭洞，右眼窩，鼻咽頭，口腔および鼻梁部皮下へ浸潤しているが，前回の撮影時における低吸収域の一部は空気により置換されていた．また右眼窩内の腫瘤病変に若干の縮小が認められ，これにより右眼球の変位および変形は軽減した．また前回と比較して腫瘍内部のCT値は瀰漫性に低下していた．下顎リンパ節，内側咽頭後リンパ節，浅頸リンパ節は両側性に前回よりも軽度に腫大して観察された．また篩板は軽度に破壊されていたが，前回と比較して明らかな変化は観察されず，また明らかな頭蓋内浸潤や進行の証拠は認められなかった．

　治療手技自体は簡便・安全で，副作用も問題にな

らないほど軽度であった．

RT後の経過：篩板を超える進行した腫瘍であったが，酵素標的・増感放射線療法の実施により，腫瘍が縮小し臨床症状も改善したため，良好な経過をたどっていた．

RT1カ月後では，眼窩より吻側の左右鼻腔内に依然として占拠性病変が認められたが，治療終了時に尾側鼻腔および左右前頭洞に認められた占拠性病変は顕著に縮小し，大部分は空気により置換された．しかしながら治療2カ月後には，左鼻腔を中心に残存していた占拠性病変は顕著に拡大し上顎骨，鼻骨，前頭骨を破壊して口腔，左右眼窩，鼻梁部皮下，左右前頭洞に浸潤していた．また，鼻骨，上顎骨，前頭骨の骨破壊の程度はやや進行し，左眼窩内に浸潤した腫瘍病変によって左眼球は外側に圧排されていた．篩板は軽度に破壊されていたが，明らかな頭蓋内浸潤は認められず，下顎リンパ節，内側咽頭後リンパ節，浅頸リンパ節は軽度に腫大していたが，前

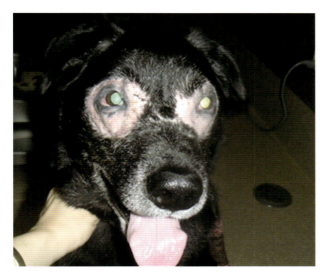

図1 症例1の急性放射線障害（VRTOGによる分類）
皮膚：Grade 3，口腔粘膜：Grade 2，眼：Grade 2であり，その障害は受け入れられる程度であった．

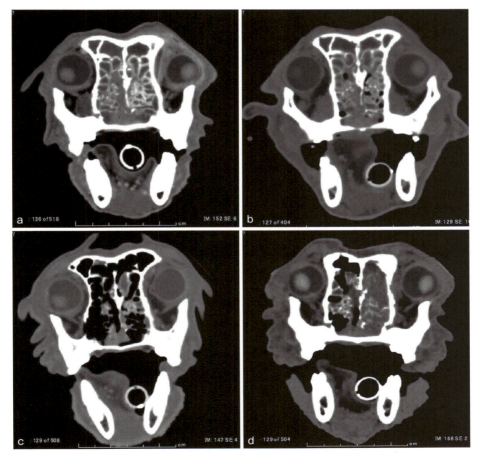

図2 RT直後のCT検査所見（最終照射日）

回との差は認められなかった．したがって，RT 2カ月にして腫瘍の再増殖が認められ予後不良と判断された．このため，再照射は実施せず，紹介病院にて対症療法を行うこととなった．

2. 症例2

ゴールデン・レトリーバー，去勢オス，10歳2カ月齢，体重35kg．くしゃみ，鼻出血，顔面変形を主訴に紹介された．

病理診断：鼻腔腺癌（T3N0M0）．

初診時CT検査所見：左鼻腔内に片側性占拠性病変を認め，鼻腔内の骨および軟骨を含む鼻甲介構造は重度に破壊されていた．また，同病変は鼻中隔，上顎骨，鼻骨，前頭骨を破壊しながら左鼻腔，左右前頭洞，右眼窩，後鼻孔，鼻梁部皮下へ浸潤していた．右上顎犬歯，第1および第2前臼歯は欠損し，篩板は軽度に破壊されていたが，明らかな頭蓋内浸潤は認められなかった．頭頸部リンパ節の腫脹は観察されなかった．

RT：KORTUC II 併用多分割MLC多門照射（48Gy/12fr/4wks，3門，0.5cm bolus (init.10fr)．

治療効果：PR．

放射線障害：VRTOGによる分類（図3）．皮膚 Grade 3，口腔粘膜 Grade 2，眼 Grade 2．

RT直後のCT検査所見（最終照射日，図4）：右鼻腔内を中心とした占拠性病変は顕著に縮小し，大部分が空気に置換され，これに伴い鼻梁部の隆起は軽減した．右眼窩吻側の一部石灰化を伴った最大20mm大の卵円形構造は，前回と同様の位置に認められ，ほぼ右眼窩内に限局して認められた．骨破壊の程度に明らかな変化は認められず，右前頭洞内の占拠性病変に造影増強効果はほとんど認められな

かった．下顎リンパ節，内側咽頭後リンパ節，浅頸リンパ節は両側性に軽度に腫大し，右上眼瞼および下眼瞼は前回と比較して腫脹していた．篩板の破壊は軽度であり，明らかな頭蓋内浸潤は認められなかった．

RT後の経過：RT 1カ月後では，鼻腔内の占拠性病変は前回と比較して明らかな縮小効果が認められ，鼻腔内および上顎骨，鼻骨の骨破壊の程度に変化は認められなかった．右前頭洞内には依然として占拠性病変が認められたが，造影検査で造影増強効果はほとんど認められなかった．下顎リンパ節，内側咽頭後リンパ節および浅頸リンパ節は両側性に軽度に腫大していた．

現在の状況：RTにより鼻腔内腫瘍病変はほぼ消失し，これにより臨床症状はほぼ消失し，一般状態も良好だったが3カ月後に再増殖が観察された．鼻腔腺癌のため，治療開始時より選択的COX-2阻害剤の内服を継続している．

3. 症例3

ゴールデン・レトリーバー，避妊メス，9歳齢，体重29.5kg．くしゃみ，鼻汁を主訴に紹介された．

病理診断：悪性上皮系腫瘍（T1N0M0）．

初診時CT検査所見：右鼻腔内篩骨洞領域に軟部組織性腫瘤による篩骨甲介の置換ならびに周囲の鼻甲介および篩骨甲介の破壊が認められた．この右鼻腔内腫瘤は鼻腔内を完全には占拠せず，周囲の鼻骨および上顎骨の破壊は認められない．また鼻腔内腫瘤との連続性を伴わない右前頭洞内の液体貯留が認められた．右前頭洞内部には仰臥位にて気液境界面が観察されることで液体と認識された．下顎リンパ節および外側咽頭後リンパ節に明らかな腫大は認め

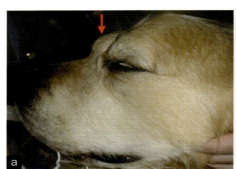 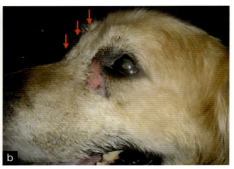

図3 症例2の照射による急性放射線障害（VRTOGによる分類）
a：治療前，b：治療後．治療により鼻梁の隆起は消失した．急性放射線障害は，皮膚 Grade 3，口腔粘膜 Grade 2，眼：Grade 2 であった．

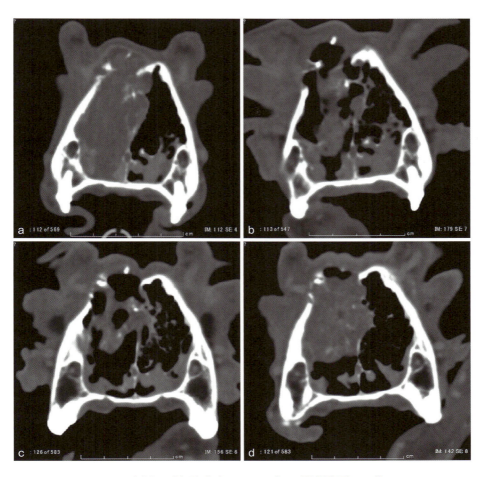

図4 症例2（鼻腔腺癌 T3N0M0）の頭部造影 CT 像

a：RT前, b：RT直後, c：RT終了1カ月, d：RT終了3カ月を示す. 顕著な縮小効果が認められ, RT12回照射終了直後と1カ月後の間に画像診断上, 認識可能な形態上の変化は認められなかったが, 期せずして3カ月後には鼻腔内に腫瘍の再増殖が認められた. 治療効果：PR.

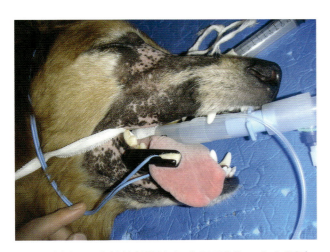

図5 症例3の急性放射線障害（VRTOG による分類）

皮膚 Grade 2, 口腔粘膜 Grade 2, 眼：Grade 1 であった. 照射領域を中心に, 脱毛, 色素沈着が認められる.

られないが, 左浅頸リンパ節が軽度に腫大していた.

RT：KORTUC Ⅱ 併用多分割 MLC 多門照射（48Gy/12fr/4wks, 3門）.

治療効果：CR.

放射線障害：VRTOG による分類（図5）. 皮膚 Grade 2, 口腔粘膜 Grade 2, 眼：Grade 1.

RT 直後の CT 検査所見（最終照射日, 図6）：右鼻腔内の占拠性腫瘍は大部分が消失し, 空気に置換されていた. RT 前に占拠性病変が認められた部位の鼻甲介は重度に破壊され, 一部消失していた. 眼窩領域の骨破壊に明らかな変化は認められず, その他の上顎骨, 鼻骨, 前頭骨に明らかな骨破壊は観察されなかった. 右下顎リンパ節, 内側咽頭後リンパ節および浅頸リンパ節は軽度に腫大していた.

RT 後の経過：右鼻腔内腫瘍は RT によりほぼ消失し, これに伴って臨床症状はほぼ改善している. 急

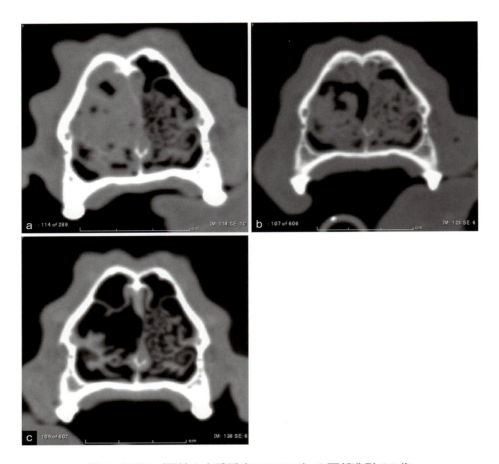

図6 症例3（悪性上皮系腫瘍 T1N0M0）の頭部造影 CT 像
a：RT 前．b：RT 直後．c：RT 終了1カ月を示す．RT12回照射終了1カ月後には画像診断上，鼻腔内の腫瘤はほぼ完全に消失した．治療効果：CR

性放射線障害も落ち着き，次回3カ月後検診の予定である．上皮系腫瘍であることから当初より選択的 COX-2 阻害剤による補助療法を実施していたが，数日前に胃腸障害が認められたため現在は休薬している．

4. 症例4

バーニーズ・マウンテンドッグ，去勢オス，4歳6カ月齢，体重35kg．鼻出血，顔面変形を主訴に紹介された．

病理診断：鼻腔内軟骨肉腫（T3N0M0）．

初診時 CT 検査所見：左鼻腔内の犬歯尾背側領域から発生した巨大占拠性病変が鼻腔の骨構造を著しく破壊しながら左右鼻道内および前頭洞内に拡大していた．この病変は不均一な造影増強効果を受け，右上顎骨の一部を破壊し右眼窩直下にまで浸潤し，また篩板の一部も破壊して，わずかながら頭蓋内への浸潤が認められた．内側咽頭後リンパ節，下顎リンパ節，浅頸リンパ節は左右ともに腫大していた．

RT：KORTUC II 併用中分割照射（42Gy/7fr/4wks，3門）．

治療効果：SD．

放射線障害（VRTOG による分類，図7）：皮膚 Grade 3，口腔粘膜 Grade 3，眼 Grade 2．

RT 直後の CT 検査所見（最終照射日，図8）：左右鼻腔内には依然として充実性の腫瘍が認められ，同病変により，鼻腔内の鼻甲介構造は完全に消失し，また上顎骨，前頭骨，篩板を破壊しながら鼻梁部皮下，右眼窩，鼻咽頭および頭蓋内に浸潤していた．頭蓋内に浸潤した腫瘍は左右嗅球に接し，軽度の正中ラインの左側へのシフトを伴うマス効果が認められた．右側上顎骨の骨溶解域は前回と比較して拡大しており，また皮下に浸潤した腫瘍は前回よりも増大して観察された．右眼窩および頭蓋内への浸潤の程度に明らかな変化は認められなかった．造影検査では，強い石灰化を伴う領域を除き腫瘍の造影増強効果は

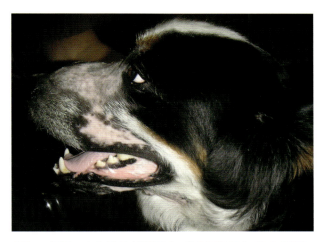

図7 症例4の急性放射線障害（VRTOG による分類）
皮膚 Grade 3，口腔粘膜 Grade 3，眼：Grade 2 であった．照射領域を中心に，脱毛，色素沈着が認められる．

前回よりも弱く観察された．下顎リンパ節，内側咽頭後リンパ節，浅頸リンパ節は軽度に腫大し，前回と比較してサイズの増大が認められた．

RT 後の経過：治療直後に皮膚および口腔粘膜の急性障害が強く認められたが，鎮痛剤および局所軟膏などを処方した．現在までに鼻腔内腫瘍の縮小効果は認められない．今後は，定期的に CT 検査を実施して経過観察予定である．

2. 考　察

KORTUC は体表面に発生した腫瘍に対し，放射線照射前にオキシドールを含ませたガーゼで十分に揉んで浸透させた後に照射するプロトコールである KORTUC Ⅰ と，腫瘍組織内にオキシドールとヒアルロン酸混合液を局所注入してから照射する KOR-

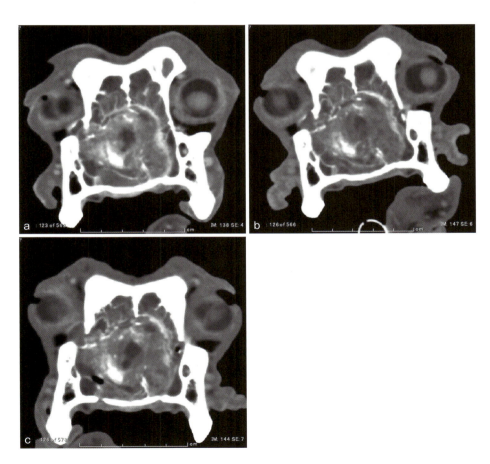

図8 症例4（軟骨肉腫 T3N0M0）の頭部造影 CT 像
a：RT 前，b：RT 直後，c：RT 終了 1 カ月を示す．RT7 回照射終了 1 カ月後でも腫瘤の縮小は認められない．画像診断上は，RT 終了直後と 1 カ月後の間に認識可能な形態上の変化は認められなかった．治療効果：SD．

TUCⅡが開発され，人医療に応用されている[2]．

KORTUCⅡの動物への応用治療にあたり，施設内での治験に際し事前に倫理委員会の承認を得て，飼い主への十分なインフォームドコンセントと承認の記録を作成し，治療過程および経過はすべて記録される手続きを経て実施された．RTの手技の詳細は前回のプロシーディング記載の手順[3]に従って実施したが，KORTUCⅡによるオキシドール／ヒアルロン酸混合液の注入は，毎回照射直前にX線CTガイド下で実施し，腫瘍内に確実に注入され，十分な量の酸素の発生を確認しながら実施した．各症例の治療経過を追った感触としては，腫瘍組織内のオキシドール／ヒアルロン酸混合液の注入によって発生する酸素バブルの発生を目視で確認できる．および，CTガイド下で画像診断上，腫瘍塊内での酸素発生状況を毎回の照射前にくまなく可視化できる．加えて照射前の腫瘍塊の形状の時系列的な変化を比較的容易に把握できる．このことから，治療効果の手ごたえを実感しながら，RTに臨めることがメリットと考えられた．いずれの例でも，照射後間もなく主訴となる出血やくしゃみなどの症状には明らかな改善を含む緩和効果が認められた．

放射線照射により発生する急性障害は湿性皮膚炎，結膜浮腫や充血，角膜浮腫，脱毛，色素沈着など，いずれの例でもGrade2～3程度であり，臨床上，十分に許容できるものであった．これらは抗癌剤併用RTに比べ，皮膚障害の程度は軽く，治療中の動物に対して必要以上の疼痛を抑制することができると考えられる．オキシドール／ヒアルロン酸混合液の腫瘍塊内部への直接注入による有害な作用は，浅い麻酔下では反応してしまうことと，ある程度の刺激性や刺入による一過性の出血が認められることであり，注入そして照射，覚醒後にオキシドールの注入によるとみられる明らかな問題は認められなかった．

まとめ

犬の鼻腔内腫瘍4例（未分化肉腫，鼻腔腺癌，悪性上皮系腫瘍，軟骨肉腫）に対する根治的療法を目的としたKORTUCの治療成績はそれぞれPR，PR，CR，SDと判定された．ステージT1N0M0ではCRが得られT3でも鼻腔腺癌では顕著な縮小効果が認められたが，今回の例ではこれら各個体の状態，鼻腔内腫瘍の病理学的な種類はもとより病理組織グレード，外貌の変化を含む臨床ステージ，総線量，分割回数ならびにKORTUCによるオキシドール注入回数および注入量に大きなばらつきがあった．このため，さらに症例数を追加して効果の判定，予後評価につながる生存曲線の判定につなげてゆきたい．オキシドール／ヒアルロン酸混合液の注入による増感療法は，抗癌剤併用による放射線療法に比べ，その全身に与える影響はきわめて低く，経済的であり，誰にも気付かれぬまま大きく腫大し，その内部は低酸素状態のために放射線感受性が低下した切除不能腫瘍の治療法の選択肢の一つとして有望であると思われた．

■文　献

1) VRTOG acute radiation morbidity scoring scheme (table 1) and VRTOG late radiation morbidity scoring scheme (table 2), ACVR, (http://www.acvr.org/sites/default/files/scoring_scheme.pdf)
2) Ogawa Y, Kubota K, Ue H, et al : Phase Ⅰ study of a new radiosensitizer containing hydrogen peroxide and sodium hyaluronate for topical tumor injection : a new enzyme-targeting radiosensitization treatment, Kochi Oxydol-Radiation Therapy for Unresectable Carcinomas, Type Ⅱ（KORTUCⅡ）. *Int J Oncol* **34**：609-618, 2009
3) 夏堀雅宏，小野　晋，木村真治・他：動物医療における放射線療法（RT）の現状．第29回動物臨床医学会 proceeding No.1：201-209, 2008

第4章
酵素標的・増感放射線療法 KORTUC の今後の展開に向けて

第4章 酵素標的・増感放射線療法 KORTUC の今後の展開に向けて

1 KORTUC が拓く新しい世界
―歴史的経緯をふまえて―

猪俣泰典　玉置幸久　稲田洋子

はじめに

　放射線治療効果を高めようとする試みは以前から行われており，狭義にはそのものずばりの放射線増感剤が，広義には抗癌剤や Biological Response Modifiers（BRM）すなわち生物学的反応修飾物質などが含まれる．小川が開発した放射線増感療法 KORTUC（Kochi Oxydol-Radiation Therapy for Unresectable Carcinomas）は従来とは全く異なるアイデアにより放射線増感効果を得るものである．KORTUC の着想を得るに至るまでには様々な先人たちの試みがあり，これらについて概説することは KORTUC への理解の一助となろう．

1. 放射線増感剤

　放射線増感剤は大きく分けてハロゲン化ピリミジン類と低酸素細胞増感剤とがある．

1. ハロゲン化ピリミジン類

　ハロゲン化ピリミジン類の代表は BUdR である．BUdR は DNA 構成塩基のひとつであるチミジンと構造が類似しており，チミジンの代わりに DNA に取り込まれることで放射線による DNA 切断を容易にする薬剤である．BUdR の DNA への取り込みを容易にする代謝拮抗剤（antimetabolite）や抗癌剤を放射線と併用する BAR 療法（BUdR + Antimetabolite + Radiation）が主として脳腫瘍に試みられているが生存率の改善に寄与したという報告はこれまでのところみられない[1]．

2. 低酸素細胞増感剤

　癌細胞は無秩序な増殖のために秩序だった組織構築が行われず，毛細血管から遠く隔たった場所にも癌細胞が存在する．そのために癌組織の中の癌細胞に酸素が十分に行き渡らない場所を生ずる．酸素が完全に欠乏すれば癌細胞は死に至るので問題はない．しかし細胞死を起こすまでには至らず低酸素状態で癌細胞が生存する領域が多く生ずる．こうして低酸素状態に陥った細胞を「低酸素細胞」と称する．正常な組織・細胞の増殖は細胞と血管との構築が秩序だって行われるために，原則的に低酸素状態となる領域が生ずることはないとされている．

　組織の酸素分圧が 20mmHg 以上では放射線感受性はほとんど変化しない．しかし，酸素分圧が 15mmHg 以下になると急速に放射線感受性が低下し，3mmHg では約半分にまで低下する[2]（図1）．この結果生ずる低酸素細胞が放射線治療の効果を阻害する主因の一つと考えられてきた．そのために低酸素細胞を増感する様々な試みがこれまでになされてきた．

　放射線による細胞死は DNA の二重鎖切断によりもたらされる．放射線の直接作用と間接作用が二重鎖の切断に関与している．直接作用は photon（X線やγ線）により原子の中の電子がはじき飛ばされ，この電子が直接 DNA をヒットして損傷する．間接作用ははじき飛ばされた電子によりフリーラジカルが発生し，これの化学的作用によって DNA などが損傷される．酸素は DNA などの障害を不可逆性に固定する作用があるので，酸素が不足すれば DNA などの障害の回復が容易となる．その結果，放射線による DNA などの損傷の程度は小さくなるので放射線感受性が低下する．

　低酸素細胞放射線増感剤は電子親和性を高めることにより photon による DNA 障害の効率を高めるもので，2 ニトロイミダゾール環構造がその中心的役割を果たす．2 ニトロイミダゾール環の側鎖を変化させることにより毒性や効果が変化することを利用して，さまざまな低酸素細胞放射線増感剤が開発されてきた．

　臨床的に有用である低酸素細胞放射線増感剤の必須条件として Adams らは以下の4項目を挙げている[3]．
（1）正常組織への毒性が許容しうる範囲内の濃度で選択的に低酸素細胞を増感する．
（2）化学的に安定ですみやかに代謝されないこと．

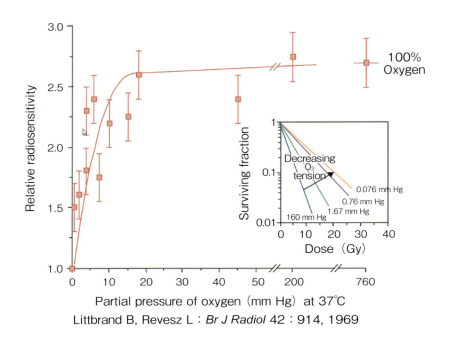

図1 酸素圧と放射線感受性との関係

　(3) 水溶性または脂溶性で，血管から隔たった低酸素領域に到達できること．
　(4) 通常の分割照射で用いられる数 Gy 程度の線量で有効であること．

上記の条件を満たす薬剤としてさまざまな低酸素細胞放射線増感剤が開発されてきた（図2）．最初にメトロニダゾール（Metronidazole）が臨床に用いられた[4~6]．

さらに増感作用の高い低酸素細胞増感剤としてミソニダゾール（Misonidazole）が大きな期待を持って迎えられた．しかし，十分な増感作用を得るには神経毒性のために臨床的に有効な量を用いることが困難であることが判明し臨床応用には至らなかった[7~10]．

そこで毒性を低下させたエタニダゾール（Etanidazole）が開発されたが，増感効果も同時に損なわれることとなった[11~14]．

現在，低酸素細胞増感剤の中で頭頸部腫瘍に対して臨床で用いられているものにニモラゾール（Nimorazole）がある．ニモラゾールの増感効果は低いが毒性はさらに小さく，頭頸部腫瘍に対して有効性があることが報告されている[15,16]．

3. 放射線増感作用と免疫賦活作用を有するbifunctional radiosensitizer

２ニトロイミダゾール環構造を有し，さらに前述の生物学的反応修飾物質（Biological response modifiers）としての働きをも有する低酸素細胞増感剤 KIN-806 を堀，稲山らが開発した．KIN-806 は２ニトロイミダゾール環の側鎖にジメチル基すなわちメチル基を２つ有する単純な構造をしている（図2）．

C57/Bl6 マウスとルイス肺癌細胞を用いた実験系で，KIN-806 は著明な放射線増感効果を有することを図3に示す．腫瘍に 30Gy ないし 40Gy の照射のみを行った群では腫瘍は一時的に縮小するもののすぐに再増殖する．しかし KIN-806 と放射線を併用すると腫瘍の増殖は著しく抑制された．また KIN-806 は免疫賦活作用をも有しており，コントロール群や照射単独群ではT細胞，B細胞，マクロファージ等の腫瘍組織への浸潤はほとんど認めないが（図4），照射（30Gy）に KIN-806 を併用するとT細胞，B細胞，マクロファージの著しい浸潤を認めた（図5）．さらに，放射線の照射によりキラー/サプレッサーTリンパ球の浸潤も有意に増加すること，腫瘍の成長抑制のみならず肺転移をも有意に抑制することを猪俣らが実験的

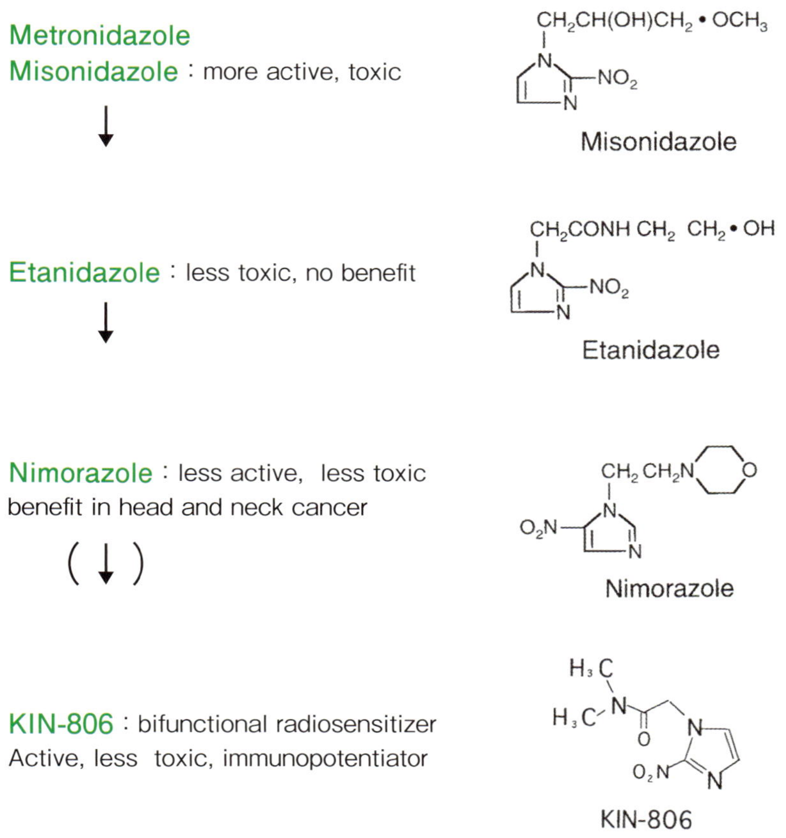
Metronidazole
Misonidazole：more active, toxic
$CH_2CH(OH)CH_2 \cdot OCH_3$
NO_2
Misonidazole
Etanidazole：less toxic, no benefit
$CH_2CONH\ CH_2\ CH_2 \cdot OH$
NO_2
Etanidazole
Nimorazole：less active, less toxic
benefit in head and neck cancer
(↓)
$CH_2\ CH_2N$
O_2N
Nimorazole
KIN-806：bifunctional radiosensitizer
Active, less toxic, immunopotentiator
H_3C
H_3C
O_2N
KIN-806

図2　2-ニトロイミダゾール放射線増感剤の推移

第4章

に明らかにした（図6）[17〜20]．さらに効果はそのままに脂溶性を押さえて水溶性を高めるととで神経毒性を減少させる試みもなされており，有望な低酸素細胞増感剤であるが現時点では臨床応用には至っていない．

4. 放射線増感療法 KORTUC の開発と臨床効果

KORTUC（Kochi Oxydol-Radiation Therapy for Unresectable Carcinomas）は小川が開発した従来の発想とは全く異なる新しい放射線増感療法である．X線や電子線の効果は低酸素状態や抗酸化酵素により理論上は3分の1程度にまで低下する．そこで過酸化水素を腫瘍内に直接注入することにより抗酸化酵素を分解すると同時に酸素を供給することにより増感効果を得ることを狙った方法である．正確には低下した放射線本来の効果を回復させることを目的としている[21〜23]．

平成18年10月より臨床応用が開始され，高知大学を中心にすでに多くの施設で600症例以上が行われており，有害事象を増やすことなくすぐれた局所制御効果が実証されている．ただし，腫瘍が大きい場合には腫瘍内に均等に増感剤を注入するのが困難であることがある．さらに個別の症例で著明な効果は得られているが，増感剤を使用しなかった場合との効果の比較が今後の課題であろう．具体的な方法や臨床効果は他稿にて詳述されているので本稿では割愛するが，有望な放射線増感療法として将来に大きな期待が持てる．

おわりに

放射線治療の効果を損なう要因の中でも特に腫瘍細胞の低酸素状態や抗酸化酵素の存在は大きな問題である．2ニトロイミダゾール環を有する低酸素細胞増感剤は主としてDNAに対する放射線の直接作用に着目した薬剤である．しかし，実際にはフリーラジカルを介したDNA障害の方が大きい．DNA障害を不可逆化するために必要な酸化を妨げる抗酸化酵素の存在は放射線の効果を著しく損なうことにな

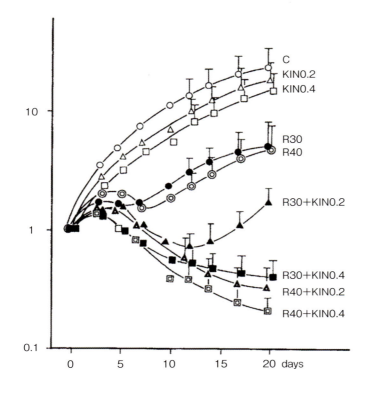

Inomata T, Ogawa Y, Kariya S, et al: *Int J Molecular Med* 4:257-260, 1999

図3　KIN-806 による放射線増感効果

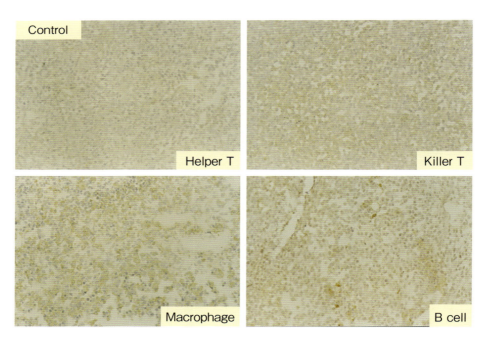

図4　コントロール群の腫瘍局所における免疫細胞浸潤

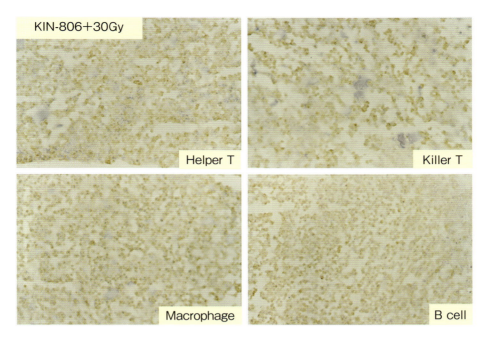

図5　KIN-806と放射線照射30Gy併用群の腫瘍局所における免疫細胞浸潤

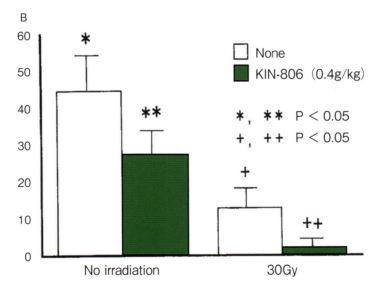

Inomata T, Ogawa Y, Kariya S, et al：*Oncology Reports* 6：1209-1212, 1999

図6　KIN-806による肺転移抑制効果

る．これまでに多くの低酸素細胞増感剤が開発され臨床に用いられてきたが，十分な効果を示すに至らなかった根本的な理由はここにある．過酸化水素の（1）抗酸化酵素の分解作用，とその結果生ずる，（2）酸素による低酸素状態の改善効果に着目したKOR-TUCは非常に合理的な方法であり画期的である．

1990年代以降になると放射線治療の分野でもめざましい物理学的成果が臨床応用されるようになり，IMRTをはじめとする高精度放射線治療が広く行われるようになったことは周知の通りある．しかし，

放射線生物学における知見も地道に積み重ねられており，生物学的発想により生まれたKORTUCが広く臨床で用いられ，癌患者に貢献できるようになることを願っている．

■文　献

1) Prados MD, Seiferheld W, Sandler HM, et al：Phase Ⅲ randomized study of radiotherapy plus procarbazine, lomustine, and vincristine with or without BUdR for treatment of anaplastic astrocytoma：final report of RTOG 9404. *Int J Radiat Oncol Biol Phys* **58**：1147-1152, 2004
2) Littbrand B, Revesz L：The effect of oxygen on cellular survival and recovery after radiation. *Br J Radiol* **42**：914-919, 1969
3) Adams GE：Hypoxic cell radiosensitizers for radiotherapy. In Becker FF (ed). *Cancer* **6**：181-223, 1977
4) Karim ABMF, Faber DB, Haas RE, et al：Metronidazole as a radiosensitizer：A preliminary report on estimation in serum and saliva. *Int J Radiat Oncol Biol Phys* **6**：1233-1236, 1980
5) Nori D, Cain JM, Hilaris BS, et al：Metronidazole as a radiosensitizer and high-dose radiation in advanced vulvovaginal malignancies. *Gynecol Oncol* **16**：117-125, 127-128, 1983
6) Rose GP, Dewar AJ, Stratford IJ：A biochemical neurotoxicity study relating the neurotoxic potential of metronidazole and nitrofurantoin with misonidazole. *Int J Radiat Oncol Biol Phys* **8**：781-785, 1982
7) Carabell SC, Bruno LA, Weinstein AS, et al：Misonidazole and radiotherapy to treat malignant glioma：A phase Ⅱ trial of the Radiation Therapy Oncology Group. *Int J Radiat Oncol Biol Phys* **7**：71-77, 1981
8) Mäntylä MJ, Nordman EM, Ruotsalainen PJ, et al：Misonidazole and radiotherapy in lung cancer：A randomized double-blind trial. *Int J Radiat Oncol Biol Phys* **8**：1719-1720, 1982
9) Girinski T, Pejovic MH, Haie C, et al：Radical irradiation and misonidazole in the treatment of advanced cervical carcinoma：Results of a phase Ⅱ trial. *Int J Radiat Oncol Biol Phys* **11**：1783-1787, 1985
10) Lee D-J, Pajak TF, Stetz J, et al：A phase Ⅰ/Ⅱ study of the hypoxic cell sensitizer misonidazole as an adjunct to high fractional dose radiotherapy in patients with unresectable squamous cell carcinoma of the head and neck：A RTOG randomized study (#79-04). *Int J Radiat Oncol Biol Phys* **16**：465-470, 1989
11) Coleman CN, Wasserman TH, Urtasun RC, et al：Final report of the phase Ⅰ trial of the hypoxic cell radiosensitizer SR 2508 (etanidazole)：A Radiation Therapy Oncology Group 83-03. *Int J Radiat Oncol Biol Phys* **18**：389-393, 1990
12) Coleman CN, Nancy NN, Buswell L, et al：Final report of the phase Ⅰ trial of continuous infusion etanidazole (SR 2508)：A Radiation Therapy Oncology Group study. *Int J Radiat Oncol Biol Phys* **22**：577-580, 1992
13) Lawton CA, Coleman CN, Buzydlowski JW, et al：Results of a phase Ⅱ trial of external beam radiation with etanidazole (SR 2508) for the treatment of locally advanced prostate cancer (RTOG protocol 90-20). *Int J Radiat Oncol Biol Phys* **36**：673-680, 1996
14) Lee D-J, Cosmatos D, Marcial VA, et al：Results of an RTOG phase Ⅲ trial (RTOG 85-27) comparing radiotherapy plus etanidazole with radiotherapy alone for locally advanced head and neck carcinomas. *Int J Radiat Oncol Biol Phys* **32**：567-576, 1995
15) Overgaard J, Hansen HS, Overgaard M, et al：A randomized double-blind phase Ⅲ study of nimorazole as a hypoxic radiosensitizer of primary radiotherapy in supraglottic larynx and pharynx carcinoma. Results of the Danish Head and Neck Cancer Study (DAHANCA) Protocol 5-85. *Radiotherapy and Oncology* **46**：135-146, 1998
16) Overgaard J, Eriksen JG, Nordsmark M, et al：Plasma osteopontin, hypoxia, and response to the hypoxia sensitiser nimorazole in radiotherapy of head and neck cancer：results from the DAHANCA 5 randomised double-blind placebo-controlled trial. *The Lancet Oncology* **6**：757-764, 2005
17) Kasai S, Nagasawa H, Kuwasaka H, et al：TX-1877：design, synthesis, and biological activities as a BRM-functional hypoxic cell radiosensitizer. *Int J Radiat Oncol Biol Phys* **42**：799-802, 1998
18) Inomata T, Ogawa Y, Itoh S, et al：Lung metastasis suppression of the bifunctional new radiosensitizer KIN-806. *Int J Molecular Med* **4**：257-260, 1999
19) Inomata T, Ogawa Y, Nishioka A, et al：The immunopotentiation effects of the bifunctional radiosensitizer KIN-806 in comparison with its analogs KIN-804 and KIN-844. *Oncology Reports* **6**：1209-1212, 1999
20) Kasai S, Nagasawa H, Yamashita, M, et al：New antimetastatic hypoxic cell radiosensitizers：design, synthesis, and biological activities of 2-nitroimidazole-acetamide, TX-1877, and its analogues. *Bioorganic & Medicinal Chemistry* **9**：453-464, 2001
21) Akima R, Ogawa Y, Tsuzuki K, et al：Experimental study of a new enzyme-targeting radiosensitizer containing hydrogen peroxide & sodium hyaluronate for intra-tumoral injection using mice transplanted with SCC Ⅶ tumor. *European J Cancer* **7** (Suppl 1)：160, 2009
22) Ogawa Y, Kubota K, Tadokoro M, et al：KORTUC Ⅱ - A new image-guided, enzyme-targeted, and breast cancer stem cell targeted radiosensitization treatment for patients with stage Ⅰ and Ⅱ breast cancers. *Int J Radiat Oncol Biol Phys* **81**：S221, 2011
23) Yaogawa S, Ogawa Y, Morio K, et al：Evaluation of therapeutic response to a new radiosensitization treatment (KORTUC Ⅱ) for aged and/or surgery-refusing patients with stage Ⅰ/Ⅱ breast cancer by dynamic MRI. *European J Cancer* **47** (Suppl 1)：S277, 2011

第4章 酵素標的・増感放射線療法 KORTUC の今後の展開に向けて

2 酵素標的・増感放射線療法 KORTUC の今後の展開に向けての方策

福原 昇　小川恭弘

はじめに

KORTUC の効果は複数の施設から報告されており，普遍性があり科学性および信頼性のある治療法といえる[1〜5]．しかし現時点では，世間一般には認知された治療法にはなっていない．KORTUC の現状を複数の視点から検討し，今後の展開・普及に向けての方策を検討する．

1. 癌診療の問題点と KORTUC 普及の意義

癌診療では標準治療として第一に手術適応が検討され，手術不能と判断された患者には化学療法，放射線治療が検討される．これら標準的治療を拒否した患者および再発症例に対しては，有用な抗癌治療はないとされ積極的な治療が実施されないことが多い．これらの患者は粒子線治療や新規化学療法剤や免疫療法に期待を持つが，いずれも治療適応が限定的，治療費が高額，実施施設が少ないなどの問題がある．また提示された治療法や説明に不満や不納得から，当初の医療施設を離れ，複数の民間療法や医療施設を渡り歩く「がん難民」となる患者もいる[6]．一方で手術，化学療法，粒子線治療を勧められた患者，通常の放射線治療では効果が期待できないといわれた患者および合併症などより積極的な治療方法はないと主治医から説明をうけた患者であっても，局所の病巣が制御されることで臨床経過が改善する患者を経験する．KORTUC で使用される薬剤は，安価で入手が容易な薬剤であるが併用により局所制御の可能性がさらに高まると期待される．KORTUC での薬剤の腫瘍内局注は腫瘍針生検の延長線上の手技であるため習得は困難ではない．腫瘍内局注の際にガイドとして使用する画像診断機器も，放射線治療装置を有する施設であれば保有している．これらの理由から，KORTUC は放射線治療機器を有する施設であれば導入および実施の経費は安価であり行政として

も全国に普及させやすいといえる．オキシドールおよびヒアルロン酸液の腫瘍内局注が保険収載されれば，KORTUC は短期間で多くの施設で実施されるようになるだろう．患者が身近な施設で局所制御率の高い治療を受けることが可能となれば，地域での癌診療の完結率も高まる．主治医も遠隔地の見知らぬ医師よりも近隣の医師の方が紹介しやすいし，治療後の経過も把握しやすく追加治療も速やかに実施できる．さらに自宅から近い施設にて治療を受けられることで，患者は家族の支援を受けやすく，仕事をしながら治療を受けることができる可能性も高まり生活の質も高く保てる．KORTUC にて局所制御が達成できれば，手術や化学療法剤が不要となる患者も増える．KORTUC の有害事象は局注時の疼痛程度であり，手術や化学療法と比較して患者が受け入れやすい治療といえる．地域で患者が受け入れやすい治療を提供できれば，「がん難民」が減り医療費の削減にもつながる．このように KORTUC の普及は癌診療の均てん化および医療費の抑制に有用であり，患者の視点や医療施設の視点からだけでなく，医療行政，医療財政の視点からも大きな意義がある（図1）．

2. KORTUC と薬剤の費用

KORTUC I はオキシドール液を浸したガーゼ（以下，オキシドールガーゼ）を表在性病巣に置くのみであり，オキシドールの用法内の使用である．表在性病巣に対しては，ボーラスを使用した放射線治療が実施されるが凹凸が激しい場合にはボーラスの密着は良好とはいえないし，潰瘍形成している場合には使用後に付着した血液や浸出液を拭き消毒する必要がある．オキシドールガーゼは病巣部への密着も良好であり，そのまま廃棄することが可能であり簡便で有用な処置である．オキシドール液の薬価は1ml あたり0.77円であり，KORTUC I に必要な原材料費は1回100円以下である[7]．

KORTUC II はオキシドール液 0.5ml と関節内注入用1%ヒアルロン酸ナトリウム液（以下，ヒアル

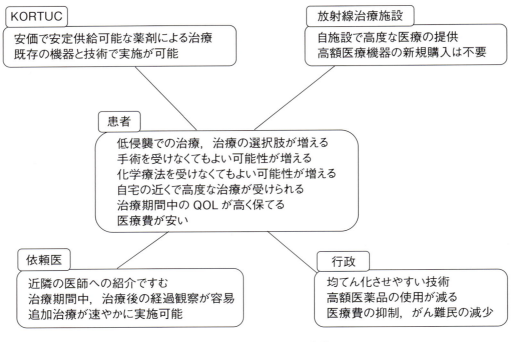

図1 KORTUC普及の意義

ロン酸液）2.5mlと局所麻酔用1％または2％リドカイン液（以下，リドカイン）0.5～1mlの混合液（以下，混合オキシドール液）を1単位として病巣サイズにより，3単位までをCTまたは超音波ガイド下に腫瘍に注入する．ヒアルロン酸ナトリム関節注射液2.5mlの薬価は280円から1,258円で1％リドカイン5mlは60円程度であり，オキシドール液0.5mlを含めても混合オキシドール液1単位分の薬価は350円から1,500円未満でしかない．高知大学では，オキシドール0.6mlを分注したバイアル瓶製剤を作成している．この際に使用されるバイアル瓶は1本1,100円程度であり，無菌調剤を実施する人件費を考えるとさらに高い製剤になる．オキシドール液の100mlボトルは100円程度で市販されており，毎回の治療時にオキシドール液ボトルを開封して必要量を無菌操作で注射筒に採取し残りを捨てたとしてもその方が安い（表1）．なお腫瘍内局注は皮下注射と同様の扱いとなるため，静脈注射の際に必要となるエンドトキシン検出検査は不要であるが，検査した範囲ではオキシドール液にエンドトキシンは含まれていなかった．

KORTUC Ⅱはオキシドール液とヒアルロン酸液の腫瘍内局注が健康保険では認められていないため，現状では費用は患者に求めない（KORTUCに関わる薬剤費用は病院負担）または同時に実施されるす

表1 KORTUCⅡの1単位1回分の費用（概算）

1. 薬剤

1) オキシドール液：100ml　77円
　・・・・実際の使用は0.5ml

2) ヒアルロン酸液：関節内注入用シリンジ型2.5ml
　280～1,258円

3) キシロカイン液：1％液5ml：約60円
　・・・実際の使用は0.5～1ml

2. 穿刺器具

1) 注射器5ml：針つきシリンジ28円
　・・・3本程度の使用

2) ガーゼ：12枚　280円

3) 穴開き片面防水：310円／枚

3. 穿刺の際の画像誘導（下記のいずれか）
　・・・検査費用

1) 超音波ガイド（超音波検査）：6,413円

2) CTガイド（CT検査）：17,713円

4. その他

オキシドール分注用バイアル瓶3ml／1本
：1,100円

べての診療費を含め自費での請求（全額患者負担）となる．病院が費用を負担する場合には，混合オキシドール液1～3単位の6回分の薬剤費は2,000円から3万円程度と計算される．自費では15回分の放射線治療と6回分のKORTUC IIの薬剤費およびCTまたは超音波ガイドの費用などが加わり総額は50万円から100万円と算出されるが，この費用の大部分は放射線治療の費用である．自費での診療では割増請求が行われることが多く，患者負担はさらに高額となる．保険収載されればこの費用負担は病院にはなくなり，患者の費用負担も減額される．

3. KORTUCの普及を妨げる障壁

KORTUCの普及を妨げている最大の原因はオキシドール液とヒアルロン酸液に腫瘍内局注の健康保険上の適応がないことであるが，これ以外にも未知の新治療法への不安も挙げられる．自分が詳しく知らない治療法は，実施を担当する医師も紹介する医師も患者も受け入れがたい．オキシドール液の腫瘍内局注は安全であるのか，本当に有用性があるのかなどの不安もある．KORTUC IIでは薬剤の用法外の使用となるため実施に先立ち各施設の倫理委員会で承認を得る必要がある．この際には期待される効果のみでなく，有害事象が生じた場合の対応策とそれに関する事項の患者への事前説明，費用負担などを明確にしておく必要がある．これらの事務手続きを負担に感じる医師も多いだろう．さらにKORTUCは処置を伴う手技であるため実施には，人手を確保する必要がある．KORTUC IIでの混合オキシドール液の腫瘍内局注は超音波またはCTガイドでの穿刺となるため，これら機器の使用枠の確保も必要となる．医師数が少なく患者数が多い施設では，この準備は容易ではない．現在，KORTUCの適応となりえる患者は手術，化学療法・化学放射線治療および粒子線治療，免疫療法などを受けていると考えられる．これらの治療を推進している医師にとってKORTUCは新たな競合相手となるため，普及を快く思わない医師もいるだろう．意外なことに，KORTUCで使用する薬剤が安価であることも普及の妨げとなっている．安価な薬剤を使用する方が患者や医療財政上の負担も少なく普及しやすいとも考えられるが，価格が安いとその薬品を販売する製薬会社の利益も少ない．このため，製薬会社の積極的な協力は得づらい．

4. KORTUCの展開と展望

1. KORTUCの展開

KORTUC Iをオキシドール液の外用とするなら，体表面の腫瘍以外にも適応となる疾患は存在する．口腔内腫瘍に対する放射線治療時にオキシドール液での含嗽およびオキシドール液を含ませたガーゼを病巣部に置くことで増感効果が期待できる．例えば歯肉癌ではオキシドール液を含ませたガーゼをスペーサーとして病巣と舌の間に置くことで，舌との距離を確保し舌への線量を低減させることも可能となるため好都合である．口腔内でガーゼを密着させづらい咽頭側索から口蓋にかけての病巣では，オキシドール含嗽と綿棒によるオキシドール塗布がある．口腔内病巣へのオキシドール液の使用は含嗽では希釈液とすること，局所への塗布は原液の使用が可能であることが用法に記載されている．綿棒によるオキシドール塗布は，病巣部から発生する酸素ガスが減るまで少なくとも数回は繰り返し行うことが推奨される．皮膚癌，頭頸部腫瘍，子宮頸癌などで腫瘍サイズが大きな症例では，KORTUC IとIIの併用も有用である．この他に内視鏡を介したオキシドール液の散布や腫瘍内局注，各種の留置カテーテルを介した薬剤投与（オーンマイヤリザーバーを介した脳腫瘍への使用，フォーリーカテーテルを介した膀胱癌への使用，胸腔や腹腔のドレナージチューブなどを介した胸膜播種，腹膜播種への使用），初回治療であっても，腫瘍近傍の正常組織の障害を可能な限り抑えるために放射線量を低く抑えたい症例，治療期間を短縮したい症例，放射線治療後の近傍再発のように総線量を低く抑えたい症例での使用なども考えられる．さらにKORTUCは，化学療法の増感効果も期待される．このようにKORTUCの適応は広がっていくと考えられるが，オキシドール液投与後の酸素ガスの発生とそれによる内圧の上昇が生じえるため閉鎖空間内にオキシドール液を投与する際には注意して行う必要がある．

2. 薬剤および投与方法の改良

現在の混合オキシドール液では，週2回の腫瘍内局注が必要である．これは，患者および実施する医師にとって負担が大きいことは事実である．簡単に使用できる注射用製剤，1回の腫瘍内局注で2カ月間程度の効果が期待できる新規製剤，簡単に腫瘍内局注が可能となる注射針などの開発が期待される．また，腫瘍内局注による疼痛を軽減またはなくすため

の前処置の検討も検討課題として挙げられる（表2）.

3. 海外への普及

KORTUCは放射線治療が実施可能な施設であれば実施が可能であり，使用する薬剤は安価で安定供給が可能であり保管が難しい薬剤でもない．海外には，粒子線治療や高価な化学療法剤による治療を受けることが困難な国や地域は多い．これら地域の患者が安価な混合オキシドール液の使用で局所制御可能となればその意義は大きく，恩恵を受ける患者はきわめて多いと考えられる．

4. 先進医療と公知申請

新たな治療手技を保険収載する前段階として，先進医療として検討を行う制度がある[8]．先進医療Aは，「薬事法上の未承認又は適応外使用である医薬品又は医療機器の使用を伴わない技術」であり，先進医療Bは「薬事法上の未承認薬または適応外使用である医薬品又は医療機器の使用を伴う技術」である．現状では，オキシドール液の適応外使用を伴うKORTUC II は先進医療Bに分類される．先進医療Bの承認は，「医療機関毎に個別に実施の可否を決定」となるため現状で承認されても広く普及することは困難である．公知申請は，すでに薬事法による製造の承認を受けている薬品で「承認を受けている効果や用法以外の使用が科学的根拠のあるもの」に対して，関係学会などから要望があり，その使用が医療上必要と認められ，要件を満たしたものは臨床試験を新たに実施しなくとも追加承認を受けることができる制度である[9]．公知申請が認められれば，KORTUCの普及は早まる．公知申請の要件は，(1) 海外で承認され相当の使用実績があり審査当局に対する承認申請に添付されている資料が入手できるもの，(2) 海外で承認され相当の使用実績があり国際的に信頼できる学術雑誌に掲載された科学的根拠となる論文又は国際機関で評価された総説等がある場合，(3) 公的な研究事業の委託研究等により実施されるなど倫理性，科学性および信頼性が確認し得る臨床試験の試験結果がある場合となっている．KORTUCは日本のオリジナルのアイディアであるのに，海外で先に承認され相当の使用実績を待って国内の承認を得るというのでは残念でならない．

5. KORTUCの普及のための基礎

KORTUCは，高知大学および高知大学からの学

表2 KORTUCの展開

- 投与方法の工夫
    - 腫瘍に均一に薬剤を分布させるための器具の開発
    - 内視鏡を介した薬剤の投与
    - 体内留置カテーテルを介した薬剤の投与
- 総線量の低減化と治療期間の短縮への応用
- 化学療法（化学放射線治療）の増感効果の検討
- 腫瘍内局注の回数を減らす工夫
    - 長時間作用型の薬剤の開発
- 腫瘍内局注による疼痛の軽減化の工夫

会発表や論文発表などに興味を持った少数の医師が実施しているにすぎない．「KORTUC＝商品」としてとらえると，KORTUCという新商品をどのように普及させていけば良いかのヒントがマーケティング理論から得られる．

1. KORTUCの「顧客」は誰か

現時点でKORTUCを受けている患者が少ないことが，適応患者が少ないことにはならない．KORTUCの適応患者は潜在的に多く存在すると考えられ，患者が少ないのは有用性が医師，患者に知られていないにすぎない．これらに対して適切な情報提供がなされれば，KORTUCを希望する患者は急増する心配さえある．KORTUCの普及のためには，誰に対してどのような情報を提供するかを明確にする必要がある．KORTUCによる直接の恩恵を受けるのは患者であるが，患者の改善を望む主治医（依頼医）も恩恵を受けるといえる．患者または依頼医がKORTUCを知らなければ治療を希望する者はいないし，放射線治療医がKORTUCを知らなければ実施はできない．このように考えると「KORTUCを普及させたい集団」の顧客は，患者，依頼医，放射線治療医となり，それぞれの集団に適した情報を提供することが普及の第一段階となる．患者，依頼医に対してはKORTUCの有用性の情報を提供するとともに，放射線治療医には具体的な手技を習得してもらう必要がある．KORTUCを実施可能な放射線治療医が増えればその立場からは，患者と依頼医が顧客となる．それぞれの立場で顧客が満足する行動をとればKORTUCは普及する．

2. イノベーター理論

マーケティング理論の一つにイノベーター理論が

ある[10〜12]．これは図2で説明される．縦軸はイノベーション（新商品）の普及率である．横軸は時間軸であり，新製品の出現後の時間の経過とともに増加する消費者（採用者）集団を示している．この分布は正規分布となり，採用期間の平均値と標準偏差から集団を連続する5つの亜集団に分類できる．新商品の普及は出現当初（導入初期）はイノベーター（集団の2.5％）と呼ばれる「新しいモノ好きの集団」が採用し，アーリーアダプタ（集団の13.5％，合計で16％）にまで新商品が広がると，アーリーアダプタの影響から多くの消費者集団であるマジョリティ（集団の68％，合計で84％）にまで広がる．こうなると少数派となったラガードにも採用者がでてきて，最終的には全集団に広がるという考えである．正規分布曲線が示す数値で累積曲線を描くと，16％を超えたあたりから急に増加する．すなわち，累積採用者数は採用者が16％を超えた時期から急に増加する．すべての新商品で同じ曲線を描く訳ではないが，集団を平均値と標準偏差から5つの亜集団に分類することは常に可能である．この理論でのイノベーターは，新しいという理由のみで新商品を積極的に採用するという集団であり，アーリーアダプタは自ら新商品に関する情報収集を行い実用性を考えて採用する集団とされている．本来の理論では，この2群の構成者は大きく性格が異なるとされている．臨床医は，単に新しいからという理由のみで治療法を採用しない．新しい治療方法が本当に有用か，安全性に問題はないかの情報をみずから入手し検討した上で採用する．このため新規治療を採用する臨床医の集団では，2.5％とされるイノベーターを独立した集団として扱うよりも集団の10％程度（10〜15％）をアーリーアダプタとして扱うことが現実的と考える．これは，患者および患者家族と治療を行う臨床医の集団での差ともいえる．さて，いずれの集団でもアーリーアダプタは「オピニオンリーダー」であり，集団の中での各種の結びつきによる情報伝達で次につづくマジョリティの採用行動に大きな影響を及ぼす．マジョリティはどのような集団にもいる「一般的な採用者」であり，特に後半のレイトマジョリティはフォロワーズと呼ばれる集団で周囲の大多数が採用していることを確認してから採用を決める．この集団は，新しいモノ（新しい技術）の採用には慎重な集団である．したがって，アーリーアダプタからマジョリティの前半34％（アーリーマジョリティ）を含む，合計50％までに採用者を増やすことが新商品の普及のカギになる．どのような集団にも，ラガードと呼ばれる最後まで新しいモノに否定的な集団がいるのも事実である．この集団には，当初いくら積

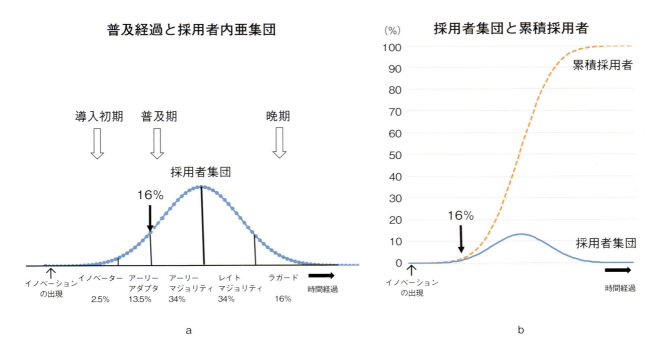

図2 イノベータ理論
aはbの下方曲線の拡大図．
新技術の採用者は採用までの期間と標準偏差から4群に大別可能．医師の新治療採用ではイノベータ群を設ける必要性は低い．

極的に宣伝しても採用してもらえない．しかし，ラガードも周囲の大多数（80％以上）が採用すれば採用せざるを得ない．ラガードに採用してもらうには周囲から攻め，自分は少数派と気づかせて従うのを待つしかない．新治療を実施する医師の集団を例にあげると，早期に新治療を採用することは情報量が少ない状況で新治療を実施することである．このため，早期に新治療を採用する医師は適応の選択に慎重であるとともに，思いがけないことが起こった場合にも，独自に対策が可能な経験が豊富で有能な医師であることが多い．アーリーアダプタからの実施情報の詳細を得ることができた集団（アーリーマジョリティ）は，安心して新しい治療を実施することができるため，アーリーアダプタよりも採用の早期から積極的に新規治療を実施する．この傾向は，新治療方法の情報が集団の中で広まるほど強くなる．これは後に採用する医師ほど身近に新治療を経験した医師が増え，新治療の情報が得やすくなっているために積極的に新治療を行うことが可能となるためである．ラガードが採用する段階では，すでに大多数が採用しており新治療は目新しい治療ではなくなっている．この普及形式を考慮すると，早い段階で放射線治療医，依頼医，患者の各集団内で影響力の大きなアーリーアダプタに対して適切な情報提供ができれば新治療方法は早く普及するといえる．

　放射線治療専門医が1,000名として，その15％超がKORTUCに賛同し使用するような方策が課題になる．ここで大切なことは，「知ってもらい賛同してもらう」ことと「KORTUCを実施する」ことには大きな差があることである．賛同してもらえた集団には，実施が容易になるような指導を積極的に行うことが重要である．同時に，患者および患者を取り巻く人々と他科医師への適切な情報提供活動も重要である．

3. 一般消費行動（AIDMA）

　消費者が「モノ」を購入するまでには，購入の対象となる「モノ」を知っていて，それに対して興味，関心を持ち，覚えていることが必要である．このことは理解がたやすいだろう．すなわち，「モノ」を購入する際には，それに注目（Attention：A）し，興味・関心（Interest：I）を持って，欲しいという欲求（Desire：D）があって，それを覚えている（Memory：M）からこそ，購入するという行動（Action：A）につながる訳である．この消費行動の一連の段階を，それぞれの頭文字をとってAIDMAの法則と呼ばれる[13,14]．A，I，D，M，Aの段階で集団の構成数は減少する．また，段階ごとに有用な情報提供の方法も異なる（図3）．

4. 新治療採用と情報発信（AIMSAT）

　医師の新規治療の採用までの過程は，どのような段階を経ているかを考えてみる．学会発表や論文などで注目した（Attention：A）新規治療の情報に関心をもち（Interest：I），それを覚えていて（M：Memory），適応となる患者に遭遇した際に改めて情報収集を行い（Search：S），他の治療方法と比較検討したうえで，新規治療を採用する（Action：A）という過程が考えられる．情報過多の時代では，関心を持ち覚えてもらうことが重要である．また，早期に新規治療を取り入れた医師は，その治療成果を検証結果として学会や論文や口コミなどで情報発信（T：Transmit）する（図3）．この早期の情報発信を積極的に行っている医師は，集団内での影響力が大きくイノベーター理論でのアーリーアダプタである．

　インターネットでの検索が容易となった現在では，患者の受診過程にも変化がみられる．医師から説明を受けていなくとも新しい治療法を自ら，または家族・知人が検索する．この結果，担当医が情報を持っていなくてもKORTUCを希望し受診する患者が増えることが考えられる．さらにKORTUCを受けた患者，患者の家族，患者の知人などがソーシャルネットワーク（SNS）を通じてKORTUCに関しての情報を発信することも考えられるし，依頼医の中にも同様の情報発信をするものもいると考えられる．このような患者，依頼医もまたアーリーアダプタである．一般消費財の購入と異なりKORTUCを再三受ける患者は少ないため，治療中および治療後の患者のケアよりも新規患者の獲得に力を注ぐことが重要と考えるかもしれない．しかしながら，KORTUCを受けた患者や家族などがSNSや口コミで拡散する情報の影響力は無視できない．

6. KORTUC普及のための提案

　オキシドール液とヒアルロン酸液の腫瘍内局注，または混合オキシドール液としての腫瘍内局注が保険収載されれば，KORTUCの普及のための問題の大半は解決するといえる．多くの症例でKORTUCの有用性を提示することができれば，問題は解決できるともいえる．高い局所制御率と安全性が多くの症例で再認識されれば，保険収載される可能性は高

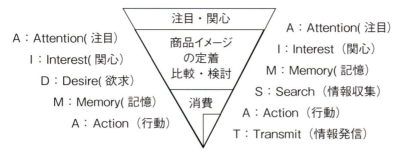

図3 AIDMA（一般消費行動）とAIMSAT（新治療採用と情報発信）
一般商品の購入はAIDMA理論で説明可能．インターネット時代では情報を調べ比較し活用する．集団の一部は積極的に経験した情報を発信する．

まる．KORTUCの症例数を増やすためには，KORTUCを適切に実施できる放射線治療医を増やす必要がある．KORTUCの実施を考えている放射線治療医のためには，適応症例の判断と技術指導のための講習会の実施が提案される．参加者の利便性を考えると，放射線治療医が参加する学会，研究会などと合わせた実施が望ましいが，このためには関連学会の理解と協力を得る必要がある．講習会への参加が困難な放射線治療医に対しては，e-ラーニングを併用した講習が提案される．当初はこれらの講習会を受講した放射線治療医のみがKORTUCを実施できるようにすれば，事故が生じる可能性も低くなる．当初は全例登録とすることでKORTUCの有用性と安全性を多くの症例数で検討することが可能となる．このような体制が整備できていれば，行政からの認可が早まるかもしれない．

多くの人々が正確な情報を得る「場」としての公式ホームページおよびそれのみでは解決が困難な事項については，E-メール，ファックス，手紙などでの相談窓口を設けることが提案される．さらに前記の登録医がどの施設にいるかを紹介できれば各地域でKORTUCに関する相談が可能となる．

結　語

KORTUCの適応は今後も広がることが予想され，保険収載されれば国内での普及は早いと考える．KORTUCが普及すれば，治療困難と判断されていた多くの患者の臨床経過が改善されるだけでなく医療費の削減，がん難民の減少も期待される．この日本発の新しい治療技術を，少しでも早く国内外に広めたいものである．

■文　献

1) Ogawa Y, Kubota K, Ue H, et al：Safety and effectiveness of a new enzyme-targeting radiosensization treatment（KORTUC II）for intratumoral injection for low-LET radioresistant tumors．*Int J Oncol* **39**（3）：553-560, 2011
2) Miyatake K, Kubota K, Ogawa Y, et al：Non-surgical care for locally advanced breast cancer：radiologically assessed therapeutic outcome of a new enzyme-targeting radiosensization treatment, Kochi Oxydol-Radiation Therapy for Unresectable Carcinomas, Type II（KORTUC II）with systemic chemotherapy．*Oncol Rep* **24**（5）：1161-1168, 2010
3) 柏原賢一, 本田　力, 山下　孝：進行再発癌に対するKORTUC II併用放射線治療のI／II相試験（クリニックにて）．癌の臨床 **57**：301-306, 2011
4) 新保大樹, 吉川信彦, 吉岡裕人：切除不能巨大局所進行乳癌に対し新しい酵素標的・増感放射線治療KORTUCが著効した3例．臨床放射線 **58**：1881-1886, 2013
5) 小幡史郎, 太田嘉昭, 菅　恒彦・他：新たな抗腫瘍療法：酵素標的・増感放射線療法．（KORTUC：Kochi Oxydol Radiation Therapy for Unresectable Carcinomas）．available from：http://www.shimabarabyoin.jp/radiology/radio_chiryou/images_chiryou/kortuc.pdf（Accessed on 2014 May 21）
6) がん患者会調査研究会：医療政策 vol.5 がん患者会調査報告－「がん難民」救済のために－．特定非営利活動法人 日本医療政策機構，東京，1-16, 2006
7) 薬価リサーチホームページ available from：http://yakka-search.com/index.php?key=オキシドール

8) 厚生労働省ホームページ available from：http://www.mhlw.go.jp/stf/seisakunitsuite/bunya/kenkou_iryou/iryouhoken/sensiniryo/（Accessed on 2014 May 21）
9) 医薬品医療機器総合機構ホームページ available from：http://www.info.pmda.go.jp/kouchishinsei/kouchishinsei_index.html（Accessed on 2014 May 21）
10) エベレット・ロジャーズ：イノベーションの普及，翔泳社，東京，214-253，2012
11) 石井淳蔵，栗木 契，嶋口充輝・他：ゼミナール マーケッティング入門 第2版，日本経済新聞出版社，東京，336-337，2013
12) 小倉高宏：経営コンサルティング・ノウハウ5 マーケティング，（公益財団法人 日本生産性本部コンサルティング部編），中央経済社，東京，58-62，2014
13) 須藤実和：マーケティング実践講座，ダイヤモンド社，東京，97-105，2006
14) 野口智雄：マーケティングの基本 第2版，日経新聞社，東京，164-165，2005

第4章 酵素標的・増感放射線療法 KORTUC の今後の展開に向けて

3 酵素標的・増感放射線療法 KORTUC の展望

小川 恭弘

はじめに

　酵素標的・増感放射線療法 KORTUC は長年の放射線感受性研究を基盤として，約20年前にその発想を得て，2006年に高知大学医学部倫理委員会に申請し，まず KORTUC I として「皮膚表面に露出した局所進行がんに対する増感放射線療法」でその承認を得た．これは約3％の過酸化水素水であるオキシドールにガーゼを浸して，これを「オキシドールガーゼ ボーラス」として皮膚表面に露出して出血を伴う局所進行癌病巣を覆い，指で優しく数分間マッサージをしてオキシドールを癌病巣に染み込ませてから放射線治療を行うというものである．

　もちろん，皮膚表面に露出して出血を伴うような局所進行癌病巣に対しては，この方法は，かなり効果的ではあるが，多くの乳癌や肝臓癌，膵臓癌など，体の内部にある病巣には，やはり薬剤を注射する必要がある．オキシドールを生体に注射すると，組織のペルオキシダーゼによって急激に分解し酸素を発生するが，周囲組織に拡散してしまうため，注射局所の酸素分圧は短時間のうちに低下してしまう．この酸素分圧を一定時間（たとえば，24時間以上）保持するためには，オキシドールを粘度の高い基材（支持体）と混ぜて腫瘍局所に注射する必要があり，マウス腫瘍を用いた実験的検討の結果，最も好ましい基材としてヒアルロン酸を選んだわけである．

　これを用いて，KORTUC II として「切除不能の皮膚がんや乳がん，表在性のリンパ節転移に対する増感放射線療法」として，2006年10月4日に高知大学医学部倫理委員会の承認を得た．つづいて，KORTUC III として「局所進行肝臓がんに対する増感・動注化学塞栓療法」で2007年9月5日に，KORTUC IV として「局所進行すい臓がんに対する増感・開創術中照射」で2007年9月5日に，KORTUC V として「局所進行腎がんに対する増感放射線療法」で2008年4月に，やはり高知大学医学部倫理委員会の承認を得た．

　KORTUC I については，皮膚癌や表在性の悪性腫瘍に対するリニアックの電子線治療では，皮膚表面に近い部位の線量の低下をきたすというビルドアップ現象を避けるため，従来から水ガーゼ ボーラスが用いられてきたが，この水のかわりにオキシドールを用いるものである．癌病巣に普通の水を用いるのは不潔であるとの観点から，水のかわりに外皮用の消毒剤であるオキシドールを浸したガーゼを用いるのは誠に理に適っており，そういった意味ではこの KORTUC I はすでに日常診療レベルの医療行為であると思われ，現在ではとくに倫理委員会での承認を得るまでもないものと考えられる．

　したがって腫瘍局所に増感剤を注射するという点では，KORTUC I 以外の KORTUC II 以降について集計すると2014年3月末の時点で，KORTUC II 以降（KORTUC II, III, IV, V）を施行した症例は，主に KORTUC II がほとんどではあるが，高知大学では189例，東京放射線クリニックでは56例，大阪医大で48例，長崎県島原病院で46例，その他，札幌医科大学や順天堂大学，東京慈恵会医科大学，京都府立医科大学，島根大学，大船中央病院，亀田メディカルセンターなどで各数例に施行されており，合計では約400例以上にのぼるものと思われる．

　酵素標的・増感放射線療法 KORTUC の局所効果は著明であり，実際に施行された医師は，大変驚かれるほどであるが，このもとになる薬剤は，オキシドールとヒアルロン酸ナトリウム（これは，膝関節の慢性障害に用いる注射キットであり，商品名はアルツで，後発品にはアダントディスポなどがある）である．オキシドールは，100ml容器入りが百数十円，また，ヒアルロン酸ナトリウムも2.5ml入りの注射キットが先発品で約2,000円，後発品で約600円と比較的安く，直径3cm未満の腫瘍であれば，1回の腫瘍内注射に用いるのは，オキシドール0.5ml，ヒアルロン酸ナトリウムの2.5ml入りの注射キット1本であり，患者一人当たりの一連の放射線治療期間中に行う局所注射回数は，5～6回である．以上のように，癌の治療に用いる薬剤としては，かなり安価であることから，わが国の製薬会社は，当初からその開発に及び腰であり，製剤化〜商品化に必要な臨

床試験もいまだ進んでいない現状にある．

なお，特許としては，すでに2013年に，わが国はもちろん，イギリス，フランス，ドイツ，中国，オーストラリアにおいて特許査定がなされており，あとは，米国およびカナダでなお，審査中である．

米国の特許制度は，他の国と少し異なっているようであり，従来，馬の腫瘍に対して過酸化水素の注射が有効という特許や，ヒアルロン酸のみで癌に有効という特許，また，ビタミンCを大量に投与すると過酸化水素が発生して癌に有効という特許が査定されており，「これらを合わせると，過酸化水素とヒアルロン酸による放射線増感というKORTUCの発想を容易に導くことができる」，という審査官の判断で，これに対して反論中の状況である．しかしながら，ヒトの癌に過酸化水素を局注するということ自体，とても容易には思いつかないことであり，実際，3％の過酸化水素水であるオキシドールのラベルには，外用の殺菌消毒剤であり，深い創への使用は禁忌，と記載されていることから，これを直接，局注することなど，「全くもって，もってのほか」ということであり，これを実際に患者に行うとなると，倫理委員会の承認はもちろん，その効果に関するよほどの確信がなければできることではない．その証拠に，われわれがKORTUCを開始した当時，PubMedで文献を検索しても，過酸化水素をヒトの癌に局注したという報告は，髄膜腫の手術にあたって，出血を減少させるために局注を行ったというLichtenbaumらの論文（*Neurosurgery* **59**（ONS Suppl.4）：S470-S473, 2006）以外にはヒットしない．

今後，米国で特許査定となれば，米国での臨床試験へと向かうか，わが国でも併行して臨床試験を進めるか，あるいは，米国での特許がとれなければ，混合診療ないし「患者申し出診療」に期待して，臨床試験は行わないか，進路を選択していく必要がある．

現状では，高知大学では，オキシドールは附属病院薬剤部で0.5mlの小分けバイアルを作成して戴いており，ヒアルロン酸や人件費，消耗品代も戴いておらず，民間のクリニックでの放射線治療も含めた保険外診療を除いて，多くの公的病院では，研究費などによる持ち出しとなっている．

ところで，肝細胞癌に対する経皮的エタノール注入療法（Percutaneous Ethanol Injection Therapy；PEIT）のように，効果があがるにもかかわらず，薬剤が安価なため非臨床試験や臨床試験を行っていたのでは，製薬会社の採算が全くとれないということで，製剤化が進まなかった例も，従来から見受けられる．PEITは，エタノールの蛋白凝固作用を応用した，肝細胞癌の治療法として広く知られているが，千葉大学の杉浦らにより最初に報告されたのは1983年のことである．それから22年経過した2005年9月になって，ようやく経皮的エタノール注入療法用剤としての「無水エタノール注」が保険適用となり発売された．これは，2000年頃までに数千例以上にPEITが施行され，その時点で，PEITは，医学薬学上公知の治療法となっていたため，「適応外使用に係る医療用医薬品の取扱いについて」の法律に基づき，厚生労働省に日本肝癌研究会などから「肝細胞がんの経皮的エタノール注入療法に対する無水エタノールの効能・効果の追加」の検討要望書が提出されたことによるという．これでは，安価な薬剤は，正式な薬としては世にでない，なかなか認められないということになり，これは結果的に，最近の医療費の高騰を招いている原因の一つとなっているものと思われる．

なお，「無水エタノール注」に関する保険給付上の注意点としては，「無水エタノール」は，「使用医薬品告示」により，保険医療に使用できる医薬品として指定されているが，薬価基準価格は定められていない．したがって，PEITに，「無水エタノール注」を使用した場合，診療報酬において「J017 エタノールの局所注入 1,000点」の処置料は，施設基準に適合しているとして届け出た保険医療機関では保険請求をできるが，「無水エタノール注」の薬剤の費用は，所定点数（1,000点）に含まれているため算定できない．さらに，PEIT施行時に実施される超音波検査，画像診断の費用も所定点数（1,000点）に含まれることとされている．ちなみに，無水エタノール注「フソー」の場合，その希望小売価格は，5mlで1管あたり987円となっている．

このように，安価な薬剤は，いかに有効であっても「臨床試験への道はない」，すなわち，正式に認可され保険に収載される道は閉ざされている，ということであり，安価で国民に真に役立つ薬剤が保険診療の場で使えないという現状を招来する．その結果，数十億という巨額の開発費をかけた高価な薬ばかりが保険収載され，国民医療費は増大し，保険診療はパンク寸前という現実を作っている．

1. KORTUCと競合する技術や諸外国での増感剤開発状況（表1）

KORTUCと競合する技術は，いまのところ全く存在しないといえる．

リニアックの効果を高める手法としては，放射線増感剤（radiosensitizer）の開発が従来から行われてきた．約40年前には，イミダゾール環を有する化合物が，電子親和性が高いということで，その一種であるミソニダゾール（Misonidazole）を放射線増感剤として毎日の放射線治療前に患者に内服させるという世界的な臨床試験が行われた．その結果，放射線増感効果よりも神経障害などの副作用のため，臨床試験は不成功に終わり，実際の臨床使用には至らなかった．

また約15年前には，イミダゾール環を有しミソニダゾールに類似した薬剤であるドラニダゾールを用いて，膵臓癌に対する術中照射（Intra-operative radiotherapy；IOR）前に点滴静注での臨床比較試験がわが国で行われたが，生存率のわずかな改善を認めたものの，オーファンドラッグとしての認可にも至らなかった．

現在，放射線増感剤として認められている薬剤は世界でも存在しない．例外的には，ミソニダゾールと類似した化合物であるニモラゾールが，デンマークやイギリスでのみ放射線増感剤として認可されているようである．

2. 画像ガイド・酵素標的・CD44陽性細胞ターゲティング増感放射線・化学療法としてのKORTUC（表2）

KORTUC Iは，表面から出血しているような状態の局所進行皮膚癌や皮膚転移病巣に対する方法であり，滅菌ガーゼをオキシドールの原液（過酸化水素水，過酸化水素の濃度は約3w/v%）に浸して，これを用いて皮膚表面に露出した病巣を被覆して数分間，優しくマッサージし，これに続いて，放射線治療を行う．放射線治療の前にこのような処置を週に2ないし3回程度行うものであり，主に電子線照射の時に病巣表面に載せる，不潔な水ガーゼのかわりに外用殺菌消毒薬としてのオキシドールガーゼを

表1 KORTUCと競合する技術や諸外国での増感剤開発状況

- とくに競合する技術は，全く存在しない
- 約40年前には，内服薬としての放射線増感剤Misonidazoleの世界的臨床試験：効果よりも末梢神経障害で不成功
- 約15年前には，点滴注射薬として増感剤Doranidazoleの臨床治験：オーファンドラッグとしても認可されず
- デンマークでのみ増感剤Nimorazoleが臨床使用されている？（最近，イギリスでも認可）

表2 画像ガイド・酵素標的・CD44陽性細胞ターゲティング増感放射線・化学療法KORTUC（高知大学での状況）

- KORTUC I：オキシドールガーゼ法（日常診療レベル）
- KORTUC-BCT（KORTUC II）：I，II期乳がんに対する非手術BCT（小川，久保田，青山 Dr.）
- KORTUC-LABC（KORTUC II）：局所進行乳がんを対象（同上）
- KORTUC-IOR（KORTUC IV）：IVa期膵がんの増感開創IOR（西岡 Dr，第1外科）
- KORTUC-TACE（KORTUC III）：局所進行肝細胞がんで抗がん剤を増感（山西 Dr，第1内科，第1外科）
- KORTUC-SC（KORTUC II）：鎖骨上窩リンパ節転移に
- KORTUC-REC（KORTUC II）：BCT後などの局所再発に
- KORTUC-GB（KORTUC ?）：多型性神経膠芽腫に

用いるもので，とくに危険はなく，日常診療のレベルにある医療行為と考えていいものと思われる．

KORTUC-BCT（Breast-conservation treatment）はI，II期乳癌に対する，非手術での乳房温存療法であり，これにおいては手術の代わりに増感放射線療法KORTUCを行うものであり，KORTUC IIに属するが，化学療法や内分泌療法などの薬物療法は，最新のザンクトガレンのコンセンサスや日本乳癌学会のガイドラインに基づいて，適切に行われるべきである．

KORTUC-LABC（Locally-advanced breast cancer）は，局所進行乳癌に対する，非手術での化学・放射線増感療法であり，やはりKORTUC IIに属す

る．

KORTUC-IOR（Intra-operative radiotherapy）は，肝転移などの遠隔転移のない局所進行膵臓癌（IVa期）に対する，非手術での増感開創 IOR であり，開腹下に超音波ガイドで膵臓癌に増感剤を局注し，その直後に約 25Gy の電子線照射を行うものであり，これに先立って体外照射を約 30Gy（1 回 2Gy にて週 5 回）およびジェムザールや TS-1 の標準的な使用が必要である．これは，もともと，KORTUC IV と呼称していた．

KORTUC-TACE（Trans-catheter arterial chemo-embolization）は，局所進行肝細胞癌に対する経カテーテル的肝動脈化学塞栓治療にあたって，使用する抗癌剤であるミリプラやアイエーコールを増感するものであり，油性のプラチナ製剤であるミリプラは長時間，患部に滞留するため，血管造影～肝動脈塞栓の当日でなくとも翌週とかさらに次の週にも超音波ガイド下に，増感剤の患部への均一な分布を得るため，増感剤を患部に追加注入することが可能である．これは，もともと KORTUC III と呼称していた．

KORTUC-SC（Supraclavicular lymph nodes）は，乳癌や肝臓癌，子宮癌などの巨大鎖骨上窩リンパ節転移に対して，種々の抗癌化学療法が無効な場合で，明らかな他臓器（脳，肝臓，肺）転移を認めない時に，よい適応となる．これは，表在リンパ節転移に対する治療であるため，KORTUC II に属する．

KORTUC-RC（Local recurrence）は，乳房温存療法などですでに放射線治療を行った後に照射野内に含まれる皮膚などに局所再発をきたした場合の治療であり，これも KORTUC II に含まれるが，原則的には，この前後に，抗癌化学療法（＋内分泌療法）などの全身療法を行い，PET-CT や脳 MRI で，他に遠隔転移などがないかどうか評価してから KORTUC-RC を行うことが望ましい．高知大学の経験では，KORTUC-RC では，高エネルギー電子線を用いて，1 回 4Gy にて週に 3 回，総線量は約 40Gy を基準として治療を行った．

KORTUC-GB（Glioblastoma multiforme）は，多型性神経膠芽腫に対する KORTUC であり，腫瘍の組織診断確定のための手術時に，オンマイヤリザーバの先端を腫瘍の中心に留置し，そのポートは頭皮下に設置する．日々の放射線治療前に，オキシドールを少量から漸増して注入していく方法である．高知大学医学部の倫理委員会では，個別申請要となっており，高知大学放射線科ではむしろ市内の防治会いずみの病院の脳外科，溝渕 光部長の要請により行ってきたが，一定の抗腫瘍効果は認められている．

3．これからの KORTUC の適応拡大について（表3）

膀胱癌に対しては，高知大学医学部では KORTUC V として倫理委員会に申請したが，膀胱内で過量の酸素が発生して膀胱破裂のリスクありとのことで認められなかった経緯がある．膀胱癌に対しては，従来からアンスラサイクリン系の抗癌剤や BCG 製剤を膀胱内に注入する治療法があり，むしろ出血を伴っている膀胱癌には，KORTUC を応用した治療法で効果をさらに増強させ得る可能性が高い．

肺癌に対しては，大血管・気管支に近い中枢性の肺癌に対して，そもそも KORTUC の増感剤の注入に要する針を刺すという手技に危険が伴うものと思われる．末梢型の肺癌で CT ガイド下に増感剤の注入が容易な場合であるとか，病巣が胸壁に浸潤して腫瘍の呼吸移動が少ない場合には，むしろ KORTUC の適応になるものと思われる．

子宮頸癌の場合には，その組織型で腺癌とか腺癌の成分が多いもの（adeno-squamous carcinoma）の場合には，もともと放射線感受性が低いとされ，局所再発の頻度も高いことから，KORTUC のよい適応であると考えられる．すでに，わが国では，順天堂大学の斉藤アンネ優子准教授らのグループが，多施設臨床試験を企画してこれに取り組んでいる（私信）．

子宮体癌に対しても，その画像診断などでの形態に基づいて，増感剤を局注するとか，あるいは，オ

表3　これからの KORTUC の適応拡大

- 膀胱癌：KORTUC V として倫理委員会申請するも却下（高知大学）
- 腎臓癌：これを KORTUC V として，承認された（高知大学）
- 肺癌：KORTUC VI か
- 子宮頸癌，子宮体癌：KORTUC VII か
- 進行胃癌：KORTUC VIII か
- 胆嚢・胆管癌：KORTUC IX か
- 悪性脳腫瘍：個別申請で対応（高知大学）
- 種々の悪性腫瘍の放射線治療後の局所再発の低線量での制御の可能性？：乳癌についてはすでに開始

キシドールガーゼを挿入するとかの手技が考えられ，KORTUC の適応は充分にあるものと思われる．

胆嚢・胆管癌に関しては，もともと放射線感受性が低いものとされており，その治療成績も概して不良である．胆管癌の中でも，CT などの画像検査所見にて腫瘍をあまり形成せずに胆管をはうように進展するものには，経皮胆管ドレナージのカテーテルから KORTUC の増感剤を注入して放射線治療を行うことが有効な可能性が高い．

代表的な悪性脳腫瘍である多型性神経膠芽腫に対しては，高知大学医学部では現在，KORTUC は倫理委員会に個別申請することとなっている．

また，種々の悪性腫瘍の放射線治療後の局所再発に対しては，照射野に含まれる周囲皮膚などの耐容線量の問題があり，再度の照射は危険とされており，再照射を行う場合でも，その総線量がかなり限定されたものとなり，効果があがることは少ない．しかしながら近年，このような患者の数は多いことから，より効果的な手法が求められてきた．このような線に沿って，KORTUC を適切に応用することは重要なことと思われ，高知大学では，主に乳癌の局所再発に対し，高エネルギー電子線をやや控えめに使用することにより，一定の成果を挙げている（未発表データ，論文作成中）．

4. KORTUC の展望（表4）

すでに約 200 例の KORTUC 治療を経験している高知大学放射線科の他に，東京では東京放射線クリニックの柏原賢一院長，大阪では大阪医科大学放射線科の新保大樹助教，九州では長崎県島原病院放射線科の小幡史郎診療部長が，KORTUC に熱心に取り組んでおられ，それぞれ各 50 例以上の症例に行い，成果を挙げている．その他，順天堂大学や札幌医科大学，東京慈恵会医科大学，亀田メディカルセンター，京都府立医科大学，島根大学，大船中央病院，長崎市民病院などでも，各数例に行われている．高知大学から筆者が転勤した兵庫県立加古川医療センターでも，2015 年 4 月を目途に KORTUC を開始する予定である．

今後，KORTUC の製剤化に進むか，高知大学のように院内製剤化か，はたまた，従来通りの手作りかは，今年度（平成 26 年度）に申請中の科学技術振興機構の START のプロジェクト等の成否にかかっている現状にある．

また，すでに，犬や猫などのペットの悪性腫瘍に

表4 KORTUC の展望

- 他病院でも，東京放射線クリニックや亀田メディカルセンター，大阪医大，札幌医大，順天堂大学，京都府立医大，大船中央病院，長崎市民病院，長崎県島原病院などで施行
  製剤化か院内製剤化か手作りか？

- 動物（ペットなど）用の放射線治療に応用開始！！：ライセンス契約締結済

- 日本および中国，英国，フランス，ドイツ，オーストラリアで特許査定（特願 2008-537457）

- 米国・カナダへも特許出願済（米国）
  （米国の特許取得で苦戦中）

- 米国・日本での臨床試験を目指している
  （米国 FDA に clinical trial の申請を準備中？）

対して KORTUC を応用する試みも，日本動物高度医療センターの前院長で，現在，北里大学獣医学部の夏堀雅宏教授により，全国的に展開されつつある．

特許関係では，もともとの特許出願で発明の名称は「放射線または抗がん化学療法増感剤」であり，出願人は「国立大学法人 高知大学」，国際出願番号は「PCT/JP2007/068376」，国際出願日は 2007 年 9 月 2 日，原出願は「特願 2006-257703」であった．これが，2013 年になって，日本はもちろん，中国，英国，フランス，ドイツ，オーストラリアで特許査定され，特許を取得した（特願 2008-537457）．

米国およびカナダへも特許出願中であるが，すでに述べたように，米国での特許取得では，なお苦戦を強いられているところである．

今年度（平成 26 年度）に申請中の科学技術振興機構の START のプロジェクト等が採択されれば，わが国はもちろん，米国での KORTUC 臨床試験を目指して，すでに米国 FDA への clinical trial 申請書の準備も進行中である．

5. 増感放射線療法 KORTUC の展開（図）

高知大学医学部では，先進医療学推進センターに独創的医療部門があり，その一つに，増感放射線療法研究班がある．研究に興味を有する医学部学生も参加しての動物実験などを行い，とくに KORTUC の研究では，従来の週 2 回の局注を週 1 回に減らすべく New KORTUC を開発し，すでにわが国の特

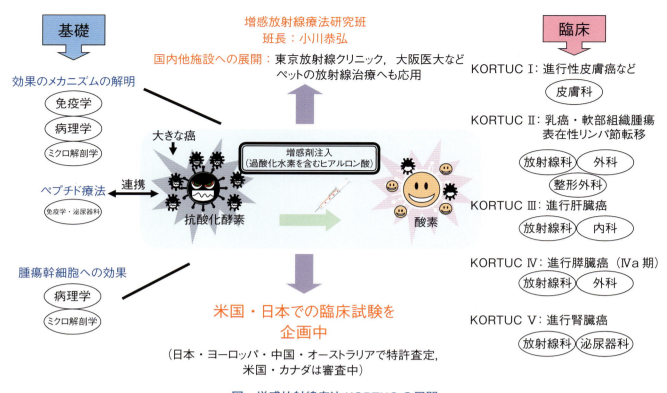

図　増感放射線療法 KORTUC の展開

許出願は完了した．New KORTUC の実験に参加した医学部学生小田秀樹氏は，本特許出願において発明者の一人として名を連ねており，ご本人の勉学モチベーションは，かなり向上した様子である．

また，増感放射線療法 KORTUC に使用する院内製剤のオキシドール小分けバイアルおよびヒアルロン酸ナトリウム剤は，先進医療学推進センターの臨床試験部門の研究支援班（班長：宮村充彦附属病院薬剤部教授）から供給して戴いており，本紙をお借りして深甚なる謝意を表させていただきます．

図に示すように，KORTUC は基礎・臨床医学の双方において幅広く応用のできる大きな研究領域であり，今後，益々多くの大学病院・基幹病院で活用されることを願うものであります．

癌診療に一生をかけてきた医療従事者の一人として，この安価で安全な酵素標的・増感放射線療法 KORTUC を，わが国はもちろん世界に広めて，癌で苦しむ多くの人々の病気からの回復に貢献できることを切に望むものであります．

索引 INDEX

和文索引

【ア】
アーリーアダプタ 173
アポトーシス 25

【イ】
犬の鼻腔内腫瘍 154
イノベーター理論 172

【オ】
大阪医科大学 139
オキシドール 5, 139
温熱処理 17

【カ】
過酸化水素 33, 98
過酸化水素水 63
カタラーゼ 63
寡分割照射 46
癌幹細胞 134, 135
癌細胞の周期 134
間接効果 63

【キ】
キシロカイン 46
強度変調放射線治療 107
局所進行手術不能膵癌（IVa期膵癌）98
局所進行乳癌 55

【ク】
グルタチオンペルオキシダーゼ 30

【ケ】
経皮的エタノール注入療法 178

【コ】
高酸素状態 63
酵素標的増感放射線療法 98
高知大学医学部附属病院 62
顧客 172
根治照射 113

【サ】
再発性乳癌 61
鎖骨上窩リンパ節転移 61
酸素効果 29, 33
酸素増感比（OER）121
酸素濃度 63
酸素分布 86, 92

【シ】
術中照射 98
腫瘤影 67
小線源治療 139

【ス】
スプレー法 139

【セ】
生理活性物質徐放剤 35
石灰化 67

【ソ】
増感剤局所注入 86
増感剤局注 94
増感剤併用放射線治療 107
増感放射線療法 78

【タ】
対症照射 113
体積因子 12

【チ】
超音波ガイド 92
超音波所見 86
直接効果 63

【テ】
低酸素イメージング 133

【ト】
トラスツヅマブ 55
ドラニダゾール 179

【ニ】
2ニトロイミダゾール環 163
ニモラゾール 179
乳癌 67, 78, 86
乳房MRI 78

【ハ】
ハルステッド手術 45

【ヒ】
ヒアルロン酸 63, 98
ヒアルロン酸ナトリウム 33
ヒドロキシルラジカル 27

【フ】
分割法 13

【ヘ】
ペルオキシダーゼ 3, 63
ペルオキシダーゼブロック 3

【ホ】
放射線増感剤 18
放射線治療 78

【マ】
マーケティング理論 172
マンモグラフィ 67

【ミ】
ミソニダゾール 164, 179

【ム】
無水エタノール注 178

【メ】
免疫組織染色 3

【リ】
リソソーム 4, 25
粒子線治療 15

欧文索引

【A】
AIDMAの法則 174

【B】
BED 108
Bergonié-Tribondeauの法則 4
Bifunctional radiosensitizer 164
Biological Response Modifiers（BRM）163

【C】
CT画像 92
CT値 93

【D】
Doranidazole 179

【H】
HIF-1α 126, 133
Hydrogel 36

【I】
IMRT 107
intraoperative radiotherapy；IOR 98

【K】
KIN-806 164
Kochi Oxydol-Radiation Therapy for Unresectable Carcinomas 98
KORTUC 139
KORTUC II 61, 67, 78
KORTUC-BCT 45
KORTUC-LABC 55

【M】
Misonidazole 164, 179

【N】
New KORTUC 182
Nimorazole 179

【O】
OER 123, 126

【P】
Percutaneous Ethanol Injection Therapy；PEIT 178

【V】
Veterinary Radiation Therapy Oncology Group（VRTOG）154

新しい酵素標的・増感放射線療法KORTUCの基礎と臨床

定価（本体5,000円＋税）

2015年2月20日　第1版第1刷発行ⓒ	
監　　修	山下　孝
編　　著	小川恭弘
発 行 者	藤原　大
編集協力	株式会社 パピルス
印　　刷	株式会社 木元省美堂
製　　本	株式会社 三森製本所

発 行 所　　株式会社篠原出版新社
　　　　　　〒113-0034 東京都文京区湯島2-4-9　MDビル
　　　　　　TEL 03-3816-5311（代表）　郵便振替 00160-2-185375
　　　　　　E-mail info@shinoharashinsha.co.jp

乱丁・落丁の際はお取り替えいたします．
本書の内容の一部または全部を無断で複写・複製・転載すると著作権・出版権の侵害となることがあるのでご注意ください．
本書の電子化は私的使用に限り，著作権法上認められています．ただし，代行業者等の第三者による電子データ化，電子書籍化はいかなる場合も違法となります．
ISBN 978-4-88412-379-6

Printed in Japan